U0381586

世图医学

未足月胎膜早破

PRETERM PREMATURE RUPTURE OF MEMBRANES

[美] 威廉·F.雷伯恩西
WILLIAM F. RAYBURN

[美] 爱德华·近
EDWARD CHIEN

[美] 布赖恩·M.默瑟
BRIAN M. MERCER

主编 　　唐雅兵 杨 娉 主译

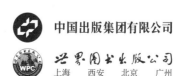

中国出版集团有限公司

世界图书出版公司
上海 西安 北京 广州

图书在版编目(CIP)数据

未足月胎膜早破 /(美)威廉·F.雷伯恩西,(美)
爱德华·近,(美)布赖恩·M.默瑟主编;唐雅兵,杨娉
主译. —上海:上海世界图书出版公司,2024.1
  ISBN 978 - 7 - 5232 - 0544 - 0

Ⅰ.①未… Ⅱ.①威… ②爱… ③布… ④唐… ⑤杨
… Ⅲ.①胎膜－破裂(病理) Ⅳ.①R714.43

中国国家版本馆 CIP 数据核字(2023)第 128268 号

书　　名　未足月胎膜早破
　　　　　Weizuyue Taimo Zaopo
主　　编　[美]威廉·F.雷伯恩西　[美]爱德华·近　[美]布赖恩·M.默瑟
主　　译　唐雅兵　杨　娉
责任编辑　李　晶
装帧设计　南京展望文化发展有限公司
出版发行　上海世界图书出版公司
地　　址　上海市广中路 88 号 9 - 10 楼
邮　　编　200083
网　　址　http://www.wpcsh.com
经　　销　新华书店
印　　刷　江阴金马印刷有限公司
开　　本　889mm×1194mm　1/32
印　　张　8.5
字　　数　350 千字
印　　数　1 - 2000
版　　次　2024 年 1 月第 1 版　2024 年 1 月第 1 次印刷
版权登记　图字 09 - 2022 - 130 号
书　　号　ISBN 978-7-5232-0544-0/ R·699
定　　价　160.00 元

版权所有　翻印必究
如发现印装质量问题,请与印刷厂联系
(质检科电话:021 - 52715559)

Elsevier (Singapore) Pte Ltd.

3 Killiney Road，♯08‑01 Winsland House I，Singapore 239519

Tel：(65) 6349‑0200；Fax：(65) 6733‑1817

Preterm Premature Rupture of Membranes

Copyright © 2020 Elsevier，Inc. All rights reserved.

ISBN：9780323776592

This Translation of Preterm Premature Rupture of Membranes by WILLIAM F. RAYBURN；EDWARD CHIEN & BRIAN M. MERCER was undertaken by World Publishing Shanghai Corporation Limited and is published by arrangement with Elsevier (Singapore) Pte Ltd.

Preterm Premature Rupture of Membranes by WILLIAM F. RAYBURN；EDWARD CHIEN & BRIAN M. MERCER 由世界图书出版上海有限公司进行翻译，并根据世界图书出版上海有限公司与爱思唯尔(新加坡)私人有限公司的协议约定出版。

《未足月胎膜早破》(唐雅兵　杨　娉 主译)

ISBN：978‑7‑5232‑0544‑0

Copyright © 2023 by Elsevier (Singapore) Pte Ltd. and World Publishing Shanghai Corporation Limited.

All rights reserved. No part of this publication may be reproduced or transmitted in any form or by any means，electronic or mechanical，including photocopying，recording，or any information storage and retrieval system，without permission in writing from Elsevier (Singapore) Pte Ltd. and World Publishing Shanghai Corporation Limited.

注　意

本译本由 Elsevier (Singapore) Pte Ltd. 和世界图书出版上海有限公司完成。相关从业及研究人员必须凭借其自身经验和知识对文中描述的信息数据、方法策略、搭配组合、实验操作进行评估和使用。由于医学科学发展迅速，临床诊断和给药剂量尤其需要经过独立验证。在法律允许的最大范围内，爱思唯尔、译文的原文作者、原文编辑及原文内容提供者均不对译文或因产品责任、疏忽或其他操作造成的人身及(或)财产伤害及(或)损失承担责任，亦不对由于使用文中提到的方法、产品、说明或思想而导致的人身及(或)财产伤害及(或)损失承担责任。

Printed in China by World Publishing Shanghai Corporation Limited under special arrangement with Elsevier (Singapore) Pte Ltd. This edition is authorized for sale in the People's Republic of China only，excluding Hong Kong SAR，Macau SAR and Taiwan. Unauthorized export of this edition is a violation of the contract.

主译简介

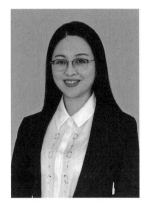

唐雅兵，南华大学附属妇幼保健院（湖南省妇幼保健院）孕产保健部主任，胎盘疾病亚专科主任，湖南省胎盘医学临床医学研究中心负责人，一级主任医师，硕士生导师。中国妇幼保健协会心电与电子胎心监护专业委员会主任委员，中国妇幼保健协会妊娠合并糖尿病专业委员会副主任委员，中华医学会急诊分会出血学组委员，中国妇幼保健协会高危妊娠管理专业委员会常委。从事妇产科临床、教学与科研工作 30 余年，专业特长母胎医学，主持及参与国家级、省厅级科研项目 20 余项，主译英文专著《胎盘植入》，曾获得全国妇幼健康科技奖三等奖，湖南省科学技术进步奖三等奖。

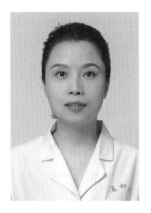

杨娉，妇产科主任医师，2007 年硕士毕业于中南大学，一直在南华大学附属妇幼保健院（湖南省妇幼保健院）从事产科临床、教学及科研工作，主攻高危妊娠。目前任产科副主任，长沙市第十三届青联委员，中国妇幼保健协会心电与电子胎心监护专业委员会常务委员兼秘书长，湖南省妇幼保健与优生优育协会促进自然分娩专业委员会委员，湖南省医学教育科技学会孕产健康专业委员会委员，湖南省健康服务行业协会孕产健康分会副理事长。

译者名单

主译

唐雅兵　杨　娉

副主译

沈　萍

译者（按姓氏笔画排序）

王　琼　方　玲　刘宏煊　胡赛男　凌丹丹　黄水慧　彭金萍

前言

胎膜早破：导致早产最常见的原因

　　未足月胎膜早破发生于妊娠 37 周前，1/3 的早产与此有关，是最常见的早产因素。《北美妇产科诊所》这一期由来自凯斯西储大学的医学博士、工商管理硕士爱德华·近（Edward Chien）和医学博士布赖恩·M.默瑟（Brian M. Mercer）共同编辑，解决了由胎膜早破引起的以及并发症导致的发病率和死亡率问题，这些文章分为三个重要部分：预测与预防、干预措施以及专题。

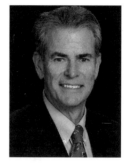

威廉·F.雷伯恩西
William F. Rayburn,
MD, MBA.
Consulting Editor

　　获取阴道液体进行 pH 试纸检测或羊水结晶检测仍然在普遍使用，但正逐步被商业检测所取代，这些检测的假阳性较少，阳性预测值较高。商业检测可以在医疗服务点测试阴道液中的 α‑胎盘巨球蛋白、胎盘蛋白 12 和甲胎蛋白，然而它们的使用遭到质疑。当检测结果不一致时，超声检查常被用作辅助检查，用来确认羊水过少。

　　关于未足月胎膜早破的管理在围产医学界最具争议。任何干预措施都是根据症状评估的，基于以下几个因素：胎龄、母胎感染史、分娩史、胎先露、胎心率和子宫收缩活动记录、胎肺成熟度预测、目测宫颈状态和新生儿救治水平。本期讨论点包括期待治疗和干预的比较，宫缩抑制剂的使用，抗生素用药时长，产前使用皮质类固醇的时机,以及母胎感染的检测方法。

最重要的管理决策是关于早产分娩时机的掌握,本书强调的期待治疗包括胎儿健康状况监测,产前皮质类固醇的使用,B族链球菌等感染的筛查以及给予7天疗程的预防性抗生素(药物方案根据有无青霉素过敏、过敏低风险或高风险制订)。正如本书所述,未经证实的干预措施包括补充孕激素、组织密封剂(如纤维蛋白胶或明胶海绵)和羊膜腔灌注。在怀疑宫内感染、胎儿监测异常或发生胎盘早剥时应及时分娩。接下来讨论分娩方式和硫酸镁的神经保护作用。

本书会回顾一些特别注意事项。各文章涉及主题包括关于新生儿的未足月胎膜早破,最新的胎儿手术,未足月胎膜早破对新生儿和儿童时期的影响。发病率及死亡率主要与早产、并存胎儿结构异常、剩余羊水过少和并发绒毛膜羊膜炎有关。特别关注的其他领域包括以下几点:宫缩抑制剂的适应证;住院治疗与居家护理的对比;并发病毒感染;宫颈环扎术后;羊水粪染;双胎妊娠;再次妊娠的管理。为减少后续妊娠中胎膜早破的复发,本书对预防性的黄体酮补充,超声测量宫颈长度,24周前进行宫颈环扎术进行了讨论。

本书的主题涉及一些最常见的干预措施,这些措施或基于循证医学,或为新产生的理念。这些作者经验丰富,文章思路清晰,经由钱恩博士和默瑟博士编辑,激发了我们对所有未足月胎膜早破相关问题的关注。随着21世纪的发展,本书提供的实用信息将有助于制订和实施新的指南和治疗方案。

威廉·F.雷伯恩西(William F. Rayburn),医学博士,工商管理硕士

新墨西哥大学医学院妇产科

MSC 10 5589,阿尔伯克基市,NM 87131-0001,美国

E-mail:wrayburnmd@gmail.com

序

21 世纪的胎膜早破

21 世纪,胎膜早破仍然困扰着产科界。这是产科界最常见的问题之一。胎膜早破一直以来导致严重的发病率和死亡率,因此成为本期《北美妇产科诊所》要讨论的一个重要话题。本期主题分为三个部分:预测与预防、干预措施以及专题。

第一部分,预测与预防。提供了与阴道微生物群、胎膜生物学和生物力学相关的背景信息。阴道菌群是一个动态的环境,在健康和疾病中起着保护和致病的双重作用。自从人类基因组计划成功完成以来,已经确定了许多其他基因组。随着我们对微生物组学的进一步了解,发现它们对健康和疾病都起作用。这篇关于阴道微生物组的文章阐述了目前对其在未足月胎膜早破结局中作用的理解。对胎膜生物力学的研究仍在继续,其重点已经从成分生物学转移到生物力学和分子生物学。这篇文章提供了研究思路,并确定了潜在的治疗靶点。最后介绍宫颈在未足月胎膜早破中的作用,宫颈缩短是为数不多的识别未足月胎膜早破独立风险的标志之一,该文阐述了宫颈长度的作用以及宫颈环扎术的潜在益处。

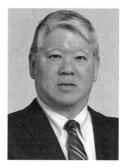

爱德华 · 近
Edward Chien, MD, MBA
Editor

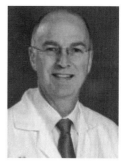

布赖恩 · M. 默瑟
Brian M. Mercer, MD
Editor

第二部分，干预措施。涵盖了有关使用宫缩抑制剂、抗生素、皮质类固醇和产前监测的文献。20 世纪末的绝大多数研究都集中在这些干预措施上。这些干预措施以及新生儿医学的发展带来的显著效果，较 20 世纪初给父母和家庭带来了更大的希望。20 世纪始于1918 年的西班牙流感大流行，而本出版物是在非典病毒及新冠病毒大流行期间出版的。虽然现在还不能理解新冠病毒将如何影响妊娠和长期结果，病毒性疾病可能会影响未足月胎膜早破的管理。对于 21 世纪影响怀孕的相对常见的病毒来说，解决其中一些问题非常重要。

最后一部分，讨论 21 世纪正在出现或将不断涌现的特殊主题。随着新生儿保健的不断改善，生存能力的极限仍不断刷新。似乎每十年都关联有新的妊娠生存力定义。随着这一定义的改变，干预的优势就变得不那么突出了。这篇文章讨论了在围存活期一些常见干预措施的证据。21 世纪终于证明了子宫内胎儿干预的益处，但这也导致了未足月胎膜早破的发生，这些病例与手术相关的胎膜破裂有关。在这种情况下，管理和结果是否有所不同？福德和哈布利的文章讨论了胎儿手术对未足月胎膜早破的影响。最后一篇讨论了 21 世纪新生儿结局的显著改善。随着 21 世纪的进步，本期《北美妇产科临床》能激发新的创新，改善妊娠结局。若能预知 21 世纪末的母婴保健，那就再好不过！

爱德华·近（Edward Chien），医学博士，工商管理硕士
克利夫兰医学中心妇女健康研究所
9500 欧几里得大道，A81 克利夫兰，OH44195，美国

布赖恩·M. 默瑟（Brian M. Mercer），医学博士
MetroHealth 医学中心
2500 都市健康大道
克利天兰，OH44109，美国
E-mail：
chiene@ccf. org（爱德华·近）
bmercer@metrohealth. org（布赖恩·M. 默瑟）

编者名单

顾问编辑

威廉·F.雷伯恩西，医学博士，工商管理硕士（William F. Rayburn, MD, MBA）

美国南卡罗莱纳州查尔斯顿市南卡罗莱纳医科大学研究生院妇产科副教授；美国新墨西哥州阿尔伯克基市新墨西哥大学医学院妇产科名誉特聘教授

主编

爱德华·近，医学博士，工商管理硕士（Edward Chien, MD, MBA）

美国俄亥俄州克利夫兰市凯斯韦斯特姆储备大学妇女健康研究所克利夫兰诊所妇产科专业主席、生殖生物学教授

布赖恩·M.默瑟，医学博士（Brian M. Mercer, MD）

美国俄亥俄州克利夫兰市凯斯西储大学 MetroHealth 医学中心妇产科主任、生殖生物学教授

编者

阿什利·N.巴塔比，医学博士（Ashley N. Battarbee, MD, MSCR）

美国亚拉巴马州伯明翰亚拉巴马大学妇女生殖健康中心妇产科助理教授

菲利普·罗伯特·本内特，理学学士，哲学博士，医学博士，皇家妇产科医学院荣誉院士，梅斯医学学会会员（Phillip Robert Bennett, BSc, PhD, MD, FRCOG, FMedSci）

生殖与发育生物学研究所所长,欧洲早产儿研究中心出生缺陷基金会协调主任,英国伦敦肯辛顿大学妇产科教授,夏洛茨女王医院皇家健康保险医疗服务体系信托基金妇产学荣誉顾问、妇科信托基金妇幼健康研究主任

莉莲·B.博彻,医学博士(Lillian B. Boettcher,MD)

美国犹他州盐湖城犹他大学医学院妇产科住院医师

克里·布拉克尼,医学博士(Kerri Brackney,MD)

美国俄亥俄州克利夫兰市凯斯西储大学 MetroHealth 医学中心妇产科母胎医学院士,生殖生物学临床助理教授

理查德·盖伦·布朗,理学学士,工商管理硕士,哲学博士,皇家妇产科医学院院士(Richard Gailon Brown,BSc,Mbbs,PhD,MRCOG)

英国皇家妇产科学院荣誉临床研究员,欧洲早产儿研究中心出生缺陷基金会,英国伦敦肯辛顿帝国理工学院

伊琳娜·伯德,医学博士,哲学博士(Irina Burd,MD,PhD)

美国马里兰州巴尔的摩约翰·霍普金斯医学院母婴医学部妇产科副教授

苏尼特·P.肖汉,医学博士,荣誉博士(Suneet P. Chauhan,MD,Hon DSc)

美国德克萨斯州休斯敦市德克萨斯大学休斯敦健康科学中心麦戈文医学院产科、妇科和生殖科学系教授

艾琳·A.S.克拉克,医学博士(Erin A.S. Clark,MD)

美国犹他州盐湖城犹他大学医学院妇产科助理教授兼科长

莎拉·多特斯-卡茨,医学博士,临床医学护理学硕士(Sarah Dotters-Katz,MD,MMHPE)

美国北卡罗来纳州达勒姆杜克大学医学院妇产科助理教授

布拉克斯顿·福德,医学博士(Braxton Forde,MD)

美国俄亥俄州辛辛那提市辛辛那提大学医学院妇产科胎儿医学科临床助理

卢克·A.加塔,医学博士(Luke A. Gatta,MD)

美国北卡罗来纳州达勒姆杜克大学医院妇产科母胎医学部

凯莉·S.吉布森,医学博士(Kelly S. Gibson,MD)

美国俄亥俄州克利夫兰凯斯西储大学 MetroHealth 医学中心妇产科母胎医学研究员,生殖生物学助理教授

穆尼拉·哈布利,医学博士(Mounira Habli,MD)

美国俄亥俄州辛辛那提市辛辛那提儿童医院辛辛那提胎儿护理中心好撒玛利亚医院妇产科母胎医学科

布伦纳·L.修斯,医学博士,理学硕士(Brenna L. Hughes,MD,MSc)

美国北卡罗来纳州达勒姆杜克大学医院母胎医学科妇产科

埃博拉·O.琼斯,医学博士(Eboni O. Jones,MD)

美国宾夕法尼亚州阿伦顿市利海谷健康网络妇产科医生

迪帕克·库马尔,医学博士(Deepak Kumar,MD)

美国俄亥俄州克利夫兰凯斯西储大学 MetroHealth 医学中心儿科教授

廖子琪,医学博士(Zi-Qi Liew,MD)

美国宾夕法尼亚州阿伦顿市利海谷健康网络妇产科医生

大卫·艾伦·麦金太尔,理学学士,哲学博士(David Alan Macintyre,BSc,PhD)

欧洲早产中心出生缺陷基金会科研总监,生殖医学妊娠、分娩和早产主任,英国伦敦肯辛顿帝国理工学院;帝国理工学院医学院,英国伦敦生殖与发育生物学研究所

约瑟夫·M. 曼苏尔，博士（Joseph M. Mansour，PhD）

美国俄亥俄州克利夫兰凯斯西储大学机械与航空航天工程教授

赫克托·门德斯-菲格罗亚，医学博士（Hector Mendez-Figueroa，MD）

美国德克萨斯州休斯敦德克萨斯大学休斯敦健康科学中心麦戈文医学院产科、妇科和生殖科学系副教授

布赖恩·M. 默瑟，医学博士（Brian M. Mercer，MD）

美国俄亥俄州克利夫兰凯斯西储大学 MetroHealth 医学中心妇产科主席、生殖生物学教授

约翰·J. 摩尔，医学博士（John J. Moore，MD）

美国俄亥俄州克利夫兰凯斯西储大学 MetroHealth 医学中心儿科和生殖生物学系教授

罗伯特·M. 摩尔，理学硕士（Robert M. Moore，MS）

美国俄亥俄州克利夫兰凯斯西储大学 MetroHealth 医疗中心儿科

欧丽安·A. 鲁斯特，医学博士（Orion A. Rust，MD）

美国宾夕法尼亚州阿伦顿市利海谷健康网络妇产科医生

安吉拉·K. 沙多，医学博士，理学硕士（Angela K. Shaddeau，MD，MS）

美国马里兰州巴尔的摩市约翰·霍普金斯医学院母婴医学部妇产科

目录

第一部分 预测与预防

阴道微生物群失调与未足月胎膜早破之间存在一定的关联。在未足月胎膜早破中，乳杆菌物种丰度的减少与临近破膜时间的高风险阴道微生物群出现有关。虽然未足月胎膜早破本身可以改变阴道微生物组成，抗生素治疗更是显著影响着群落结构。红霉素可能会使女性体内的乳杆菌大量减少，针对乳杆菌而损害健康的微生物组，使绒毛膜羊膜炎的发病率上升，同时，早发性新生儿败血症也与分娩前的阴道菌群失调有关。

使用一种将生化/组织学与生物工程方法相结合的新型体外模型系统，为了解胎膜弱化和破裂的生理学以及目前临床使用的预防胎膜早破和早产的药物缺

乏功效的潜在机制提供了重要的观点。同样，该模型还有助于筛选具有预防未
足月胎膜早破和早产潜力的药物。

3 子宫颈短：批判性分析诊断和治疗 / 59
埃博拉·O.琼斯、廖子琪和欧丽安·鲁斯特

妊娠中期宫颈短是自发性早产、未足月胎膜早破以及随后围产期不良结局的重
要危险因素。病理生理学是复杂的、多因素的，常涉及炎症和（或）感染过程。
生物标记物已经被开发用于预测早产，并取得了不同程度的成功。治疗选择方
面对环扎、孕激素、子宫托和联合治疗进行了综述。对单胎和多胎妊娠的循证
方案进行了总结。

第二部分 干预措施

4 未足月胎膜早破的抑制宫缩治疗 / 95
赫克托·门德斯-菲格罗亚和苏尼特·P.肖汉

在早产胎膜早破中使用宫缩抑制剂的试验规模很小，缺乏足够的能力来评估不
常见的结果。临床医生在治疗未足月胎膜早破患者时，对其疗效、使用时间、方
法途径和药物选择方面仍存在很大争议。大多数专业医学协会建议考虑使用
48 h宫缩抑制剂，以便使用皮质类固醇或将产妇转移到更高水平的护理。较长
的治疗方案可能导致不良的产妇和围产期结局，没有足够的数据来提出更有力
和更明确的建议。

5 产前糖皮质激素在未足月胎膜早破中的应用 / 118
阿什利·N.巴塔比

产前糖皮质激素是预防新生儿与早产相关的发病率和死亡率的重要干预措施。
在早产前给予肌内注射倍他米松或地塞米松可降低呼吸窘迫综合征、脑室内出
血、坏死性小肠结肠炎和死亡的风险。同样的好处也可以在未足月胎膜早破妇
女中看到，没有任何被证实增加新生儿或产妇的感染风险。虽然未来需要研究
来阐明妊娠不到23周时产前皮质类固醇的作用以及未足月胎膜早破后妊娠的
救治过程，但单疗程的产前皮质类固醇对于优化未足月胎膜早破后的新生儿结
局至关重要。

6　预防性使用抗生素在未足月胎膜早破中的应用　/ 128

莎拉・多斯特-卡茨

长时间使用抗生素来预防未足月胎膜早破的妇女感染。考虑到羊膜内感染的多菌性,推荐的方案包括 7 天一疗程的氨苄西林和红霉素,尽管有许多是阿奇霉素的替代品。该方案从胚胎存活到胎儿发育至 34 周使用,与胎儿数量无关。荟萃分析显示,用于该适应证的抗生素与较低的母体和胎儿感染率以及较长的妊娠潜伏期有关。因此,所有妊娠 34 周的未足月胎膜早破孕妇都推荐使用抗生素。

7　未足月胎膜早破合并病毒感染　/ 141

卢克・A. 加塔和布伦纳・L. 修斯

病毒感染的治疗目的是改善孕产妇症状和尽量减少围产期母婴传播,多学科团队需要处理胎膜早破孕妇因病毒感染导致的早产儿后遗症。关于产前处理未足月胎膜早破中常见病毒的数据很少,但基本原则可以借鉴国家指南和孕妇研究,权衡早产风险与不明确的垂直传播风险。

8　未足月胎膜早破后的产前监测　/ 169

安吉拉・K. 沙多和伊琳娜・伯德

未足月胎膜早破是一种妊娠并发症,与母体和胎儿的风险显著相关。这种并发症的预期管理需要住院密切监测母亲和胎儿状态,直到分娩。密切的产前监测可确保在必要时进行快速干预,从而获得最佳孕产妇和新生儿结局。

第三部分　专题

9　围存活期胎膜早破　/ 181

凯莉・S. 吉布森和克里・布拉克尼

围存活期分娩(不到 26 周)在分娩中所占比例很小,但在长期发病率中所占比例高。很少有研究描述围存活期未足月胎膜早破的干预措施和结果。现有的报告可能只包括那些有过新生儿复苏的病历记载,以致解释和应用变得困难。咨询时应考虑羊水过少对胎儿肺发育的影响。本文讨论了可能对新生儿有益的标准和实验干预措施。产前皮质类固醇、抗生素和硫酸镁可能会改善预后,但支持预后改善的数据有限,仍需要专门评估这些干预措施的研究。

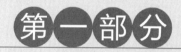

第一部分

预测与预防

1 未足月胎膜早破中的阴道微生物群研究

菲利普·罗伯特·本内特,理学学士,哲学博士,医学博士,皇家妇产科医学院荣誉院士,梅斯医学学会会员

理查德·盖伦·布朗,理学学士,工商管理硕士,哲学博士,皇家妇产科医学院院士

大卫·艾伦·麦金太尔,理学学士,哲学博士

关键词

• 阴道微生态 • 未足月胎膜早破(PPROM) • 胎膜 • 早产 • 炎症

摘要

• 母亲阴道菌群中乳杆菌相对丰度的降低和细菌多样性的增加与PPROM 的风险之间存在关联。

• 尽管非乳杆菌在任何胎龄时主导阴道菌群都会增加 PPROM 的风险,但是与 PPROM 相关的高危阴道菌群更加容易导致胎膜破裂的发生。

• PPROM 本身可能改变一些女性的阴道微生物菌群结构,然而,抗生素治疗似乎对菌群失调发生率的增加相关性更大。

• 阴道内乳杆菌的耗尽和临近分娩时致病性微生物的出现,与绒毛膜羊膜炎和早发性新生儿败血症相关,这些都是脑瘫的高危因素。

• 尽管缝合材料的选择可能会影响结果,但是接受过宫颈切除术的女性由于机械因素具有较高的 PPROM 风险,这种情况如宫颈短,宫颈环扎术可以起到较好的作用。

概述

早产是现代产科领域面临的最大挑战之一,它是导致儿童死亡

的主要原因,与80％的新生儿发病率相关[1],给家庭和社会带来了巨大的经济和情感压力。PPROM是早产综合征的一个主要原因,占30％～40％[2]。PPROM的病因尚不完全清楚,且发病率在全球范围内持续增加[3]。与早产一样,PPROM被普遍认为是一种有着多个潜在原因的综合征。大量的流行病学和临床因素已被证实与PPROM相关,如在多胎妊娠和并发羊水过多的妊娠中更为常见,提示了机械力的作用,还与吸烟、滥用药物和营养状况不良有关。然而,胎膜破裂的发病机制以及孕产妇和新生儿发病率均与感染密切相关[4,5]。与既往无PPROM的早产相比,PPROM与感染和炎症的相关性更高,并与低胎龄和出生体重以及较高的绒毛膜羊膜炎、尿路感染、子宫内膜炎和产后菌血症的发生率相关[6-8]。

细菌性阴道病[9,10]、需氧阴道炎[11]和下生殖道定植的病原体,包括滴虫、淋球菌和衣原体[11],与妊娠中期流产、PPROM和早产有关[12]。假设定植的阴道致病菌激活阴道、宫颈、胎膜及蜕膜的先天免疫系统[2,13],引发炎症级联反应[14-17],导致氧化应激,免疫细胞流入,前列腺素和金属蛋白酶的上调,蛋白酶抑制剂下调,诱导细胞凋亡,以致宫颈重构和膜结构的破坏,最终可导致PPROM[13,18,19]。胎膜破裂后,子宫腔、胎盘和胎儿暴露于阴道微生物群,增加了绒毛膜羊膜炎及新生儿感染的风险,导致孕产妇和新生儿不良结局[20-26]。如果抗生素治疗不能持续降低PPROM或早产[27]的发生率或改善结局,则表明治疗策略不佳或对发病原因的识别不准确。

梅农和同事[28]的研究表明,胎儿白细胞端粒长度的减少与正常的足月分娩有关。端粒长度是胎儿应激和胎盘屏障衰老的标志物,也是氧化应激的标志物。与没有胎膜早破的早产相比,PPROM的端粒长度减少,但与足月分娩相似,这表明PPROM是一种由氧化应激诱导的胎盘屏障疾病。在PPROM和早产病例之间的胎儿白细胞端粒长度的差异表明了区分这些结果的不同的病理生理过程。吸烟、药物滥用、营养不良、感染或炎症等一系列因素都是公认的PPROM风险,可导致氧化还原状态失衡及氧化应激。机械应激也可能通过激活胎膜内的核转录因子(NFκB)和激活蛋白-1(AP-1)转录因子系统来激活炎症介质[29],为胎膜破裂的最终共同途径提供了一个有吸引力的综合假说。

基于DNA测序的微生物组学研究

19世纪晚期,细菌被确定为健康和疾病的决定因素,整个20世纪的研究为目前对微生物学的理解奠定了基础,但仍然受到依赖培养的方法限制。21世纪早期,DNA测序技术的进步为全面和快速地表征多微生物群落提供了技术支持[30]。术语"微生物群系"经常与"微生物群"互换使用,指在特定环境中存在的微生物的组合。然而,更准确地说,"微生物群系"指的是整个栖息地,包括微生物、它们的基因组和周围环境条件[31]。一些研究认为,"微生物群系"应该指在其自身存在之外,还具有某些生物或生理功能的微生物群落。例如,人类肠道微生物群具有较高的微生物量,除了对维生素、氨基酸和短链脂肪酸的营养吸收外,还发挥着广泛的基本生理功能,这些功能包括酶合成、维持黏膜完整性、免疫调节和防止病原体侵袭[32]。人类阴道微生物群具有中等较高的微生物量,在保护阴道免受病原体和病原体的过度生长、降低上行盆腔炎或绒毛膜羊膜炎的风险方面发挥着重要作用[33]。这两个"微生物群系"显然具有重要的生理功能。另一方面,在某些情况下,人类胎盘可能含有少量的微生物,但"微生物群系"的结构并不一致,而且缺乏令人信服的证据表明细菌在正常妊娠期间在胎盘中的重要生理作用[34-35]。

宏基因组描述了微生物群成员的基因组和基因的集合,可以通过组装、参考数据库映射和注释DNA的鸟枪法测序获得。宏基因组分析的优点是能提供微生物群落栖息地所有成分的遗传信息,因此可以用来推断群落除其组成结构外的潜在功能。然而,宏基因组学成本较高,并且应用于低细菌生物量的人类样本(如胎盘)可能存在问题,因为大多数已测序的DNA都是宿主来源。宏分类组可以绕过大量宿主DNA的测序,依赖于分类标记基因的扩增和测序,最常见的是细菌 16S 核糖体 RNA 基因。16S 核糖体基因由高度保守的区域和 9 个"高变"区(V1～V9)组成。保守区域允许结合聚合酶链反应引物进行扩增,而可变区域是多样和独特的,使细菌分类到物种,在某些情况下是菌株水平[36]。然而,由于扩增区域、引物设计和用于分析的管道的选择,宏分类组方法容易产生偏倚,并且不能可靠地告知细菌的功能或代谢。目前,大多数研究生殖道微生物群的研究,特别是在妊娠期,都使用了宏分类组。

妊娠期阴道微生物组

现有大量的证据表明,阴道微生物群的结构与 PPROM 和早产相关联。最近的研究使用基于分子的方法来调查阴道微生物群,已经产生的结果与早期依赖培养的方法基本一致,即确定乳杆菌是妊娠期主要的阴道寄居菌群。然而,新一代测序技术的出现使我们能够更详细地描述阴道微生物群的复杂性和动态性,并正在重新审视许多通过依赖培养的技术确定的观察结果。

女性生殖道的微生物群在女性的整个生命周期中波动,并随着循环中激素水平的变化而变化。微生物组在新生儿刚出生暴露于母体微生物群时便建立起来了[37]。月经初潮前,阴道微生物组多种多样,由需氧、厌氧和肠道细菌组成[38],随着月经初潮的临近,雌激素水平的升高会促进阴道上皮细胞的增殖和糖原的沉积,增厚的阴道上皮细胞产生乳酸[39],导致阴道 pH 值降低,有利于嗜酸细菌的定植,如乳杆菌。乳杆菌有代谢丰富的糖原储存,产生乳酸异构体,进一步降低阴道黏膜的 pH 值,因很少有其他微生物能够耐受酸性环境,故乳杆菌成为大多数个体的优势菌群[40]。乳杆菌通过产生竞争排斥和产生化合物,如细菌素[41]和生物表面活性剂[42],进一步巩固了其阴道生态的优势地位,能提供宿主保护,防止与细菌性阴道病[43-44]、盆腔炎[45]、假丝酵母菌(念珠菌)感染[46]、性传播疾病、人类免疫缺陷病毒感染、单纯疱疹病毒-2 和致癌的人类乳头状瘤病毒相关的致病性菌群定植[47]。

在大多数女性中,乳杆菌的优势贯穿整个生殖周期[48]。拉威尔及其同事等首次对非孕、无症状妇女的微生物群进行了宏分类组分析[48]，采用分层聚类方法描述了 5 种不同的群落状态类型（CST）；其中四种状态类型包括 CST Ⅰ（卷曲乳杆菌）、CST Ⅱ（加氏乳杆菌）、CST Ⅲ（乳杆菌）和 CST Ⅴ（詹氏乳杆菌），乳杆菌占主导地位；第五种是 CST Ⅳ，其特征是富含阴道加德纳菌、大变形菌、嗜菌、鞘菌、普氏菌、透析菌和移动菌。因此，CST Ⅳ 在成分上与细菌性阴道病相似，与亚洲女性和白人女性相比，主要在黑人和西班牙裔女性中观察到。进一步的研究表明，阴道微生物群的种族[49]和地理差异[50-51]不能完全用社会经济、饮食、性或个人卫生因素[49]来解释，并强调了微生物组获得的潜在遗传成分。

在妊娠期间，胎盘代谢导致循环雌激素浓度的显著增加[52]，从而导致阴道细菌多样性的减少，并促进了乳杆菌的优势[50,51,53]。分娩后，母体雌激素水平下降近 1 000 倍[52]，恶露的排出显著改变了阴道环境，导致乳杆菌减少，使阴道菌群向乳杆菌耗尽的群落结构转变，且可持续至产后 1 年[54]。

阴道微生物群与早产

使用免培养法检查阴道微生物群组成和早产之间关系的早期报告报道了不一致的结果，这可能反映了研究人群的地理和种族差异，队列规模和统计能力有限，以及早产原因的异质性混合，其中许多是晚期早产（妊娠 36～37 周），因此不太可能是感染的原因[54-59]。然而，考虑到最近关注更大患者群体和（或）仔细描述早产病因的研究表明，出现了广泛一致的概念[59-70]。欧洲[67,69,70]和北美[63,65,66,68]一项主要对高加索人群的调查一直报告阴道微生物多样性增加与早产风险之间的正相关性，其中许多研究确定阴道 G 菌、纤毛菌属、普雷沃菌属和柔膜细菌为风险的微生物标记物[61-66,68]。相反，在美国对黑人妇女进行的研究报告，阴道多样性减少是一个危险因素[59,71]，或没有显示阴道微生物组和早产风险之间的任何相关性[58]。

尽管上述研究使用了各种测序平台，并针对高变量 16S rRNA

基因的不同区域进行扩增,但其中许多研究都将阴道微生物群的 L
型优势与健康的足月妊娠联系起来。2017 年,在对 161 名妇女的队
列研究报告中,有 34 名最终早产,似乎显示在妊娠 16 周时阴道微生
物组的 L 型优势对随后的早产有保护作用。各种横断面和纵向抽样
队列研究已经证实了这一观察结果,并强调了乳杆菌的优势和对早
产的保护之间的关系[61][62][64][68]。

阴道微生物群与继发的 PPROM

只有少量的研究专门报道了阴道微生物群和随之发生的
PPROM 风险之间的关系。在最近的两篇文章中,作者研究了胎膜
破裂前孕期阴道微生物群的组成[62,72]。在第一个研究中,250 名早
产高危女性被纳入一项前瞻性队列研究,她们在怀孕 8~36 周中的 4
个时间点进行了抽样[62]。之后又招募 87 名已发生 PPROM 女性加
入队列研究。在前瞻性研究的 250 名女性中,38 名早产,其中 15 名
发生了 PPROM。从对照组妇女中分离出的阴道微生物群落如预期
的那样具有低多样性和乳杆菌优势的特征,而在发生了 PPROM 的
产前取样的实验组妇女中,近一半具有较高比例的中或低乳杆菌优
势和高多样性。当分析根据母亲的年龄、种族、体重指数、吸烟状况
和产前治疗干预措施进行调整后,这些差异仍然存在。因此,这项研
究强调了在 PPROM 之前阴道生态失调的发生率高,并提出了至少
有两种 PPROM 的"表型",一种与阴道生态失调有关,另一种无关。

为了更详细地研究 PPROM 破膜前孕期阴道微生物群的演变,
研究者之后对 1 500 名妇女进行了前瞻性研究,并确定了 60 名随后
发生了 PPROM 的妇女[72]。在 PPROM 前,1/4 女性的乳杆菌丰度
和高多样性降低,但在足月分娩的女性中只有 3%。PPROM 与妊娠
期间细菌群落结构的不稳定和向更高多样性的转变有关,主要发生
在妊娠中期。这项研究还表明了种族对阴道微生物群的影响,尽管
数量不足以得出确定的结论。在随后发生 PPROM 的女性中,所有
种族中阴道乳杆菌减少的女性数量都有所增加,其中黑人女性中阴

道乳杆菌减少的女性数量增加最多。一般来说，虽然 PPROM 与妊娠中期向更高多样性的转变有关，但除乳杆菌以外的任何物种所主导的阴道细菌群落在所有妊娠时间窗口都与随后的 PPROM 有关，包括在妊娠早期。在单独分析阴道微生物群和早期流产关系的队列研究中，研究者发现流产也与乳杆菌阴道微生物群有关[73]，妊娠早期有流产风险的妇女发生早产的风险增加 2 倍，发生 PPROM 的风险增加 3 倍[74]。这些数据表明，流产和 PPROM 之间的联系与早期妊娠微生物组有关。

PPROM 的阴道微生物群

2015 年捷克的一项研究，针对在 PPROM 后和使用抗生素前的一个时间点，对 61 名女性进行了抽样调查。研究从子宫颈和羊水中获得样本，并结合细胞因子水平和胎盘组织学分析每个样本的微生物组。分层聚类分析表明，宫颈样本的微生物组分为 4 组，与之前描述的群落状态类型（CSTs），CST Ⅰ（卷曲乳杆菌）、CST Ⅲ（乳杆菌）、CST ⅣA（非乳杆菌）和 CST ⅣB（阴道加德菌/鞘菌）一致[75]。未检测到其他群落状态类型可能代表区域或种族差异，但更有可能是样本量的一个特征。CST ⅣA（非乳杆菌）和 CST ⅣB（阴道加德菌/鞘菌）与较高的细胞因子水平和羊膜腔微生物入侵率相关。相反，CST Ⅰ（卷曲乳杆菌）与最低水平的炎症和羊膜腔微生物入侵率相关。在本研究中，70% 的 PPROM 妊娠合并组织学绒毛膜羊膜炎，根据羊膜腔微生物入侵率的存在与否分为两个亚组：感染性和非感染性。羊膜腔微生物入侵率和组织学绒毛膜羊膜炎的联合被认为代表了胎儿炎症反应最强的 PPROM 亚组。两种乳杆菌为主的群落状态类型（CSTs）中羊膜腔微生物入侵率伴组织学绒毛膜羊膜炎的发生率较低，而非乳杆菌为主的状态类型（CSTs）中羊膜腔微生物入侵率发生率均较高。

加拿大的"PPROM 研究小组"招募了 36 名发生 PPROM 的妇女，其中 19 人进行了系列抽样，并报告阴道微生物多样性增加，在所有样本中均发现了支原体和普雷沃菌。他们还表明,潜伏期的微生物组是不稳定的,在各种非乳杆菌之间波动。然而,潜伏期微生物组和新生儿结局之间没有关联[76]。

前面提到一项对 87 名 PPROM 发生后就诊的女性进行的研究中[62],有 39 例 PPROM 患者在开始任何抗生素治疗之前取了阴道拭子。其中,近一半的阴道微生物群具有中、低乳杆菌优势和高多样性的特点,该比例基本上与 PPROM 之前但接近 PPROM 女性阴道微生物群的比例相同。然而,在 PPROM 发生前后都取样的个体病例中,在 PPROM 发生之前乳杆菌优势的样本中有半数在胎膜破裂后出现失调(图 1-1)。这些数据显示,在某些情况下,PPROM 事件本身确实显著影响了微生物组结构,这可能与羊水的碱性和抗菌肽的存在相关[77]。然而,PPROM 也与总细菌负荷的减少有关,这可能代表了胎膜破裂时对细菌的冲刷。综上所述,这些研究数据再次支持了 PPROM 可能可分为至少两种广泛表型的假设,一种感染介导的表型,阴道微生物群发挥重要的病因作用,一种由其他因素驱动的非感染性表型。

PPROM 时抗生素对阴道微生物群的影响

PPROM 的临床管理通常涉及延长妊娠使胎儿成熟和胎膜早破后感染对孕产妇和新生儿预后产生不良影响之间谨慎且困难的平衡。因此,在这一潜伏期内的管理是有争议的,而且差异很大[78]。在大多数国家,特别是 PPROM 发生于较早的胎龄(＜34 周),通常建议使用抗生素治疗,以试图延长孕期和降低新生儿发病率。在英国、许多英联邦国家和欧洲部分地区,在 PPROM 中广泛使用红霉素。美国妇产科医师学会的指南建议使用氨苄西林和红霉素或单剂量的阿奇霉素。

红霉素对 PPROM 的广泛应用是基于奥拉尔试验中报道的新生儿短期益处。该试验报告了在随机接受红霉素治疗的妇女延长妊娠 48 小时后对吸氧的需求减少,新生儿发病率(新生儿死亡、慢性肺部

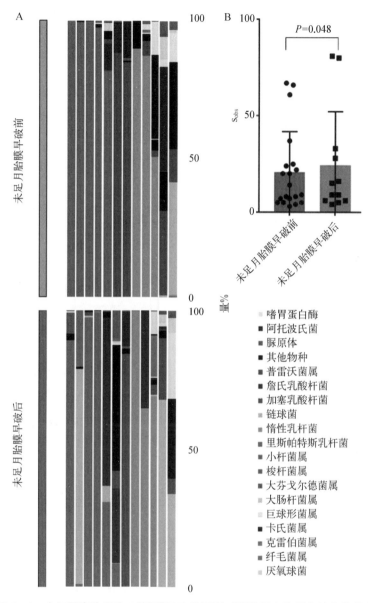

图 1-1 在红霉素治疗前,对胎膜早破前后配对阴道微生物样本的个体化患者水平分析。(A) 堆叠长条图显示前 25 个细菌属的百分比丰度,表明 3/8(37.5%)的个体从乳酸菌优势型群落过渡到乳酸菌消耗型群落,4/12(25%)的个体持续为乳酸菌消耗性群落,5/12(41%)的个体维持占乳酸菌占优势的群落。(B) PPROM 后微生物群落丰富度显著增加(P<0.05)。关于患者样本和方法的进一步细节见本书其他章节。

疾病或严重颅内异常)降低了 2.2%[79]。阿莫西林和克拉维酸联合使用,联合或不联合使用红霉素,都与坏死性小肠结肠炎的风险增加相关。PPROM 中与红霉素治疗的有益结果通常归因于其假定的抑制上行性阴道感染,但考虑到以下因素,这种可能性难以成立。因为口服给药后阴道腔内的红霉素浓度较低[80],仅达到主要对乳杆菌种类有效的平均抑制浓度[81-83],但对大多数阴道病原体无效[81]。红霉素可抑制支气管上皮细胞的中性粒细胞迁移、氧化爆发、细胞因子和金属蛋白酶的释放[84]。在奥拉尔试验中,红霉素的益处可能是这些抗炎特性的结果。然而,作者实验室进行的体外研究表明,红霉素不能抑制羊膜和阴道上皮细胞中炎症通路的激活(图 1-2)。

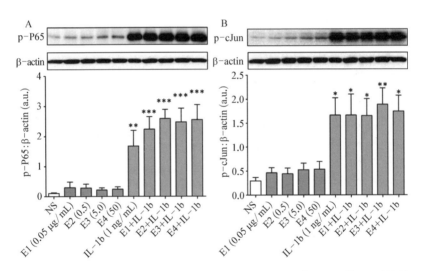

图 1-2　红霉素不抑制羊膜细胞炎症途径的激活。在羊膜细胞培养 1 h 后接着无处理(NS),或单独红霉素处理 0.05(E1)、0.5(E2)、5.0(E3)、50 mg/mL(E4),或单独 IL-1β(1 ng/mL)处理和红霉素 0.05(E1)、0.5(E2)、5.0(E3)以及 50 mg/mL(E4)预处理 2 h 后加 IL-1β(1 ng/mL),蛋白质免疫印迹分析炎症转录因子(A)NFκB(P65)和(B)AP-1(cJun)亚基磷酸化(活化)形式,n=5。实验细节参考相关文献[85]。* $P < 0.05$,** $P < 0.01$, *** $P < 0.001$。

　　在鲍德温及其同事的一项研究中[86],在使用抗生素(阿奇霉素、氨苄西林或阿莫西林)前后对队列中的一部分(n=9)进行了采样。

研究表明,使用抗生素期间,这些抗生素对乳杆菌、普雷沃菌或嗜胃杆菌的相对丰度没有显著影响,但威克菌、毛螺旋菌、无色杆菌和小球菌显著降低,胃链球菌和密西氏菌科增加。值得注意的是,大多数这些病例都有非乳杆菌为优势的阴道微生物群。相反,作者先前在分析口服红霉素48 h后PPROM后采集的横截面样本时报告,总体上向生态失调转变,其特征是以乳杆菌为主的阴道微生物群比例降低,中间型菌群增加[62]。超过1周的治疗与中间群落的减少和乳杆菌优势的适度增加有关。然而,不良阴道菌群的比例保持不变。对接触抗生素前以乳杆菌为主的女性进行的亚分析表明,红霉素治疗与向中间或益生菌群落结构的转变有关。在乳杆菌消耗的妇女研究样本中,红霉素治疗与之相关,尽管细菌负荷不变,但与乳杆菌丰富度和多样性的减少相关。在红霉素治疗前和48 h后采集的配对样本中也观察到类似的结果。这些结果进一步表明,口服红霉素导致阴道内浓度足以阻止乳杆菌的定植,但不会对潜在致病物种的生长产生实质性影响。即使红霉素不是微生态失调的主要驱动因素,这些数据表明,红霉素不能通过根除潜在病原体或减少细菌负荷来改善阴道微生物群的组成,而对乳杆菌主导的微生物群的个体有害而无益。在澳大利亚的一项回顾性队列研究中报道了支持这一结论的进一步证据,该研究针对妊娠30周以下的PPROM分娩的母婴[87]。研究报道,接受红霉素的妇女胎盘拭子上耐药革兰阴性菌的发生率增加,这种治疗策略可能促进耐药革兰阴性菌的选择,并增加革兰阴性菌引发早发型败血症的风险。

PPROM后的阴道微生物群和新生儿结局

临床和组织学上的绒毛膜羊膜炎和脐炎是早产儿早发性新生儿败血症的主要危险因素。许多研究已经将围产期感染与炎症、绒毛膜羊膜炎、早产儿早发性新生儿败血症以及脑损伤相关联,包括脑室周围白质软化、神经发育迟缓和脑瘫。早产儿早发性新生儿败血症和由绒毛膜羊膜炎引起的宫内炎症暴露也与早产儿发生支气管肺发育不良的风险增加有关,早产儿发生支气管肺发育不良、脑室周围白质软化、脑室内出血、早产儿视网膜病变的发生率和早产儿死亡人数均增加[88]。感染/炎症驱动的早产也导致胎儿或新生儿脑损伤,这一观点得到了 PPROM 或自然分娩早产儿较高的脑损伤风险的支持,这与感染的高频率相关。相比之下,由于严重的宫内生长受限而引起的医源性分娩很少与感染性原因相关[89,90]。

作者此前曾报道过 PPROM 后,在伴有绒毛炎的绒毛膜羊膜炎妇女分娩前阴道菌群组成中,普雷沃菌属、纤毛菌属、消化链球菌属和卡氏菌属丰富,其特征是与组织学正常的妇女相比,乳杆菌属水平降低[62]。绒毛膜羊膜炎患者的母体 C 反应蛋白和白细胞计数升高,且均与阴道细菌多样性显著相关。与无早发性新生儿败血症的 PPROM 病例相比,22％发生早发性新生儿败血症的病例与孕产妇和新生儿 C 反应蛋白升高以及分娩时低胎龄相关。然而,在胎膜破裂和分娩之间的潜伏期是可比较的。在发生早发性新生儿败血症的病例中,最接近分娩时间的阴道拭子富集了卡氏菌属和斯奈斯菌属,而卷曲乳杆菌在未发生早发性新生儿败血症的新生儿的母体阴道微生物群中比例过高。与早发性新生儿败血症相关的其他微生物,包括无乳链球菌、核梭杆菌和大肠杆菌,经常在从早发性新生儿败血症复杂妊娠中收集的阴道样本中观察到,但是在非复杂对照组分离的样本中没有检测到。当只对那些在 28 周或更早分娩的母亲进行分析,以解释分娩时胎龄的差异时,数据保持相似。

宫颈环扎术、宫颈转化区大环切除术、宫颈上皮内瘤变与 PPROM

孕前宫颈转化区大环切除术(LLETZ)或宫颈锥切术治疗宫颈上皮内瘤变,或早期宫颈癌的宫颈部分切除术是 PPROM 的重要危险因素。在未治疗的宫颈上皮内瘤变女性中,早产率有少量增加,但早产的主要风险与组织破坏程度相关,宫颈组织切除深度与随后的早产风险之间存在密切关系[91]。最近的一项综述报道,既往有任何深度宫颈转化区大环切除术的女性患早产的总体风险为 9.5%,而患 PPROM 的风险为 8%[92]。与背景率相比,这一发现转化致早产的相对风险为 1.8,致 PPROM 的风险为 2.4。作者自己处理大量合并宫颈转化区大环切除术或子宫颈切除术妊娠的经验是:在背景人群中,约 40% 的早产妇女是在 PPROM 后分娩的;但在之前有过转化区大环切除的妇女中,这一比例增加到约 80%;而在之前有过子宫颈切除术的妇女中几乎为 100%(Bennett PR,未发表数据,2020 年)。

宫颈上皮内瘤变与阴道微生物群发病率增加有关,其特征是乳杆菌的高多样性和低水平,作者之前已经表明,宫颈上皮内瘤变严重程度的增加与乳杆菌相对丰度的降低有关[93]。随后的一项对组织学证实罹患 CIN2 病变而未经治疗的青少年和年轻女性的研究显示,阴道微生物菌中乳杆菌优势处于基础水平的女性更有可能在 12 个月时病变消退[94]。因此,患有宫颈上皮内瘤变或既往有转化区大环切除的妇女可能由于阴道微生态失调的发生率增加,在后续妊娠期间发生 PPROM 的风险增加。目前,还没有发表过关于转化区大环切除对阴道微生物群的影响或怀孕对转化区大环切除妇女阴道微生物群的影响的研究。因此,宫颈上皮内瘤变或以前的转化区大环切除妇女可能在随后的再次妊娠中因阴道菌群失调风险增加而发生 PPROM 的风险增加。然而,作者发现既往有转化区大环切除术的妇女有良好的结果,她们通过靶向宫颈环扎术监测妊娠期间的宫颈长度[95]。可以得出,使用该策略管理的妇女的早产率为 8.4%,而人群总体早产率为 7.8%。然而,这些良好的结果取决于用于进行环扎术的缝合材料的类型,使用单丝材料进行环扎的女性早产率为 15%,而使用线带编织线缝合的女性早产率为 40%。在早期的一项大型病例对照研究中,发现使用编织缝合材料进行环扎术与宫内胎儿死亡增加 3 倍和早产率增加 2 倍有关[57]。在一项前瞻性研究中,作者发现,编织缝合线诱导了阴道微生物群失调的持续转移,其特征是乳杆菌种类的减少和病原体的富集,与炎症细胞因子和间质胶原酶排泄到宫颈阴道液和宫颈过早重构有关。单丝缝合对阴道微生物群及其与宿主的相互作用的影响相对较小。

对妊娠中期出现宫颈扩张和胎膜暴露妇女的管理具有挑战性，如果不及时治疗，大多数会在 2～3 周内分娩，即使无症状，也经常出现 PPROM 并导致流产或极早早产。尽管管理方法仍然存在争议，但许多产科医生会在没有确诊早产或绒毛膜羊膜炎的临床证据时提供"紧急"宫颈环扎术，这种手术的重大风险之一是引起 PPROM。佩雷拉等人报道的一项大型队列研究的数据表明，在这种情况下，接受环扎手术妇女的分娩胎龄可能呈双峰分布[96]。埃赫萨尼普尔等人提出，这种双峰分布是由于宫颈扩张的潜在病因造成的，可能有一部分妇女在环扎后有更好的结局，而另一部分妇女可能因亚临床感染而早产[97]。在我们自己的实践中观察到，类似的分娩胎龄双峰分布，约 1/3 产妇在 24 周之前分娩，约 1/2 产妇在 32 周后分娩。最近一项关于宫颈扩张和胎膜外露的妇女阴道菌群组成的研究表明，在紧急宫颈环扎术前和术后 10 天内，40％的宫颈环扎术前病例的乳杆菌相对丰度降低，而在妊娠期匹配的对照组中，这一比例为 10％[74]。阴道加德纳菌在出现症状的妇女和那些紧急宫颈环扎术未能有效延长妊娠的妇女中出现多。使用惰性单丝材料的紧急宫颈环扎术不会影响潜在的细菌组成。

总结

目前已有充分的证据表明，母体阴道微生物群中乳杆菌相对丰度的降低与胎膜早破的风险之间存在关联，其机制是通过妊娠组织中炎症级联反应的过早激活来介导的（图 1 - 3）。PPROM 的病例可分为两组：一是，与阴道生态失调有关；二是，有其他原因。既往有宫颈切除手术的妇女可能由于机械因素而存在 PPROM 高风险。如果宫颈较短，尽管缝合材料的选择可能会影响结果，但宫颈环扎的效果还是很好的。尽管任何胎龄微生物失调都会增加胎膜早破风险，但大多数与阴道微生态失调有关的 PPROM 病例中，乳杆菌的相对丰度减少接近膜破裂的时间。PPROM 事件本身可能通过羊水的直

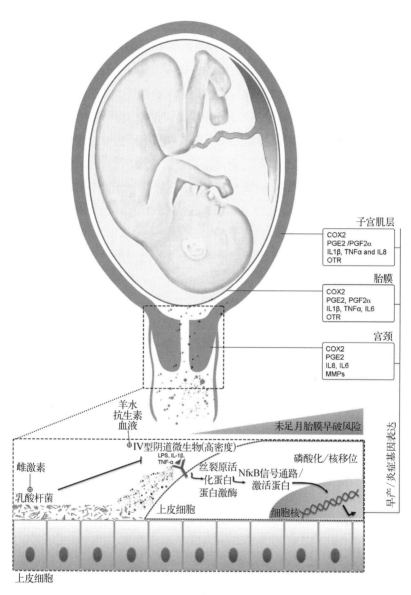

图 1-3　阴道微生物群在介导导致 PPROM 的炎症通路激活中发挥的作用。
IL-1β,白细胞介素-1β; LPS,脂多糖; MAPK, 丝裂原活化蛋白激酶;
TNF-α, 肿瘤坏死因子。

接影响改变一些妇女的阴道微生物群；然而，抗生素治疗似乎有更大的效果。在 PPROM 发生时乳杆菌缺失的女性中，抗生素可能对细菌有选择性靶向作用有益的影响，但抗生素又似乎可以通过选择性地靶向乳杆菌来破坏最佳的阴道微生物群。绒毛膜羊膜炎和早发新生儿脓毒症均是发育迟缓、脑瘫和其他一系列不良新生儿结局的危险因素，当阴道微生物群接近乳杆菌耗尽时，以上两种疾病发生率都会增加。现在是时候重新考虑抗生素治疗在 PPROM 中的作用，并制订策略，允许靶向治疗而不是普遍治疗。许多研究已经确定了卷曲乳杆菌对早产的保护作用，这为涉及生物疗法的预防策略开辟了道路。

临床诊疗要点

• 在任何胎龄，乳杆菌缺失的微生物群都是 PPROM 的一个危险因素，然而目前的抗生素治疗似乎并没有改变这种风险。许多研究已经确定了卷曲乳杆菌对早产的保护作用，这为使用生物疗法的预防策略开辟了道路。

• PPROM 的病例可分为至少两种广泛的表型，一些是感染介导的，并与不良的阴道微生物群相关，另一些是其他非感染性病因。前者与绒毛膜羊膜炎的风险增加和新生儿不良结局有关。

• 既往有宫颈转化区大环切除术的妇女早产的风险增加，针对宫颈较短的妇女进行宫颈环扎术可以在很大程度上减轻早产风险。

• 用于宫颈环扎的缝合材料可能会对阴道微生物群产生不利影响，使用单丝缝合材料可能比编织材料更好。

致谢

本工作得到了欧洲早产研究中心、帝国医疗保健 NHS 信托 NIHR BRC、医学研究委员会和起源研究信托的支持。

公布

本内特和麦金太尔是帝国理工学院持有有关早产生物标志物发

现专利的发明人。本内特是三星、葛兰素史克、ObsEva 公司与商业早产研究相关的顾问。

参·考·文·献

[1] Causes of child mortality. Available at：http：//www. who. int/gho/ child_health/mortality/causes/en/. Accessed July 7，2016.

[2] Parry S，Strauss JF 3rd. Premature rupture of the fetal membranes. N Engl J Med 1998；338(10)：663 - 670.

[3] Liu L，Oza S，Hogan D，et al. Global，regional，and national causes of child mortality in 2000-13，with projections to inform post-2015 priorities：an updated systematic analysis. Lancet 2015；385(9966)：430 - 440.

[4] Lamont RF，Duncan SLB，Mandal D，et al. Intravaginal clindamycin to reduce preterm birth in women with abnormal genital tract flora. Obstet Gynecol 2003；101(3)：516 - 522.

[5] Pappas A，Kendrick DE，Shankaran S，et al. Chorioamnionitis and early childhood outcomes among extremely low-gestational-age neonates. JAMA Pediatr 2014；168(2)：137 - 147.

[6] De Martino SJ，Mahoudeau I，Brettes JP，et al. Peripartum bacteremias due to Leptotrichia amnionii and Sneathia sanguinegens，rare causes of fever during and after delivery. J Clin Microbiol 2004；42(12)：5940 - 5943.

[7] Karat C，Madhivanan P，Krupp K，et al. The clinical and microbiological correlates of premature rupture of membranes. Indian J Med Microbiol 2006；24(4)：283 - 285.

[8] Furman B，Shoham-Vardi I，Bashiri A，et al. Clinical significance and outcome of preterm prelabor rupture of membranes：population-based study. Eur J Obstet Gynecol Reprod Biol 2000；92(2)：209 - 216.

[9] Flynn CA，Helwig AL，Meurer LN. Bacterial vaginosis in pregnancy and the risk of prematurity：a meta-analysis. J Fam Pract 1999；48(11)：885 - 892.

［10］ McGregor JA，French JI，Seo K. Premature rupture of membranes and bacterial vaginosis. Am J Obstet Gynecol 1993；169(2 Pt 2)：463 - 466.

［11］ Donders GG，Van Calsteren K，Bellen G，et al. Predictive value for preterm birth of abnormal vaginal flora，bacterial vaginosis and aerobic vaginitis during the first trimester of pregnancy. BJOG 2009；116(10)：1315 - 1324.

［12］ Coleman JS，Gaydos CA，Witter F. Trichomonas vaginalis vaginitis in obstetrics and gynecology practice：new concepts and controversies. Obstet Gynecol Surv 2013；68(1)：43 - 50.

［13］ Chandiramani M，Bennett PR，Brown R，et al. Vaginal microbiome-pregnant host interactions determine a significant proportion of preterm labour. Fetal Matern Med Rev 2014；25(01)：73 - 78.

［14］ Kanayama N，Terao T，Horiuchi K. The role of human neutrophil elastase in the premature rupture of membranes. Asia Oceania J Obstet Gynaecol 1988；14(3)：389 - 397.

［15］ Fortunato SJ，Menon R，Lombardi SJ. Role of tumor necrosis factor-alpha in the premature rupture of membranes and preterm labor pathways. Am J Obstet Gynecol 2002；187(5)：1159 - 1162.

［16］ Shobokshi A，Shaarawy M. Maternal serum and amniotic fluid cytokines in patients with preterm premature rupture of membranes with and without intrauterine infection. Int J Gynaecol Obstet 2002；79(3)：209 - 215.

［17］ Helmig BR，Romero R，Espinoza J，et al. Neutrophil elastase and secretory leukocyte protease inhibitor in prelabor rupture of membranes，parturition and intraamniotic infection. J Matern Fetal Neonatal Med 2002；12(4)：237 - 246.

［18］ Romero R，Dey SK，Fisher SJ. Preterm labor：one syndrome，many causes. Science 2014；345：760 - 765.

［19］ Fortner KB，Grotegut CA，Ransom CE，et al. Bacteria localization and chorion thinning among preterm premature rupture of membranes. PLoS One 2014；9(1)：e83338.

[20]　Rocha G, Proenca E, Quintas C, et al. Chorioamnionitis and brain damage in the preterm newborn. J Matern Fetal Neonatal Med 2007; 20(10): 745 - 749.

[21]　Lu H, Wang Q, Lu J, et al. Risk factors for intraventricular hemorrhage in preterm infants born at 34 weeks of gestation or less following preterm premature rupture of membranes. J Stroke Cerebrovasc Dis 2016; 25(4): 807 - 812.

[22]　Vigneswaran R. Infection and preterm birth: evidence of a common causal relationship with bronchopulmonary dysplasia and cerebral palsy. Paediatr Child Health 2000; 36(4): 293 - 296.

[23]　Yoon BH, Romero R, Park JS, et al. Fetal exposure to an intra-amniotic inflammation and the development of cerebral palsy at the age of three years. Am J Obstet Gynecol 2000; 182(3): 675 - 681.

[24]　Drassinower D, Friedman AM, Obican SG, et al. Prolonged latency of preterm premature rupture of membranes and risk of cerebral palsy. J Matern Fetal Neonatal Med 2015; 29(17): 2748 - 2752.

[25]　van Dillen J, Zwart J, Schutte J, et al. Maternal sepsis: epidemiology, etiology and outcome. Curr Opin Infect Dis 2010; 23(3): 249 - 254.

[26]　Puri K, Taft DH, Ambalavanan N, et al. Association of chorioamnionitis with aberrant neonatal gut colonization and adverse clinical outcomes. PLoS One 2016; 11(9): e0162734.

[27]　Brocklehurst P, Gordon A, Heatley E, et al. Antibiotics for treating bacterial vaginosis in pregnancy. Cochrane Database Syst Rev 2013; (1): Cd000262.

[28]　Menon R, Yu J, Basanta-Henry P, et al. Short fetal leukocyte telomere length and preterm prelabor rupture of the membranes. PloS one 2012; 7(2): e31136.

[29]　Mohan AR, Sooranna SR, Lindstrom TM, et al. The effect of mechanical stretch on cyclooxygenase type 2 expression and activator protein-1 and nuclear factor kappaB activity in human amnion cells. Endocrinology 2007; 148(4): 1850 - 1857.

[30] Cummings LA, Kurosawa K, Hoogestraat DR, et al. Clinical next generation sequencing outperforms standard microbiological culture for characterizing polymicrobial samples. Clin Chem 2016; 62(11): 1465 - 1473.

[31] Marchesi JR, Ravel J. The vocabulary of microbiome research: a proposal. Microbiome 2015; 3: 31.

[32] Shreiner AB, Kao JY, Young VB. The gut microbiome in health and in disease. Curr Opin Gastroenterol 2015; 31(1): 69 - 75.

[33] MacIntyre DA, Sykes L, Bennett PB. The human female urogenital microbiome: complexity in normality. Emerg Top Life Sci 2017; 1(4): 363 - 372.

[34] de Goffau MC, Lager S, Sovio U, et al. Human placenta has no microbiome but can contain potential pathogens. Nature 2019; 572(7769): 329 - 334.

[35] Aagaard K, Ma J, Antony KM, et al. The placenta harbors a unique microbiome. Sci Transl Med 2014; 6(237): 237ra265.

[36] Chakravorty S, Helb D, Burday M, et al. A detailed analysis of 16S ribosomal RNA gene segments for the diagnosis of pathogenic bacteria. J Microbiol Methods 2007; 69(2): 330 - 339.

[37] Dominguez-Bello MG, Costello EK, Contreras M, et al. Delivery mode shapes the acquisition and structure of the initial microbiota across multiple body habitats in newborns. Proc Natl Acad Sci U S A 2010; 107(26): 11971 - 11975.

[38] Hill GB, St Claire KK, Gutman LT. Anaerobes predominate among the vaginal microflora of prepubertal girls. Clin Infect Dis 1995; 20(Suppl 2): S269 - S270.

[39] Linhares IM, Summers PR, Larsen B, et al. Contemporary perspectives on vaginal pH and lactobacilli. Am J Obstet Gynecol 2011; 204: 120. e1 - 5.

[40] Hickey RJ, Zhou X, Pierson JD, et al. Understanding vaginal microbiome complexity from an ecological perspective. Transl Res 2012;

160(4): 267 - 282.

[41] Zheng J, Ganzle MG, Lin XB, et al. Diversity and dynamics of bacteriocins from human microbiome. Environ Microbiol 2015; 17(6): 2133 - 2143.

[42] Velraeds MM, van de Belt-Gritter B, van der Mei HC, et al. Interference in initial adhesion of uropathogenic bacteria and yeasts to silicone rubber by a Lactoba cillus acidophilus biosurfactant. J Med Microbiol 1998; 47(12): 1081 - 1085.

[43] Antonio MA, Rabe LK, Hillier SL. Colonization of the rectum by Lactobacillus species and decreased risk of bacterial vaginosis. J Infect Dis 2005; 192(3): 394 - 398.

[44] Eschenbach DA, Davick PR, Williams BL, et al. Prevalence of hydrogen peroxide producing Lactobacillus species in normal women and women with bacterial vaginosis. J Clin Microbiol 1989; 27(2): 251 - 256.

[45] Ness RB, Hillier SL, Kip KE, et al. Bacterial vaginosis and risk of pelvic inflammatory disease. Obstet Gynecol 2004; 104(4): 761 - 769.

[46] Wang S, Wang Q, Yang E, et al. Antimicrobial compounds produced by vaginal lactobacillus crispatus are able to strongly inhibit candida albicans growth, hyphal formation and regulate virulence-related gene expressions. Front Microbiol 2017; 8: 564.

[47] Borgdorff H, Tsivtsivadze E, Verhelst R, et al. Lactobacillus-dominated cervicovaginal microbiota associated with reduced HIV/STI prevalence and genital HIV viral load in African women. ISME J 2014; 8(9): 1781 - 1793.

[48] Ravel J, Gajer P, Abdo Z, et al. Vaginal microbiome of reproductive-age women. Proc Natl Acad Sci U S A 2011; 108(Suppl 1): 4680 - 4687.

[49] Fettweis JM, Brooks JP, Serrano MG, et al. Differences in vaginal microbiome in African American women versus women of European ancestry. Microbiology 2014; 160(Pt 10): 2272 - 2282.

[50] Maclntyre DA, Chandiramani M, Lee YS, et al. The vaginal microbiome during pregnancy and the postpartum period in a European population.

Sci Rep 2015; 5: 8988.

[51] Romero R, Hassan SS, Gajer P, et al. The composition and stability of
the vaginal microbiota of normal pregnant women is different from that of
non-pregnant women. Microbiome 2014; 2(1): 4.

[52] Roy EJ, Mackay R. The concentration of oestrogens in blood during
pregnancy. J Obstet Gynaecol Br Emp 1962; 69: 13 - 17.

[53] Aagaard K, Riehle K, Ma J, et al. A metagenomic approach to
characterization of the vaginal microbiome signature in pregnancy. PLoS
One 2012; 7(6): e36466.

[54] DiGiulio DB, Callahan BJ, McMurdie PJ, et al. Temporal and spatial
variation of the human microbiota during pregnancy. Proc Natl Acad Sci
U S A 2015; 112(35): 11060 - 11065.

[55] Peelen MJ, Luef BM, Lamont RF, et al. The influence of the vaginal
microbiota on preterm birth: a systematic review and recommendations
for a minimum dataset for future research. Placenta 2019; 79: 30 - 39.

[56] Hyman RW, Fukushima M, Jiang H, et al. Diversity of the vaginal
microbiome correlates with preterm birth. Reprod Sci 2014; 21 (1):
32 - 40.

[57] Kindinger LM, MacIntyre DA, Lee YS, et al. Relationship between
vaginal microbial dysbiosis, inflammation, and pregnancy outcomes in
cervical cerclage. Sci Transl Med 2016; 8(350): 350ra102.

[58] Romero R, Hassan SS, Gajer P, et al. The vaginal microbiota of
pregnant women who subsequently have spontaneous preterm labor and
delivery and those with a normal delivery at term. Microbiome 2014;
2: 18.

[59] Stout MJ, Zhou Y, Wylie KM, et al. Early pregnancy vaginal
microbiome trends and preterm birth. Am J Obstet Gynecol 2017;
217(3): 356. e1 - 18.

[60] MacIntyre DA, Bennett PR. Microbial signatures of preterm birth. In:
Koren O, Rautava S, editors. The human microbiome in early life.
Elsevier; 2020. Available at: https: //www. elsevier. com/books/the-

human-microbiome-in-early-life/koren/978-0-12-818097-6.

[61] Brown RG, Al-Memar M, Marchesi JR, et al. Establishment of vaginal microbiota composition in early pregnancy and its association with subsequent preterm prelabor rupture of the fetal membranes. Transl Res 2019; 207: 30 - 43.

[62] Brown RG, Marchesi JR, Lee YS, et al. Vaginal dysbiosis increases risk of preterm fetal membrane rupture, neonatal sepsis and is exacerbated by erythromycin. BMC Med 2018; 16(1): 9.

[63] Callahan BJ, DiGiulio DB, Goltsman DSA, et al. Replication and refinement of a vaginal microbial signature of preterm birth in two racially distinct cohorts of US women. Proc Natl Acad Sci U S A 2017; 114(37): 9966 - 9971.

[64] Elovitz MA, Gajer P, Riis V, et al. Cervicovaginal microbiota and local immune response modulate the risk of spontaneous preterm delivery. Nat Commun 2019; 10(1): 1305.

[65] Fettweis JM, Serrano MG, Brooks JP, et al. The vaginal microbiome and preterm birth. Nat Med 2019; 25(6): 1012 - 1021.

[66] Freitas AC, Bocking A, Hill JE, et al. Increased richness and diversity of the vaginal microbiota and spontaneous preterm birth. Microbiome 2018; 6(1): 117.

[67] Kindinger LM, Bennett PR, Lee YS, et al. The interaction between vaginal microbiota, cervical length, and vaginal progesterone treatment for preterm birth risk. Microbiome 2017; 5(1): 6.

[68] Tabatabaei N, Eren AM, Barreiro LB, et al. Vaginal microbiome in early pregnancy and subsequent risk of spontaneous preterm birth: a case-control study. BJOG 2019; 126(3): 349 - 358.

[69] Stafford GP, Parker JL, Amabebe E, et al. Spontaneous preterm birth is associated with differential expression of vaginal metabolites by lactobacilli-dominated microflora. Front Physiol 2017; 8: 615.

[70] Hocevar K, Maver A, Vidmar Simic M, et al. Vaginal microbiome signature is associated with spontaneous preterm delivery. Front Med

(Lausanne) 2019; 6: 201.

[71] Nelson DB, Shin H, Wu J, et al. The gestational vaginal microbiome and spontaneous preterm birth among nulliparous African American women. Am J Perinatol 2016; 33(9): 887 - 893.

[72] Brown RG, Chan D, Terzidou V, et al. Prospective observational study of vaginal microbiota pre- and post-rescue cervical cerclage. BJOG 2019; 126(7): 916 - 925.

[73] Al-Memar M, Bobdiwala S, Fourie H, et al. The association between vaginal bacterial composition and miscarriage: a nested case-control study. BJOG 2020; 127(2): 264 - 274.

[74] Al-Memar M, Vaulet T, Fourie H, et al. Early-pregnancy events and subsequent antenatal, delivery and neonatal outcomes: prospective cohort study. Ultrasound Obstet Gynecol 2019; 54(4): 530 - 537.

[75] Kacerovsky M, Vrbacky F, Kutova R, et al. Cervical microbiota in women with preterm prelabor rupture of membranes. PLoS One 2015; 10(5): e0126884.

[76] Paramel Jayaprakash T, Wagner EC, van Schalkwyk J, et al. High diversity and variability in the vaginal microbiome in women following preterm premature rupture of membranes (PPROM): a prospective cohort study. PLoS One 2016; 11(11): e0166794.

[77] Varrey A, Romero R, Panaitescu B, et al. Human beta-defensin-1: a natural anti-microbial peptide present in amniotic fluid that is increased in spontaneous preterm labor with intra-amniotic infection. Am J Reprod Immunol 2018; 80(4): e13031.

[78] Ramsey PS, Nuthalapaty FS, Lu G, et al. Contemporary management of preterm premature rupture of membranes (PPROM): a survey of maternal-fetal medicine providers. Am J Obstet Gynecol 2004; 191(4): 1497 - 1502.

[79] Kenyon SL, Taylor DJ, Tarnow-Mordi W, et al. Broad-spectrum antibiotics for preterm, prelabour rupture of fetal membranes: the ORACLE I randomised trial. ORACLE Collaborative Group. Lancet

2001; 357(9261): 979 - 988.

[80] Iliopoulou A, Thin RN, Turner P. Fluorimetric and microbiological assays of erythromycin concentrations in plasma and vaginal washings. Br J Vener Dis 1981; 57(4): 263 - 267.

[81] Kuriyama T, Williams DW, Yanagisawa M, et al. Antimicrobial susceptibility of 800 anaerobic isolates from patients with dentoalveolar infection to 13 oral antibiotics. Oral Microbiol Immunol 2007; 22(4): 285 - 288.

[82] Harwich MD Jr, Serrano MG, Fettweis JM, et al. Genomic sequence analysis and characterization of Sneathia amnii sp. nov. BMC Genomics 2012; 13(Suppl 8): S4.

[83] Koyama H, Geddes DM. Erythromycin and diffuse panbronchiolitis. Thorax 1997; 52(10): 915 - 918.

[84] Desaki M, Okazaki H, Sunazuka T, et al. Molecular mechanisms of anti-inflammatory action of erythromycin in human bronchial epithelial cells: possible role in the signaling pathway that regulates nuclear factor-kappa B activation. Antimicrob Agents Chemother 2004; 48(5): 1581 - 1585.

[85] Brown RG. The vaginal microbiome in preterm prelabour rupture of the fetal membranes. London: Department of Surgery and Cancer, Imperial College London; 2018.

[86] Baldwin EA, Walther-Antonio M, MacLean AM, et al. Persistent microbial dysbiosis in preterm premature rupture of membranes from onset until delivery. PeerJ 2015; 3: e1398.

[87] Axford SB, Andersen CC, Stark MJ. Patterns of placental antimicrobial resistance in preterm birth before 30 completed weeks gestation complicated by preterm prelabour rupture of membranes. Aust N Z J Obstet Gynaecol 2020; 60(4): 509 - 513.

[88] Simonsen KA, Anderson-Berry AL, Delair SF, et al. Early-onset neonatal sepsis. Clin Microbiol Rev 2014; 27(1): 21 - 47.

[89] Dammann O, Allred EN, Veelken N. Increased risk of spastic diplegia among very low birth weight children after preterm labor or prelabor

rupture of membranes. J Pediatr 1998; 132(3 Pt 1): 531 – 535.

[90] Verma U, Tejani N, Klein S, et al. Obstetric antecedents of intraventricular hemorrhage and periventricular leukomalacia in the low-birth-weight neonate. Am J Obstet Gynecol 1997; 176(2): 275 – 281.

[91] Kyrgiou M, Athanasiou A, Paraskevaidi M, et al. Adverse obstetric outcomes after local treatment for cervical preinvasive and early invasive disease according to cone depth: systematic review and meta-analysis. BMJ 2016; 354: i3633.

[92] Kyrgiou M, Athanasiou A, Kalliala IEJ, et al. Obstetric outcomes after conservative treatment for cervical intraepithelial lesions and early invasive disease. Cochrane Database Syst Rev 2017; (11): CD012847.

[93] Mitra A, MacIntyre DA, Lee YS, et al. Cervical intraepithelial neoplasia disease progression is associated with increased vaginal microbiome diversity. Sci Rep 2015; 5: 16865.

[94] Mitra A, MacIntyre DA, Ntritsos G, et al. The vaginal microbiota associates with the regression of untreated cervical intraepithelial neoplasia 2 lesions. Nat Commun 2020; 11(1): 1999.

[95] Kindinger LM, Kyrgiou M, MacIntyre DA, et al. Preterm birth prevention post conization: a model of cervical length screening with targeted cerclage. PLoS One 2016; 11(11): e0163793.

[96] Pereira L, Cotter A, Gomez R, et al. Expectant management compared with physical examination-indicated cerclage (EM-PEC) in selected women with a dilated cervix at 14(0/7)-25(6/7) weeks: results from the EM-PEC international cohort study. Am J Obstet Gynecol 2007; 197(5): 483. e1 – 8.

[97] Ehsanipoor RM, Seligman NS, Saccone G, et al. Physical examination-indicated cerclage: a systematic review and meta-analysis. Obstet Gynecol 2015; 126(1): 125 – 135.

2 人胎膜脆化、破裂的生物机制及干预治疗的潜在靶点

迪帕克·库马尔,医学博士;罗伯特·M.摩尔,理学硕士;
布莱恩·M.默瑟,医学博士;约瑟夫·M.曼苏尔,博士;
约翰·J.摩尔,医学博士

关键词

• 胎膜•生物学脆化•未足月胎膜早破(PPROM)•肿瘤坏死因子
(TNF)•凝血酶•粒细胞-巨噬细胞刺激因子(GM-CSF)•黄体酮
•α-硫辛酸

摘要

• 孕晚期,人胎膜组织通过细胞外基质重塑及细胞凋亡形成一层受
生化调节的生理薄弱带覆盖于宫颈上。

在我们的胎膜脆化体外研究模型上,发现PPROM的主要决定因素即
肿瘤坏死因子(调节感染及炎症)和凝血酶(调节胎膜破裂出血)诱导
着胎膜生物学表达改变及胎膜脆化,从而模拟生理薄弱带的形成。

• 粒细胞-巨噬细胞刺激因子(GM-CSF)在肿瘤坏死因子(TNF)和
凝血酶诱导的胎膜脆化过程中起着至关重要的调节作用。在胎膜
脆化过程中,GM-CSF是必备且需足量的。

TNF、凝血酶、GM-CSF主要作用于绒毛膜,从而诱导胎膜脆化,而不
是作用于调节胎膜强化的因子上。GM-CSF通过作用于蜕膜的单核
细胞及巨噬细胞来诱导蛋白酶生成和抑制蛋白酶抑制剂的生成。

• 孕激素类(黄体酮、醋酸甲羟黄体酮、17-α-羟黄体酮)抑制GM-
CSF产生和其下游作用,但是17-α-羟黄体酮仅仅抑制GM-CSF
产生(不是GM-CSF的作用),可以解释其在临床应用中缺乏疗效。

研究背景

早产是美国婴儿死亡和发病的主要原因，占 60％～70％[1,2]。早产儿中有一半左右是 PPROM[3,4]。显著降低美国婴儿死亡率的一个途径是减少早产儿的出生，感染、炎症和蜕膜出血是 PPROM 的主要驱动因素[5]。胎膜脆化、破裂的机制不清阻碍着早产治疗的进展[6]。

了解胎膜早破的一大局限是缺乏动物模型，几乎所有关于胎膜生物学和生理学的研究都追求基于细胞生物学或组织学的方法，这只能对胎膜组织脆化进而导致胎膜早破的结构机制提供有限的建议。因此，胎膜破裂的任何假定病因最终都必须通过一个模型进行测试，在该模型中，胎膜物理性质的实际变化可以得到证明。为开发一个模型系统来研究人类胎膜脆化过程，我们整合了生物化学和组织学研究同时结合生物力学来测试胎膜韧性[7,8]。在本综述中，我们首先讨论人胎膜脆化和破裂机制中的关键概念。其次，我们将讨论如何使用模型筛选治疗干预的潜在靶点，以预防 PPROM[6-8]。

胎膜破裂与分娩发动

大多数足月分娩始于子宫收缩，然后是胎膜自发破裂或人工破膜。在 10％的足月分娩和大约 40％ 的早产中，胎膜破裂先于宫缩[9]。急性炎症、感染和蜕膜出血与 PPROM 和早产高度相关。这与 PPROM 后 26％～50％胎盘组织学上出现的炎症改变有关[10][11]。

子宫收缩时胎膜也经历周期性拉伸，这对胎膜的韧性有着复杂的影响。重复拉伸被认为在胎膜脆性减弱中很重要，因为胎膜会随着强度不同的宫缩而破裂[12]。相反，通过周期性拉伸来模拟分娩宫缩，在此过程中的胎膜并没有变脆，相对而言，导致胎膜破裂需更强大的外力[13]。在没有某种形式的预弱化的情况下，单靠拉伸力似乎不足以使胎膜断裂[14]。

正常情况下，在准备分娩时，覆盖在宫颈上的胎膜区域减弱并发生形态学变化，如胶原重塑和细胞凋亡[15-23]，这促使覆盖在宫颈周围的局部胎膜形成一个生理薄弱区,通常会发生 PPROM[15][16]。

羊水中的促炎细胞因子通常随着妊娠时间增加而增加,随着胎膜破裂而急剧增加。它们在感染和分裂中被诱导,导致胎膜细胞凋亡,同时诱导和激活基质金属蛋白酶(MMPs)[19,24-32]。MMPs 激活和胎膜细胞凋亡之间的协同作用导致胎膜韧性降低和胎膜破裂[24,32,33]。MMPs 激活可能导致胶原降解和蛋白多糖崩解,进而降低胎膜的抗拉强度或阻碍组织损伤修复,进而导致胎膜韧性减弱。

胎膜强度的测量

人类胎膜是一种复杂的组织,因此确定其生物力学"强度"并不简单。测试胎膜韧性主要采用下面三种方法[8]:(1)拉伸试验(两端夹紧的膜条被拉开);(2)爆裂试验(通过往夹紧于环上的膜施加气压或流体压力);(3)击穿实验(用球形探针穿透固定于环上的膜碎片的中心)。使用这些方法中的任何一种,都会生成一种力(施加到组织上)与位移(组织响应于力的运动)曲线,以描述胎膜的生物力学特性。断裂强度(断裂所需的力)、韧度(与弹性有关)和断裂功(断裂所需的能量),尤其是断裂强度,是主要的相关参数[8](图 2-1)。我

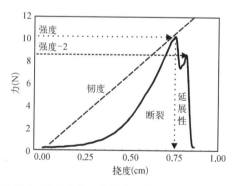

图 2-1 理想化胎膜力-挠度曲线。力单位为牛顿(N),挠度单位为厘米(cm)。参数包括:断裂强度是曲线的峰值(强度);羊膜破裂为(强度-2);断裂功是曲线下的面积;韧度是标记为"韧度"的线的斜率;延展性是与断裂强度相对应的挠度。[来自 El Khwad M, Stetzer B, Moore, RM. Term human fetal membranes have a weak zone overlying the lower uterine pole and cervix before onset of labor. Biol Reprod. 2005; 72(3)723;已授权。]

们的测试设备(详细描述如下)使用了第三种方法,因为击穿会导致胎膜更具生理性的二维拉伸(与拉伸测试不同,拉伸测试是一维的),并允许快速测试胎膜的小碎片(与爆裂测试不同)[7][8]。

大多数关于胎膜的研究表明,羊膜比绒毛膜更坚固。此外,胎膜具有黏弹性,其表面的组织强度不均匀。关于羊膜或绒毛膜首先破裂,有相互矛盾的报道[13,34,35]。胎膜生物力学强度特性受许多生化因素的影响,包括 MMPs[2,3,9,10]、金属蛋白酶组织抑制剂[1,3]、细胞凋亡、纤维蛋白家族蛋白、弹性蛋白/胶原蛋白含量、胶原纤维排列、吡啶交联和胶原微结构[7,8,16,24,25,29,35-46]。对于胎膜强度特性更详细的评论,可以参考我们之前的评论[6-8]。

胎膜的生理薄弱区

为了解胎膜的生物力学特性,我们收集新鲜的胎膜,在整个表面进行了系统的测量和绘图,然后将其与足月和早产儿胎膜的局部生化特性比较[15,16,47]。这些研究表明,胎膜是不均匀的。通过胶原重塑和凋亡增加,在覆盖宫颈的区域形成一个胎膜的局部生理"薄弱区"[15,16]。自发破裂撕裂线通常延伸穿过薄弱区。史蒂文·贝尔及其同事[17,18]最初认为胎膜的这个区域在形态学上是不同的。有几个研究小组描述了这一薄弱区域的特征,并证实了该区域细胞外基质重塑、细胞凋亡、炎症和绒毛膜变薄[19,21-23,48-52]。其他可能导致胎膜变弱和破裂的过程包括胶原纤维束的裂解,间充质细胞从增强肌成纤维细胞向能够产生炎性细胞因子的巨噬细胞的"表型转换",这与宫颈旁薄弱区纤维蛋白的产生减少有关[43,53,54]。

足月时羊膜和绒毛膜分离。在发育方面,在妊娠早期羊膜和绒毛膜是分离的,并在妊娠 14~16 周融合。足月分娩后期,在胎膜破裂之前,羊膜在生理性宫颈旁薄弱区与绒毛膜分离,促使正常胎膜韧性减弱和破裂。这似乎是一种几乎普遍的现象[34,55,56]。由于核心蛋白聚糖和双聚糖的变化而导致的胶原纤维裂解,以及由于羊膜-绒毛膜-蜕膜界面处透明质酸增加而导致的吸水,均对这一过程起着促进作用[57,58]。

胎膜必须在破裂前变脆弱。大量研究表明,胎膜必须经历程序化的生化介导的被削弱过程。这发生在分娩收缩的机械应力开始之前。当这些生化介导的过程被扩大,并且由于感染/炎症或蜕膜出血早剥而过早发生时,早产儿胎膜减弱和 PPROM 就会发生。早产胎膜比足月胎膜更强韧,妊娠 37～38 周后胎膜断裂所需的机械应力强度显著下降[47,59,60]。因此,PPROM 比足月胎膜破裂显然需要更广泛的生化弱化过程。

人胎膜弱化的途径

目前还没有研究人类胎膜减弱和 PPROM 的动物模型。细胞模型系统无法解决组织水平减弱的问题。因此,人类胎膜体外培养系统主要用于评估生物力学特性,如断裂强度。此外,该模型还可以成功地探索预防胎膜减弱的机制,并可用于探索潜在的治疗干预措施[6-8,13-16,24,25,34-44,47,55,56,61-65]。

许多临床病理过程有共同的发生途径。母体生殖道的上行性细菌感染被广泛推测会导致胎膜早破;通过细菌培养或聚合酶链反应表明了高达 55% 的患者存在感染[66]。PPROM 与炎症细胞因子(IL-1β、IL-6、IL-8、TNF、GM-CSF)水平升高有关,也与羊水和胎膜中凝血酶的生成有关[26,67-71]。炎症和早剥凝血系统之间存在着明显的相互作用,它们经常同时发生。这种交互反应的主要介质是细胞因子、凝血酶和组织因子。剥离和 PPROM 导致绒毛膜蜕膜组织因子产生和凝血酶生成增加[72,73]。虽然凝血酶是凝血级联反应的主要介质,但它也促进了 MMPs 和中性粒细胞趋化因子的表达,这些趋化因子可导致 PPROM 和早产[25,41]。

细胞因子和凝血酶可以在体外削弱胎膜。因此,TNF 或 IL-1β 是感染或炎症的指示因子,凝血酶是蜕膜出血或剥离的指示因子,是 PPROM 的主要驱动因素[7]。通过使用前面描述的远离薄弱区的新鲜、较强的胎膜,我们证明炎性细胞因子 TNF 和 IL-1 以及凝血酶均以浓度依赖性方式削弱全层体外培养胎膜(图 2-2)。此外,伴随

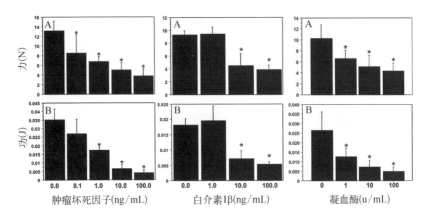

图 2 - 2　细胞因子和凝血酶对胎膜(左、中、右图)的削弱。肿瘤坏死因子、白介素 1β、凝血酶每一种都会导致胎膜强度的浓度依赖性降低(A)并导致破裂(B)(数据为平均 SD，* P ＜ 0. 1)。[左和中图来自 Kumar D, Fung W, Moore RM. Proinflammatory cytokines found in amniotic fluid induce collagen remodeling, apoptosis, and biophysical weakening of cultured human fetal membranes. Biol Reprod. 2006; 74(1): 29 - 34; 已授权；右图来自 Moore RM, Schatz F, Kumar D, et al. Alpha-lipoic acid inhibits thrombin-induced fetal membrane weakening in vitro. Placenta. 2010; 31(10): 888;已授权。]

着弱化,组织还表现为重塑和凋亡的增加,这与足月胎膜的生理薄弱区相似[24,25,36,41,42]。这种体外模型模拟了胎膜减弱的过程。

　　细胞因子和凝血酶削弱胎膜是通过靶向作用于绒毛膜-蜕膜界面,而不是羊膜。早产,尤其是 PPROM,通常是由感染、剥离/蜕膜出血等不良刺激引起的。这些事件起源于母体蜕膜侧,我们研究了 TNF、IL - 1β 和凝血酶的靶点是否位于羊膜或绒毛膜-蜕膜中,这些靶点已被证明会导致胎膜减弱[68,74-77]。上述信息对于理解胎膜减弱过程和确定预防 PPROM 的可能治疗药物都很重要。羊膜是胎膜中最坚韧的成分,在发生胎膜破裂之前,羊膜必须被显著削弱,但目前尚不清楚羊膜是否被细胞因子和凝血酶直接靶向[34,47]。

　　由于羊膜很容易与绒毛膜蜕膜界面分离,这些实验相对简单。TNF 和 IL - 1 很容易削弱完整的胎膜,但不会削弱分离的羊膜。当分离的绒毛膜蜕膜与 TNF 和 IL - 1 一起孵育时,产生的介质很容易削弱羊膜。因此,很明显这些细胞因子靶向绒毛膜蜕膜而不是羊膜[25]。凝血酶与胎膜成分的相互作用更为复杂。凝血酶可影响分离的羊膜,但要使凝血酶直接削弱羊膜,则需要首先从蜕膜出血点以高浓度穿过绒毛膜到达羊膜[40,41]。在本文后面详细描述的模型系统中,我们不仅验证了凝血酶(以及 TNF)作用于胎膜母体面时会导致胎膜强度呈浓度依赖性降低,而且还验证了凝血酶不会通过胎膜到达羊膜侧[40]。

由于在体内和体外研究中胎膜削弱途径的明确方向性(从母体侧到胎儿侧),我们修改了我们的培养系统以提供方向性[7]。增强系统允许将测试试剂(例如,IL‑1β、TNF、凝血酶)应用于体外培养胎膜的蜕膜(母体)或羊膜(胎儿)侧,并通过组织定向跟踪效果(图 2‑3)。对于该系统,移除培养皿中的半透膜,并用完整的胎膜或胎膜成分(羊膜或绒毛膜-蜕膜)替换,后者用 O 形圈类似于铺鼓皮一样固定到位。然后将其放入匹配的培养孔中,并将培养基涂在培养皿(下部)和胎膜或胎膜成分(上部)上。因此,可以通过向上腔或下腔施用测试剂来分别测试胎膜的母婴侧。组织在 37℃ 的实验条件下培养 3 天,然后在培养后进行强度测试,无需任何操作。之后,该组织可用于生化

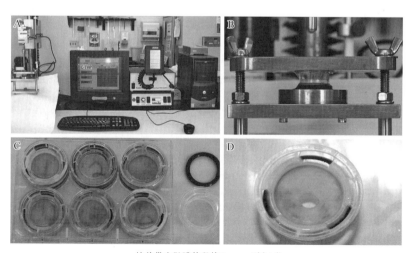

培养带有胎膜片段的Transwell插入物

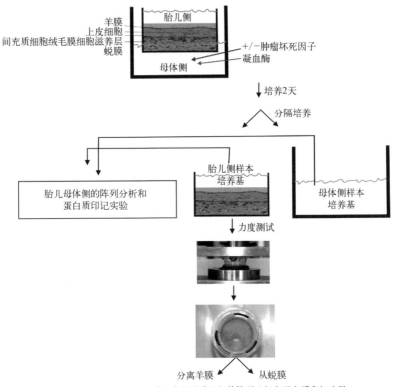

羊膜
上皮细胞
间充质细胞绒毛膜细胞滋养层
蜕膜
胎儿侧
母体侧
+/−肿瘤坏死因子
凝血酶
培养2天
分隔培养
胎儿母体侧的阵列分析和蛋白质印记实验
胎儿侧样本培养基
母体侧样本培养基
力度测试
分离羊膜　从蜕膜
绒毛膜上皮和羊膜组织的阵列分析和蛋白质印记实验

图 2‑3　用于测试胎膜强度的增强型模型系统。上图：(A) 胎膜强度测试系统。(B) 在培养皿中有六个装有胎膜的培养皿和一个没有胎膜的培养皿，如图右所示。(C) 在破裂测试设备中，安装在水平板之间的柱塞垂直接近用于关闭培养皿。(D) 培养皿采用穿孔、强度测试胎膜。下图：在培养基中的培养皿示意图中，带有绒毛膜蜕膜(CD)向下安装的培养皿插入全厚度胎膜片段。因此，形成了两个隔室(胎儿面位于羊膜上方，母体面位于绒毛膜蜕膜的下方)。激活剂(TNF、凝血酶)或其抑制剂可应用于任一隔间，培养后取样培养基，并在培养皿嵌件内对胎膜片段进行强度测试。之后分离的羊膜和绒毛膜蜕膜成分以及条件培养基可用于分析。[来自 Kumar D, Moore RM, Nash A, et al. Decidual GM-CSF is a critical common intermediate necessary for thrombin and TNF induced in-vitro fetal membrane weakening. Placenta. 2014; 35(12)：1051；已授权。]

和免疫组织化学(IHC)分析(图 2 - 3)。在这个新系统中,我们发现当仅应用于胎膜的绒毛膜蜕膜一侧时,TNF 和凝血酶均以浓度依赖性方式诱导胎膜减弱(图 2 - 4)[40,61]。

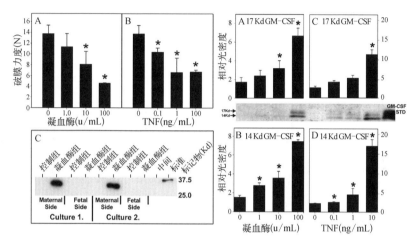

图 2 - 4　左图:增强模型系统的验证。在培养的胎膜上单向绒毛膜蜕膜(母体)隔室应用凝血酶(A)或 TNF(B)可导致胎膜断裂强度的浓度依赖性降低(数据为平均值±SD, * *P* < 0. 05)。(C) 在绒毛膜蜕膜室应用最高剂量的凝血酶后,凝血酶在减弱过程中不会通过胎膜。右图:在绒毛膜蜕膜室中凝血酶和 TNF 都增加 GM - CSF。在绒毛膜蜕膜培养基中,凝血酶和 TNF 增加 14 Kd 和 17 Kd 的 GM - CSF(凝血酶:A 和 B;TNF:C 和 D)。(数据为平均值±SD, * *P* < 0. 05)[来自 Kumar D, Moore RM, Nash A, et al. Decidual GM-CSF is a critical common intermediate necessary for thrombin and TNF induced in-vitro fetal membrane weakening. Placenta. 2014; 35(12): 1049 - 1056;已授权。]

细胞因子 GM - CSF 似乎是 TNF 和凝血酶诱导的胎膜减弱途径中的关键中间体。当人们知道 TNF 和凝血酶通过靶向绒毛膜蜕膜削弱胎膜时,在对 TNF 或凝血酶与绒毛膜蜕膜(单独)孵育后获得的培养基进行细胞因子和趋化因子的筛选,这些细胞因子和趋化因子可能诱导 MMP 和其他导致羊膜减弱的蛋白酶,发现 GM - CSF 显著升高。后续研究显示,TNF 和凝血酶对胎膜的减弱与绒毛膜蜕膜隔室中 GM - CSF 的浓度依赖性诱导有关(图 2 - 4)。GM - CSF 中和抗体可阻断 TNF 和凝血酶诱导的胎膜减弱(图 2 - 5)。同时发现 GM‐CSF 很容易以浓度依赖性的方式削弱全层胎膜(贴壁羊膜‐绒毛膜蜕膜)[37,40](图 2‐6)。因此,GM‐CSF 符合炎症/出血诱导胎膜减弱的关键中间化合物标准。对于弱化过程来说,这既是必要的,也是充分的。

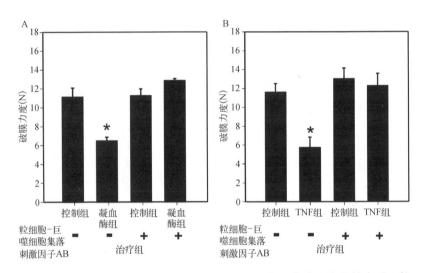

图 2‐5　GM‐CSF 是凝血酶(A)和 TNF(B)诱导的胎膜减弱的关键介质。粒细胞‐巨噬细胞集落刺激因子抗体抑制凝血酶和 TNF 诱导的胎膜减弱。胎膜片段在含有或不含有 GM‐CSF 中和抗体的绒毛膜蜕膜室中预孵育,然后(48 h)加入或不加入凝血酶(10 μm/mL)(A)或 TNF(10 ng/mL)(B),然后进行强度测试(数据为平均值±SD,∗ $P <$ 0.05)。[来自 Kumar D, Moore RM, Nash A, et al. Decidual GM‐CSF is a critical common intermediate necessary for thrombin and TNF induced in‐vitro fetal membrane weakening. Placenta. 2014; 35(12): 1054;已授权。]

其他研究表明,GM‐CSF 也针对绒毛膜蜕膜,而不是羊膜。在羊膜中,GM‐CSF 增加特定蛋白酶的表达,并抑制胎膜中蛋白酶抑制剂的表达[37](图 2‐6,图 2‐7)。基于这些发现,我们得出结论,GM‐CSF 通过增加降解羊膜细胞外基质(ECM)的净蛋白水解活性来削弱胎膜。因此,GM‐CSF 在 TNF 和凝血酶诱导的胎膜减弱途径中都是一种关键的中间化合物,使其成为预防 PPROM 治疗干预的一个特别重要的潜在靶点。

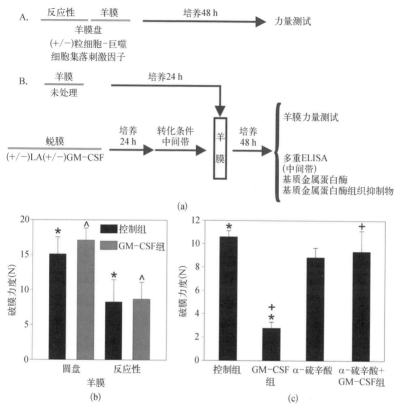

(a)

(b)

(c)

图 2-6 GM-CSF 通过绒毛膜蜕膜(CD)介导羊膜(AM)减弱。(a) 研究设计: 确定 GM-CSF 是否单独削弱羊膜, 顺放羊膜与±200 ng/mL GM-CSF 的培养基分别培养孵育 48 h, 然后进行强度测试。羊膜与绒毛膜蜕膜分离。羊膜在不添加任何添加剂的情况下培养 24 h, 而绒毛膜蜕膜在添加/不添加 100 μM α-硫辛酸和添加/不添加 200 ng/mL GM-CSF 的情况下处理 24 h。然后将培养基转移到洗涤后的羊膜培养基中, 继续培养 48 h。测定羊膜强度, 冷冻处理组培养基, 进行多重酶联免疫吸附试验 (ELISA)。(b) 结果: 尽管顺放羊膜明显强于反放羊膜, 但 GM-CSF (200 ng/mL)在削弱全层胎膜的剂量下, 并不能直接削弱两个区域的羊膜。GM-CSF 减弱胎膜作用的最初目标不是羊膜。(c) 结果: GM-CSF (200 ng/mL)条件绒毛膜蜕膜培养基诱导分离的羊膜明显减弱(* < 0.05)。此外, α-硫辛酸(LA)(100 μM)与 GM-CSF(GM-CSF+LA)共同孵育后的绒毛膜蜕膜条件培养基不能弱化分离的羊膜(断裂强度[N]为 m ±SD); 符号表示有显著差异的成对列(*, +表示 $P < 0.05$)。[来自 Sharma A, Kumar D, Moore RM, et al. Granulocyte macrophage colony stimulating factor (GM-CSF), the critical intermediate of inflammation-induced fetal membrane weakening, primarily exerts its weaking effect on the choriodecidua rather than the amnion. Placenta. 2020; 89(1): 4;已授权。]

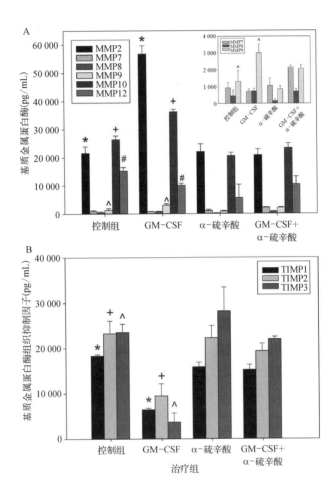

图 2-7   GM-CSF 诱导绒毛膜 MMP 分泌(A)并减少绒毛膜蜕膜-金属蛋
        白酶组织抑制因子(TIMP)的产生(B)。此外,α-硫辛酸逆转了这
        些 GM-CSF 诱导的变化。通过多重 ELISA 分析条件培养基(如
        图 2-6 所述)中是否存在 MMP(1,2,3,7,8,9,10,12 和 13,BIO-
        RAD,多重)和 TIMP(1,2,3 和 4),在绒毛膜蜕膜条件培养基中未
        检测到 MMP 1,3,13 和金属蛋白酶组织抑制因子 4(数据为平均
        值±SD)。符号表示有显著差异的成对列 ($P < 0.05$)。[来自
        Sharma A, Kumar D, Moore RM, et al. Granulocyte macrophage
        colony stimulating factor (GM-CSF), the critical intermediate of
        inflammation-induced fetal membrane weakening, primarily exerts
        its weakening effect on the choriodecidua rather than the amnion.
        Placenta. 2020; 89(1): 4;已授权。]

临床发现支持 GM‐CSF 在早产中的作用。合并绒毛膜羊膜炎、早剥或特发性早产的孕妇与合并足月正常妊娠的孕妇相比，GM‐CSF 定位于蜕膜细胞的染色更强烈[36,78]。此外，当用 TNF、IL‐1 或凝血酶处理这些复杂妊娠图时，培养的蜕膜细胞会显著诱导 GM‐CSF[36,78]。与分娩发动后的胎膜破裂相比，胎膜早破的 GM‐CSF 趋化活性和粒细胞吸引力更大[68]。GM‐CSF 可能会招募单核细胞，激活单核细胞转化为巨噬细胞，并激活巨噬细胞，从而产生蛋白酶，最终导致胎膜弱化。GM‐CSF 在后几步中可能不会完全单独发挥作用。据报道，其中一个例子是 GM‐CSF 和 TNF 之间需要协同作用，单核细胞才能诱导 MMP1 和 MMP9，并在胶原重塑中发挥作用[79]。

探索胎膜弱化途径的抑制剂或许可作为 PPROM 药物治疗研究方向

我们假设，如果由于炎症/感染或蜕膜出血/剥离而发生 PPROM，那么在绒毛膜蜕膜连接处诱导生成 GM‐CSF 的作用下胎膜首先要脆化，因此任何治疗剂如要有效防止胎膜减弱，从而预防胎膜早破，必须抑制诱导生成 GM‐CSF，抑制 GM‐CSF 的下游作用，或两者兼而有之。我们在体外模型中使用了这一策略来筛选可能预防 PPROM 的潜在治疗剂[6,7]。

黄体酮及其类似物

美国妇产科医师学会目前对预防复发性早产的建议是每周肌内注射 17α‐羟黄体酮己酸酯，或在宫颈长度变短者每日阴道应用黄体酮[80]。但是，目前的证据强烈表明，这些药物缺乏疗效。我们通过 TNF 模拟感染/炎症和凝血酶模拟蜕膜出血/剥离研究了孕激素对抑制胎膜减弱的作用[81]。黄体酮、17α‐羟黄体酮和醋酸甲羟黄体酮三种孕激素通过抑制 GM‐CSF 的产生和 GM‐CSF 的下游作用进而抑制 TNF 和凝血酶诱导的胎膜弱化[63]（图 2‐8 和图 2‐9）。

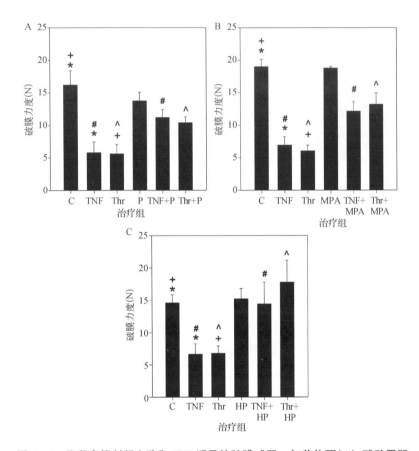

图 2-8 孕激素抑制凝血酶和 TNF 诱导的胎膜减弱。与黄体酮(A)、醋酸甲羟黄体酮(B)或 17α-羟黄体酮(C)预孵育 24 小时可通过 TNF 或凝血酶(孵育 48 h)来抑制胎膜减弱。在所有研究中,所有药物仅应用于胎膜的绒毛膜蜕膜侧。72 h 后进行强度测试(数据为平均值±SD)。符号表示有显著差异的成对列(A,∗ 和十表示 $P < 0.01$,∧和♯表示 $P < 0.05$;B,∗、十、∧表示 $P < 0.01$,♯表示 $P < 0.02$;C,所有符号都表示 $P < 0.01$)。C,对照组;HP,17α-羟黄体酮;MPA,醋酸甲羟黄体酮;P,黄体酮;Thr,凝血酶;TNF,肿瘤坏死因子 α。[来自 Kumar D, Springel RM, Moore BM, et al. Progesterone inhibits in vitro fetal membrane weakening. Am J Obstet Gynecol. 2015; 213(4): 520. e3;已授权。]

相比之下,临床使用的 17α-羟黄体酮仅在 GM-CSF 产生水平上抑制胎膜减弱途径,而不是其下游作用[39](图 2-10 至图 2-12)。根据这些研究,17α-羟黄体酮比其他孕激素的疗效可能更差。由于 GM-CSF 可以在胎膜以外的其他组织中产生,也可能是衰老和其他过程的结果,因此孕激素仅对 GM-CSF 的产生有影响,显然此方法不太可取。

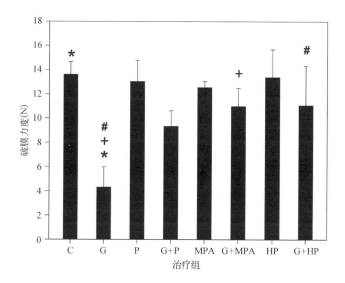

图 2-9 黄体酮类似物抑制 GM-CSF 诱导的胎膜减弱。与黄体酮、醋酸甲羟黄体酮或 17α-羟黄体酮预孵育 24 h 可通过 GM-CSF 抑制胎膜减弱(再应用 48 h 后)。所有试剂仅适用于胎膜的绒毛膜蜕膜侧。在 72 h 内对所有胎膜碎片进行强度测试(数据为平均值±SD)。符号(∗,+,♯)表示有显著差异的成对列(均 P < 0.01)。定义:C,控制;G,GM-CSF;P,黄体酮;MPA,醋酸甲羟黄体酮;HP,17α-羟黄体酮。[来自 Kumar D, Springel RM, Moore BM, et al. Progesterone inhibits in vitro fetal membrane weakening. Am J Obstet Gynecol. 2015;213(4):520. e5;已授权。]

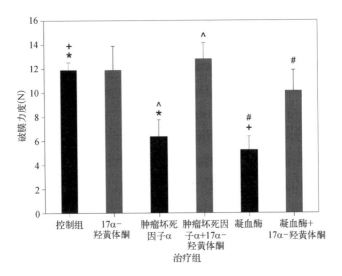

图 2-10　17α-羟黄体酮抑制 TNF 和凝血酶诱导的胎膜减弱。与 17α-羟黄体酮预孵育 24 h 可通过 TNF 或凝血酶作用 48 h 抑制胎膜减弱。所有试剂适用于胎膜的绒毛膜蜕膜侧。72 h 时进行的强度测试（数据为平均值±SD）。﹡和＋表示 $P < 0.01$；ⅴ和♯表示 $P < 0.05$。17-OHPC：17α-羟黄体酮。Kumar 及其同事的研究提示 17-羟基黄体酮不是抑制胎膜减弱的最佳孕激素。[来自 Kumar D, Moore RM, Mercer BM. In an in-vitro model using human fetal membranes, 17-alpha hydroxyprogesterone caproate is not an optimal progestogen for inhibition of fetal membrane weakening. Am J Obstet Gynecol. 2017; 217(6): 695. e6;已授权。]

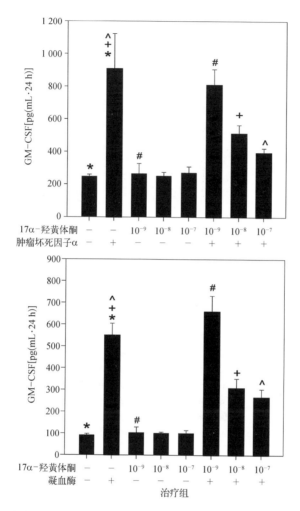

图 2-11 17α-羟黄体酮对胎膜的绒毛膜蜕膜侧 TNF 和凝血酶诱导的 GM-CSF 释放的影响(数据为平均值±SD)(*,^,＋,♯表示 $P < 0.01$)。[来自 Kumar D, Moore RM, Mercer BM. In an in-vitro model using human fetal membranes, 17-alpha hydroxyprogesterone caproate is not an optimal progestogen for inhibition of fetal membrane weakening. Am J Obstet Gynecol. 2017; 217(6): 695. e8;已授权。]

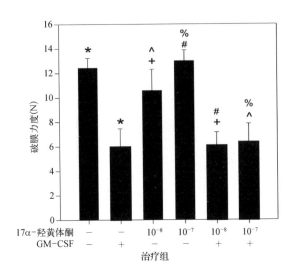

图 2‑12　17α‑羟黄体酮不能抑制因子诱导的胎膜减弱。17‑羟基黄体酮预孵育 **24 h** 后，**GM‑CSF**（**200 ng/mL**）再应用 **48 h**，未能抑制胎膜减弱。所有试剂适用于胎膜的绒毛膜蜕膜端。强度测试在 **72 h** 内进行（ ∗ , ♯ , ﹪表示 $P < 0.01$，十和 ∧表示 $P < 0.05$）。[来自 Kumar D, Moore RM, Mercer BM. In an in‑vitro model using human fetal membranes, 17‑alpha hydroxyprogesterone caproate is not an optimal progestogen for inhibition of fetal membrane weakening. **Am J Obstet Gynecol. 2017; 217(6)：695. e9；已授权。**]

非黄体酮制剂

体外和非妊娠期人类的研究表明，α‑硫辛酸（LA）可能是预防 PPROM 的有效药物。α‑硫辛酸是一种天然膳食补充剂，具有金属螯合、抗氧化和核因子‑κB 抑制特性。它通常用于预防糖尿病神经病变[82]。啮齿类动物模型的毒性研究应用很有前景，它正在作为多种疾病的治疗剂进行试验[83]。在我们的模型系统中，α‑硫辛酸可以阻断 TNF 和凝血酶诱导的完整胎膜的减弱，以及通过抑制 MMP9、MMP3 和前列腺素 E2（PGE2）介导的胶原重塑[42,44]。α‑硫辛酸通过 GM－CSF 产生及其下游作用这两方面来阻断 TNF 和凝血酶诱导的胎膜减弱。因此,从理论上讲,α－硫辛酸将是预防自然早产的潜在候选药物[37,38]。在高危孕妇中应用 α－硫辛酸预防 PPROM 的试验,除了安全数据外,还需要更多关于其预防胎膜减弱作用机制的确切信息。

除 α－硫辛酸外,维生素 C 已被试验证明无法防止胎膜减弱或临床上预防早产[64,68]。拉帕斯研究小组还报告说,其他一些消炎饮食制剂有可能预防早产[85,86]。抗炎药 N－乙酰半胱氨酸已被用于一项小型双盲临床试验,该试验显示,在预防早产高危妇女早产方面具有有效性[87]。这些药物在预防胎膜减弱和 PPROM 方面值得进行验证,但尚未筛选它们对炎症/出血诱导的胎膜减弱的影响。

总结

本文提到的系列研究使用了一个体外模型系统,该系统结合了生化/组织学和机械/工程方法。该模型强调了目前临床上用于预防早产的药物缺乏有效性的潜在机制或原因。同样,它也可用于筛选具有预防胎膜早破和早产潜力的药物。这些研究结果如图 2－13 所示。这些研究为胎膜减弱和断裂的生理学提供了独特的视角和信息。

临床要点

• 炎症因子通过蜕膜局部产生的作用,导致胎膜减弱及胎膜破裂。因此,预防与炎症诱导相关的胎膜减弱和 PPROM 相关早产的潜在治疗药物应理想地阻断胎膜中 GM－CSF 的产生及其下游作用。

• 尽管高剂量的大多数黄体酮类似物可抑制炎症诱导的 GM－CSF 产生及其在体外培养胎膜中的下游作用,但临床使用的 17α－羟黄体酮仅抑制炎症诱导的 GM－CSF 产生,而不抑制 GM－CSF 的下

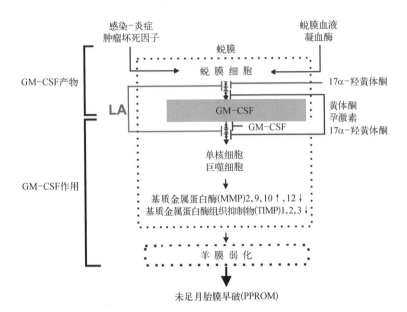

图 2 - 13　人类胎膜减弱途径的假定机制。(1) TNF(模拟炎症)和凝血酶(模拟蜕膜出血/剥离)在体外削弱胎膜。(2) TNF 和凝血酶诱导蜕膜基质细胞产生关键中间产物 GM - CSF。GM - CSF 中和抗体阻断 TNF 和凝血酶诱导的减弱。(3) 我们假设,单核细胞集落刺激因子招募和激活了巨噬细胞,从而促进巨噬细胞生产蛋白酶促使胎膜弱化。当 GM - CSF 刺激绒毛膜蜕膜时,MMP2、9、10 增加,金属蛋白组织抑制物 1 至 3 减少。(4) 孕激素类似物(黄体酮、醋酸甲羟黄体酮和 17α -羟黄体酮)抑制 GM - CSF 的产生和 GM - CSF 的作用,但 17α -羟黄体酮仅抑制 GM - CSF 的产生(而非 GM - CSF 的作用),因此在临床使用中可能不如其他药物有效。(5) α - 硫辛酸通过 TNF/凝血酶抑制 GM - CSF 的产生,也抑制 GM - CSF 介导的下游胎膜弱化作用。[来自 Sharma A, Kumar D, Moore RM, et al. Granulocyte macrophage colony stimulating factor (GM-CSF), the critical intermediate of inflammation-induced fetal membrane weakening, primarily exerts its weakening effect on the choriodecidua rather than the amnion. Placenta. 2020; 89(1): 5;已授权。]

游作用。这可能会降低其预防 PPROM 的效果。

•α-硫辛酸是一种非处方抗氧化剂,可抑制炎症诱导的 GM - CSF 产生及其在体外培养胎膜中的下游作用。如果对孕妇使用进行适当检查,它可能在临床上对预防 PPROM 起作用。

• 目前,还没有 PPROM 的动物模型,所以这里回顾的研究完全是在人类体外培养的胎膜中进行的,这些研究中使用的治疗剂量浓度可能在体内无法达到。

参·考·文·献

[1] Beck S, Wojdyla D, Say L, et al. The worldwide incidence of preterm birth: a systematic review of maternal mortality and morbidity. Bull World Health Organ 2010; 88(1): 31 - 38.

[2] Blencowe H, Krasevec J, de Onis M, et al. National, regional, and worldwide estimates of low birthweight in 2015, with trends from 2000: a systematic analysis. Lancet Glob Health 2019; 7(7): e849 - 860.

[3] Parry S, Strauss JF 3rd. Premature rupture of the fetal membranes. N Engl J Med 1998; 338(10): 663 - 670.

[4] Mercer BM. Preterm premature rupture of the membranes. Obstet Gynecol 2003; 101(1): 178 - 193.

[5] Mercer BM. Preterm premature rupture of the membranes: current approaches to evaluation and management. Obstet Gynecol Clin North Am 2005; 32(3): 411 - 428.

[6] Menon R, Moore JJ. Fetal membranes, not a mere appendage of the placenta, but a critical part of the fetal-maternal interface controlling parturition. Obstet Gynecol Clin North Am 2020; 47(1): 147 - 162.

[7] Kumar D, Moore RM, Mercer BM, et al. The physiology of fetal membrane weakening and rupture: Insights gained from the determination of physical properties revisited. Placenta 2016; 42: 59 - 73.

[8] Moore RM, Mansour JM, Redline RW, et al. The physiology of fetal membrane rupture: insight gained from the determination of physical properties. Placenta 2006; 27(11 - 12): 1037 - 1051.

[9] Mercer BM, Goldenberg RL, Moawad AH, et al. The preterm prediction study: effect of gestational age and cause of preterm birth on subsequent obstetric outcome. National Institute of Child Health and

Human Development Maternal-Fetal Medicine Units Network. Am J Obstet Gynecol 1999; 181(5 Pt 1): 1216 - 1221.

[10] Mercer BM. Preterm premature rupture of the membranes: diagnosis and management. Clin Perinatol 2004; 31(4): 765 - 82, vi.

[11] Lockwood CJ, Toti P, Arcuri F, et al. Mechanisms of abruption-induced premature rupture of the fetal membranes: thrombin-enhanced interleukin-8 expression in term decidua. Am J Pathol 2005; 167(5): 1443 - 1449.

[12] Toppozada MK, Sallam NA, Gaafar AA, et al. Role of repeated stretching in the mechanism of timely rupture of the membranes. Am J Obstet Gynecol 1970; 108(2): 243 - 249.

[13] Pandey V, Jaremko K, Moore RM, et al. The force required to rupture fetal membranes paradoxically increases with acute in vitro repeated stretching. Am J Obstet Gynecol 2007; 196(2): 165. e1 - 7.

[14] Joyce EM, Diaz P, Tamarkin S, et al. In-vivo stretch of term human fetal membranes. Placenta 2016; 38: 57 - 66.

[15] El Khwad M, Stetzer B, Moore RM, et al. Term human fetal membranes have a weak zone overlying the lower uterine pole and cervix before onset of labor. Biol Reprod 2005; 72(3): 720 - 726.

[16] El Khwad M, Pandey V, Stetzer B, et al. Fetal membranes from term vaginal deliveries have a zone of weakness exhibiting characteristics of apoptosis and remodeling. J Soc Gynecol Investig 2006; 13(3): 191 - 195.

[17] Malak TM, Bell SC. Structural characteristics of term human fetal membranes: a novel zone of extreme morphological alteration within the rupture site. Br J Obstet Gynaecol 1994; 101(5): 375 - 386.

[18] McLaren J, Malak TM, Bell SC. Structural characteristics of term human fetal membranes prior to labour: identification of an area of altered morphology over lying the cervix. Hum Reprod 1999; 14(1): 237 - 241.

[19] McLaren J, Taylor DJ, Bell SC. Increased concentration of pro-matrix metalloproteinase 9 in term fetal membranes overlying the cervix before labor: implications for membrane remodeling and rupture. Am J Obstet

Gynecol 2000; 182(2): 409 - 416.

[20] McParland PC, Taylor DJ, Bell SC. Myofibroblast differentiation in the connective tissues of the amnion and chorion of term human fetal membranes-implications for fetal membrane rupture and labour. Placenta 2000; 21(1): 44 - 53.

[21] McParland PC, Taylor DJ, Bell SC. Mapping of zones of altered morphology and chorionic connective tissue cellular phenotype in human fetal membranes (amniochorion and decidua) overlying the lower uterine pole and cervix before labor at term. Am J Obstet Gynecol 2003; 189(5): 1481 - 1488.

[22] Chai M, Barker G, Menon R, et al. Increased oxidative stress in human fetal membranes overlying the cervix from term non-labouring and post labour deliveries. Placenta 2012; 33(8): 604 - 610.

[23] Reti NG, Lappas M, Riley C, et al. Why do membranes rupture at term? Evidence of increased cellular apoptosis in the supracervical fetal membranes. Am J Obstet Gynecol 2007; 196(5): 021.

[24] Kumar D, Fung W, Moore RM, et al. Proinflammatory cytokines found in amniotic fluid induce collagen remodeling, apoptosis, and biophysical weakening of cultured human fetal membranes. Biol Reprod 2006; 74(1): 29 - 34.

[25] Kumar D, Schatz F, Moore RM, et al. The effects of thrombin and cytokines upon the biomechanics and remodeling of isolated amnion membrane, in vitro. Placenta 2011; 32(3): 206 - 213.

[26] Kacerovsky M, Celec P, Vlkova B, et al. Amniotic fluid protein profiles of intraamniotic inflammatory response to Ureaplasma spp. and other bacteria. PLoS One 2013; 8(3): e60399.

[27] Fortunato SJ, Menon R, Lombardi SJ. Role of tumor necrosis factor-alpha in the premature rupture of membranes and preterm labor pathways. Am J Obstet Gynecol 2002; 187(5): 1159 - 1162.

[28] Fortunato SJ, Menon R. IL-1 beta is a better inducer of apoptosis in human fetal membranes than IL-6. Placenta 2003; 24(10): 922 - 928.

［29］ Moore RM, Silver RJ, Moore JJ. Physiological apoptotic agents have different effects upon human amnion epithelial and mesenchymal cells. Placenta 2003; 24(2 - 3): 173 - 180.

［30］ Moore RM, Lundgren DW, Silver RJ, et al. Lactosylceramide-induced apoptosis in primary amnion cells and amnion-derived WISH cells. J Soc Gynecol Investig 2002; 9(5): 282 - 289.

［31］ Zaga V, Estrada-Gutierrez G, Beltran-Montoya J, et al. Secretions of interleukin-1beta and tumor necrosis factor alpha by whole fetal membranes depend on initial interactions of amnion or choriodecidua with lipopolysaccharides or group B streptococci. Biol Reprod 2004; 71(4): 1296 - 1302.

［32］ Fortunato SJ, Menon R, Bryant C, et al. Programmed cell death (apoptosis) as a possible pathway to metalloproteinase activation and fetal membrane degradation in premature rupture of membranes. Am J Obstet Gynecol 2000; 182(6): 1468 - 1476.

［33］ McLaren J, Taylor DJ, Bell SC. Increased incidence of apoptosis in non-labour affected cytotrophoblast cells in term fetal membranes overlying the cervix. Hum Reprod 1999; 14(11): 2895 - 2900.

［34］ Arikat S, Novince RW, Mercer BM, et al. Separation of amnion from choriodecidua is an integral event to the rupture of normal term fetal membranes and constitutes a significant component of the work required. Am J Obstet Gynecol 2006; 194(1): 211 - 217.

［35］ Burzle W, Mazza E, Moore JJ. About puncture testing applied for mechanical characterization of fetal membranes. J Biomech Eng 2014; 136(11).

［36］ Sinkey RG, Guzeloglu-Kayisli O, Arlier S, et al. Thrombin-induced decidual colony-stimulating factor-2 promotes abruption-related preterm birth by weak ening fetal membranes. Am J Pathol 2020; 190(2): 388 - 399.

［37］ Sharma A, Kumar D, Moore RM, et al. Granulocyte macrophage colony stimulating factor (GM-CSF), the critical intermediate of inflammation-induced fetal membrane weakening, primarily exerts its weakening effect on the choriodecidua rather than the amnion. Placenta 2020; 89: 1 - 7.

[38] Kumar D, Moore RM, Sharma A, et al. In an in-vitro model using human fetal membranes, alpha-lipoic acid inhibits inflammation induced fetal membrane weakening. Placenta 2018; 68: 9 - 14.

[39] Kumar D, Moore RM, Mercer BM, et al. In an in-vitro model using human fetal membranes, 17-alpha hydroxyprogesterone caproate is not an optimal progestogen for inhibition of fetal membrane weakening. Am J Obstet Gynecol 2017; 217(6): 695. el - 14.

[40] Kumar D, Moore RM, Nash A, et al. Decidual GM-CSF is a critical common inter-mediate necessary for thrombin and TNF induced in-vitro fetal membrane weakening. Placenta 2014; 35(12): 1049 - 1056.

[41] Puthiyachirakkal M, Lemerand K, Kumar D, et al. Thrombin weakens the amnion extracellular matrix (ECM) directly rather than through protease activated receptors. Placenta 2013; 34(10): 924 - 931.

[42] Moore RM, Schatz F, Kumar D, et al. Alpha-lipoic acid inhibits thrombin-induced fetal membrane weakening in vitro. Placenta 2010; 31(10): 886 - 892.

[43] Moore RM, Redline RW, Kumar D, et al. Differential expression of fibulin family proteins in the para-cervical weak zone and other areas of human fetal membranes. Placenta 2009; 30(4): 335 - 341.

[44] Moore RM, Novak JB, Kumar D, et al. Alpha-lipoic acid inhibits tumor necrosis factor-induced remodeling and weakening of human fetal membranes. Biol Reprod 2009; 80(4): 781 - 787.

[45] Buerzle W, Haller CM, Jabareen M, et al. Multiaxial mechanical behavior of human fetal membranes and its relationship to microstructure. Biomech Model Me chanobiol 2013; 12(4): 747 - 762.

[46] Jabareen M, Mallik AS, Bilic G, et al. Relation between mechanical properties and microstructure of human fetal membranes: an attempt towards a quantitative analysis. Eur J Obstet Gynecol Reprod Biol 2009; 144(Suppl 1): S134 - 141.

[47] Rangaswamy N, Abdelrahim A, Moore RM, et al. [Biomechanical characteristics of human fetal membranes. Preterm fetal membranes are stronger than term fetal membranes]. Gynecol Obstet Fertil 2011; 39(6): 373 - 377.

[48] Premyslova M, Li W, Alfaidy N, et al. Differential expression and regulation of microsomal prostaglandin E(2) synthase in human fetal membranes and placenta with infection and in cultured trophoblast cells. J Clin Endocrinol Metab 2003; 88(12): 6040 - 6047.

[49] McParland PC, Bell SC, Pringle JH, et al. Regional and cellular localization of osteonectin/SPARC expression in connective tissue and cytotrophoblastic layers of human fetal membranes at term. Mol Hum Reprod 2001; 7(5): 463 - 474.

[50] McLaren J, Taylor DJ, Bell SC. Prostaglandin E(2)-dependent production of latent matrix metalloproteinase-9 in cultures of human fetal membranes. Mol Hum Reprod 2000; 6(11): 1033 - 1040.

[51] Lappas M, Odumetse TL, Riley C, et al. Pre-labour fetal membranes overlying the cervix display alterations in inflammation and NF-kappaB signalling pathways. Placenta 2008; 29(12): 995 - 1002.

[52] Fortner KB, Grotegut CA, Ransom CE, et al. Bacteria localization and chorion thinning among preterm premature rupture of membranes. PLoS One 2014; 9(1): e83338.

[53] Kim SS, Romero R, Kim JS, et al. Coexpression of myofibroblast and macrophage markers: novel evidence for an in vivo plasticity of chorioamniotic mesodermal cells of the human placenta. Lab Invest 2008; 88(4): 365 - 374.

[54] Connon CJ, Nakamura T, Hopkinson A, et al. The biomechanics of amnion rupture: an X-ray diffraction study. PLoS One 2007; 2(11): e1147.

[55] Strohl A, Kumar D, Novince R, et al. Decreased adherence and spontaneous separation of fetal membrane layers-amnion and choriodecidua - a possible part of the normal weakening process. Placenta 2010; 31(1):

18 - 24.

[56] Kumar D, Novince R, Strohl A, et al. A new methodology to measure strength of adherence of the fetal membrane components, amnion and the choriodecidua. Placenta 2009; 30(6): 560 - 563.

[57] Meinert M, Malmström A, Tufvesson E, et al. Labour induces increased concen trations of biglycan and hyaluronan in human fetal membranes. Placenta 2007; 28(5 - 6): 482 - 486.

[58] Meinert M, Eriksen GV, Petersen AC, et al. Proteoglycans and hyaluronan in human fetal membranes. Am J Obstet Gynecol 2001; 184(4): 679 - 685.

[59] Pressman EK, Cavanaugh JL, Woods JR. Physical properties of the chorioamnion throughout gestation. Am J Obstet Gynecol 2002; 187(3): 672 - 675.

[60] Chua WK, Oyen ML. Do we know the strength of the chorioamnion? A critical review and analysis. Eur J Obstet Gynecol Reprod Biol 2009; 144 (Suppl 1): S128 - 133.

[61] Kumar D, Moore RM, Mercer BM, et al. In an in-vitro model using human fetal membranes, 17-a hydroxyprogesterone caproate is not an optimal progestogen for inhibition of fetal membrane weakening. Am J Obstet Gynecol 2017; 217(6): 695. e1 - 14.

[62] Kumar D MR, Springel E, Mercer BM, et al. Activated dendritic cells cause human amnion weakening with UPA/Serpin E1 changes that are inhibited by progester one receptor agonists. Reproductive Sciences (March); 2016.

[63] Kumar D, Springel E, Moore RM, et al. Progesterone inhibits in vitro fetal membrane weakening. Am J Obstet Gynecol 2015; 213(4): 520. e1 - 9.

[64] Mercer BM, Abdelrahim A, Moore RM, et al. The impact of vitamin C supplementation in pregnancy and in vitro upon fetal membrane strength and remodeling. Reprod Sci 2010; 17(7): 685 - 695.

[65] Joyce EM, Moore JJ, Sacks MS. Biomechanics of the fetal membrane

prior to mechanical failure: review and implications. Eur J Obstet Gynecol Reprod Biol 2009; 144(Suppl 1): S121 - 127.

[66] Jones HE, Harris KA, Azizia M, et al. Differing prevalence and diversity of bacterial species in fetal membranes from very preterm and term labor. PLoS One 2009; 4(12): e8205.

[67] Kacerovsky M, Cobo T, Andrys C, et al. The fetal inflammatory response in sub-groups of women with preterm prelabor rupture of the membranes. J Matern Fetal Neonatal Med 2013; 26(8): 795 - 801.

[68] Gomez-Lopez N, Hernandez-Santiago S, Lobb AP, et al. Normal and premature rupture of fetal membranes at term delivery differ in regional chemotactic activity and related chemokine/cytokine production. Reprod Sci 2013; 20(3): 276 - 284.

[69] Menon R. Spontaneous preterm birth, a clinical dilemma: etiologic, pathophysio logic and genetic heterogeneities and racial disparity. Acta Obstet Gynecol Scand 2008; 87(6): 590 - 600.

[70] Keelan JA, Blumenstein M, Helliwell RJ, et al. Cytokines, prostaglandins and parturition—a review. Placenta 2003; 24(46).

[71] Rosen T, Kuczynski E, O'Neill LM, et al. Plasma levels of thrombin-antithrombin complexes predict preterm premature rupture of the fetal membranes. J Matern Fetal Med 2001; 10(5): 297 - 300.

[72] Salafia CM, Lopez-Zeno JA, Sherer DM, et al. Histologic evidence of old intrauterine bleeding is more frequent in prematurity. Am J Obstet Gynecol 1995; 173(4): 1065 - 1070.

[73] Erez O, Espinoza J, Chaiworapongsa T, et al. A link between a hemostatic disorder and preterm PROM: a role for tissue factor and tissue factor pathway inhibitor. J Matern Fetal Neonatal Med 2008; 21(10): 732 - 744.

[74] Gomez-Lopez N, Vadillo-Perez L, Hernandez-Carbajal A, et al. Specific inflammatory microenvironments in the zones of the fetal membranes at term delivery. Am J Obstet Gynecol 2011; 205(3): 235. e15 - 24.

[75] Gomez-Lopez N, Laresgoiti-Servitje E, Olson DM, et al. The role of

chemokines in term and premature rupture of the fetal membranes: a review. Biol Reprod 2010; 82(5): 809 - 814.

[76] Christiaens I, Zaragoza DB, Guilbert L, et al. Inflammatory processes in preterm and term parturition. J Reprod Immunol 2008; 79(1): 50 - 57.

[77] Menon R, Swan KF, Lyden TW, et al. Expression of inflammatory cytokines (inter-leukin-1 beta and interleukin-6) in amniochorionic membranes. Am J Obstet Gynecol 1995; 172(2 Pt 1): 493 - 500.

[78] Arcuri F, Toti P, Buchwalder L, et al. Mechanisms of leukocyte accumulation and activation in chorioamnionitis: interleukin 1 beta and tumor necrosis factor alpha enhance colony stimulating factor 2 expression in term decidua. Reprod Sci 2009; 16(5): 453 - 461.

[79] Zhang Y, McCluskey K, Fujii K, et al. Differential regulation of monocyte matrix metalloproteinase and TIMP-1 production by TNF-alpha, granulocyte-macrophage CSF, and IL-1 beta through prostaglandin-dependent and -independent mechanisms. J Immunol 1998; 161 (6): 3071 - 3076.

[80] Practice bulletin no. 130: prediction and prevention of preterm birth. Obstet Gynecol 2012; 120(4): 964 - 973.

[81] Blackwell SC, Gyamfi-Bannerman C, Biggio JR Jr, et al. 17-OHPC to Prevent Recurrent Preterm Birth in Singleton Gestations (PROLONG Study): A Multi center, International, Randomized Double-Blind Trial. Am J Perinatol 2020; 37(2): 127 - 136.

[82] Shay KP, Moreau RF, Smith EJ, et al. Alpha-lipoic acid as a dietary supplement: molecular mechanisms and therapeutic potential. Biochim Biophys Acta 2009; 1790(10): 1149 - 1160.

[83] Sugimura Y, Murase T, Kobayashi K, et al. Alpha-lipoic acid reduces congenital malformations in the offspring of diabetic mice. Diabetes Metab Res Rev 2009; 25(3): 287 - 294.

[84] Swaney P, Thorp J, Allen I. Vitamin C supplementation in pregnancy - does it decrease rates of preterm birth? A systematic review. Am J Perinatol 2014; 31(2): 91 - 98.

［85］ Wijesuriya YK，Lappas M. Potent anti-inflammatory effects of honokiol in human fetal membranes and myometrium. Phytomedicine 2018；49：11－22.

［86］ Morwood CJ，Lappas M. The citrus flavone nobiletin reduces pro-inflammatory and pro-labour mediators in fetal membranes and myometrium：implications for preterm birth. PLoS One 2014；9（9）：e108390.

［87］ Shahin AY，Hassanin IMA，Ismail AM，et al. Effect of oral N-acetyl cysteine on recurrent preterm labor following treatment for bacterial vaginosis. Int J Gynecol Obstet 2009；104（1）：44－48.

3 子宫颈短：批判性分析诊断和治疗

埃博拉·O.琼斯，医学博士；廖子琪，医学博士；欧丽安·鲁斯特，医学博士

关键词
- 短宫颈 · 超声 · 环扎术 · 黄体酮

摘要
- 孕中期宫颈短是不良围产期结局的重要危险因素，其病理生理是复杂的和多因素的。
- 致力于预测早产的生物标记物已被开发出来。
- 炎症和(或)感染与宫颈短、自发性早产和 PPROM 密切相关。
- 短宫颈可以通过外科手术环扎或使用黄体酮进行治疗。
- 单胎妊娠和多胎妊娠的治疗方案差别很大。

背景

人类的分娩通常发生在妊娠 37 周时或之后。临产后，子宫颈逐渐变软变短，成为胎儿娩出的通道。早产可分为两大类：伴或不伴 PPROM 的自发性早产(sPTB)和医源性早产[1]。sPTB/PPROM 是美国围产儿死亡的主要原因。早产率在 2004 年达到顶峰，在妊娠 20～36 周期间有超过 30 万例单胎活产分娩，并占所有新生儿发病率和死亡率的 75%[2]，sPTB/PPROM 约占所有早产儿的 70%[3]，约 12% 的早产儿治疗费用占所有新生儿 100 亿美元总费用的一半以上[4]（表 3-1）。sPTB/PPROM 的病理生理机制是复杂和多因素的[5]，这些不同的生理过程都导致了最终的分娩，在解剖学上表现为

宫颈扩张和消失[6]，这些解剖学变化可以通过检查或超声记录下来[7]。阴道指检通常评估宫颈外部，而超声可以评估整个宫颈，包括宫颈内口，可以最先了解细微的解剖变化。

表 3-1　人口风险

怀孕人口（%）	
足月妊娠	88
未足月妊娠	12
早产儿人数（%）	
先兆早产	30
自发性早产	70
宫颈长度筛查人群（%）	
正常宫颈长度	98
宫颈短	2
宫颈短的人群（%）	
轻度或无发病率	78
严重发病或围产期死亡	22

数据来源于参考文献[1,2,6,74]。

当宫颈缩短发生在妊娠 25～36 周，通常被称为先兆早产，在妊娠 16～24 周发生被称为宫颈机能不全，无论发生在何时，这个过程和病理生理学都是连续的[8]。女性子宫颈的长度不超过 6 cm，在怀孕人群中，其长度的第 10 百分位数已被确定为 2.5 cm[9]，因此，在妊娠中期宫颈长度＜2.5 cm 通常被认为是宫颈缩短[10]。宫颈机能不全可根据病史（1 个或以上中期妊娠丢失伴无痛宫颈扩张，无其他原因）、体格检查（妊娠中期无痛宫颈扩张）或超声（16～24 周宫颈短＜2.5 cm）诊断[11]。仅凭病史不足以诊断宫颈功能不全，而通过体格检查来诊断往往已经为时较晚[7,12]。因此,通过超声诊断的宫颈功能不全已被确定为自发性早产/未足月胎膜早破最重要的单一危险因素[13]。经阴道评估宫颈长度是最准确的测量方法,在妊娠16～24周的妊娠中期完成最为可靠[14,15]。

宫颈缩短的病理生理

当患者被诊断为宫颈缩短且有自发性早产/未足月胎膜早破风险时,医生应考虑可能影响或发生在宫颈内的病理生理变化。子宫的内在和外在压力可导致宫颈改变,超声可以记录宫颈的动态变化,如内口扩张、羊膜囊膨出、宫颈远端缩短等,这些变化可以由外部力量引起,如腹压增加和瓦尔萨尔瓦手法,或内在力量,如自发性或诱导的子宫收缩。无论它们的起源如何,导致子宫颈缩短的变化都会随着时间的推移以一种可预测的和渐进的方式发生。最开始,胎膜与宫颈管的角度接近垂直,宫颈长度测量是从外到内,当宫颈逐渐变短时,从内口开始,宫颈近端增宽,羊膜囊向下凸向宫颈管,此时,宫颈长度测量是从漏斗尖端到外口的长度。宫颈逐渐缩短,漏斗尖端不断接近并到达宫颈外口水平,这些变化在盆腔检查中是无法被发现的,直到宫颈外口扩张和消失[5](图3-1)。宫颈缩短的原因不止一个,其起源是多因素的,涉及生化、物理、感染和社会压力。

子宫颈由复杂的结缔组织基质组成,它由胶原蛋白、糖胺聚糖、蛋白聚糖和弹性蛋白组成。在准备分娩时,子宫颈重塑,胶原纤维分散,交联中断,导致组织松弛,基质金属蛋白酶(MMPs)被释放,由此降解胶原蛋白交联和蛋白聚糖相互作用,基质金属蛋白酶组织抑制剂水平的降低也与宫颈缩短和自发性早产/未足月胎膜早破有关,胎盘早剥或出血的存在与未足月胎膜早破有关。出血情况可以激发一系列的凝血因子,从而导致凝血酶的释放。凝血酶促进MMPs的表达,然后可以启动级联反应,导致宫颈扩张、收缩或膜破裂[16]。

母体和胎儿的压力因素如疾病、缺陷等可以激活下丘脑-垂体-肾上腺轴,这已被证明与宫颈缩短和早产有关。压力的增加与皮质

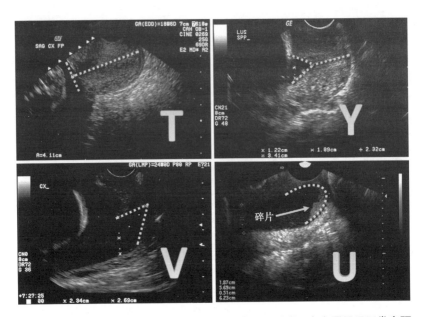

图 3-1   经阴道超声成像显示宫颈缩短发展的进展阶段：左上图显示正常宫颈
        长度和封闭的宫颈内膜管之间的 T 形关系；右上图显示宫颈漏斗 Y 形
        外观，其特征是内口扩张，羊膜囊进入宫颈管，宫颈远端长度缩短；左
        下图为 V 形漏斗进入宫颈内口，顶尖接近外口；右下图为 U 形漏斗，羊
        膜囊脱垂进一步扩大加深，在胎膜最易受影响的部位出现羊膜内碎
        片，表现为炎性膜样回声。

醇释放的增加有关，而子宫-胎盘环境中的皮质醇释放会刺激促肾上
腺皮质激素释放激素（CRH）的释放，进而增加前列腺素的产生，前
列腺素诱导胎盘促肾上腺皮质激素释放激素的释放，从而进一步促
进前馈回路[17]。前列腺素诱导 MMPs 的释放，可导致宫颈消退和软
化。前列腺素可直接激活子宫收缩[18,19]。

　　另外，物理因素也可能影响子宫颈或羊膜囊，任何形式的子宫或
羊膜囊扩张，如多胎妊娠或羊水过多，都可引起子宫收缩。母体存在
的情况，包括母亲胶原蛋白缺乏或结缔组织综合征，可使患者易发生
宫颈机能不全。妇科手术造成的外科创伤，如为了子宫病理学诊断
和治疗的宫颈切除术和宫颈机械扩张，可能会影响其物理性质，改变
宫颈的内在结构。此外，产科手术，包括选择性和自然流产、阴道助

产分娩、宫颈撕裂和治疗产科出血的操作可能与宫颈间质损伤有关[10]。所有这些因素都可能通过改变宫颈结构特性来诱发早产，从而导致宫颈缩短，最终导致自发性早产/未足月胎膜早破。

宫颈缩短和其他生物标记物

生物标记物是一种识别个体中可测量物质并预测一种现象的方法。孕妇自发性早产/未足月胎膜早破风险增加的生物标志物包括胎儿纤维连接蛋白（FFN）和宫颈长度。尽管无症状，但大约 24％的宫颈长度较短的妇女会发生 PPROM，这可能发生在确诊后数周[6]。宫颈长度＜2.5 cm 且胎儿纤维连接蛋白呈阳性的初产妇发生 PPROM 的概率为 1/6，有类似病史的经产妇患病的风险甚至更高（1/4）[20]。此外，PPROM 患者和宫颈长度较短患者的分娩潜伏期较短[21]。胎儿纤维连接蛋白是一种由滋养层合成的糖蛋白，存在于靠近胎膜基底蜕膜的细胞外基质中，阴道分泌物的检测显示，胎儿纤维连接蛋白在妊娠 20 周后出现，当蜕膜-胎膜界面分离时，胎儿纤维连接蛋白就会增加，并作为自发性早产/未足月胎膜早破的生物标志物[22]。对胎儿纤维连接蛋白单独和结合宫颈长度测量进行严格的调查，确定其阳性预测值不足以推荐在低风险人群中进行常规筛查，胎儿纤维连接蛋白阴性对预测 14 天内的自发性早产/未足月胎膜早破有较高的阴性预测值。以这种方式使用胎儿纤维连接蛋白有可能需要较多的时间和成本[23]。胎儿纤维连接蛋白在妊娠 16～24 周被用于识别因宫颈缩短而导致不良妊娠结局的风险增加，这些信息有助于患者的预后判断[24]。

另一种生物标志物是羊水杂质、碎片或生物膜的存在。在超声成像上，可以收集到羊膜囊内各种物质的回声，通常靠近子宫颈。这些碎片被证明由胎儿皮肤细胞、胎儿皮脂、白细胞、红细胞和（或）细菌组成，通常聚集在漏斗或脱垂的羊膜囊部分（见图 3-1，U）。据报道，这一发现与来自自发性早产/未足月胎膜早破的不良围产期结局，微生物侵入羊膜腔，和组织学证实的绒毛膜羊膜炎均相关，这种

碎片与宫颈缩短的结合比宫颈长度正常的高危人群增加了 10～15
倍[25]，在双胎妊娠中也发现了类似的结果[26]。

　　有许多关于其他生物标志物分析的研究，包括基因组学、蛋白质
组学、代谢组学和各种其他复杂早产途径的中介，并取得了不同程度
的结果。最近，多项小型临床研究的荟萃分析结果显示，阴道分泌物
中胎盘巨球蛋白-1 的定性分析，对 7 天内预测早产具有显著敏感性
（66％）和特异性（96％）[27]。尽管这些结果似乎很有希望，但任何建
议都需要等待更大规模临床试验的验证。此外，随着我们阐明宫颈
缩短、自发性早产/未足月胎膜早破和一般分娩的复杂病理生理，进
一步理解可能需要应用更先进的技术，如机器学习或其他形式的人
工智能，这是新兴的分析模式[28]。

感染和炎症

　　感染和炎症已经被证明与宫颈缩短有关。病原体可以通过阴道
微生物群上行感染、母体血液经胎盘转移感染或通过腹腔的输卵管逆
行感染进入宫腔。细菌可直接引起临床或亚临床感染，引起一系列细
胞因子级联和炎症过程，导致前列腺素释放，宫颈软化，或引起子宫易
激惹。细菌也可以产生毒素，从而引发同样的过程[29]。然而，较短的
子宫颈也可能是微生物入侵的一个易感因素，宫颈长度＜15 mm 的患
者比宫颈长度为 30 mm 患者的微生物侵袭率（定义为羊水培养阳性）
更高[30]。因此，宫颈缩短可以增加感染的机会，但感染也可以增加宫
颈缩短的发生率。从孕妇羊水培养中发现的与自发性早产/未足月胎
膜早破相关的微生物包括解脲支原体（最常见）、人支原体、梭状杆菌、
淋病奈瑟菌、沙眼衣原体、溶血性链球菌和 B 族链球菌[31,32]。羊膜腔
内感染的临床表现迥异，可表现为绒毛膜羊膜炎或亚临床微生物侵袭。
这一过程是连续的过程，其中绒毛膜羊膜炎可表现为全身性感染的体
征和症状，而亚临床微生物侵袭则可能表现为完全无症状的妊娠[33]。
宫颈缩短、早产和未足月胎膜早破的发现可能发生在这些极端情况之
间，并被认为是由进行性炎症介导的。阴道感染，如阴道毛滴虫和细菌

性阴道病,可通过至少两种机制促进这个过程的进展。第一种是激发细胞因子、水解酶和其他促炎因子的释放,从而增加局部 pH 值并改变阴道微生物群;第二种是诱导有利于其他病原微生物的局部免疫调节,如前面列出的那些,这两种级联过程都有相当大的交叉效应,最终可能允许病原体进入上生殖道,导致自发性早产/未足月胎膜早破[34]。

羊膜腔穿刺术是一种通过细菌培养检查羊水中有无感染迹象的一种方法,其他常规用于识别羊膜腔感染的方法包括羊水革兰染色,葡萄糖＜14 mg/dL,白细胞计数＞30/mm³,以及白细胞酯酶的存在[35]。然而,采用羊膜腔穿刺术以及利用这些广泛应用的检测标准,62％的病例将无法诊断经组织学证实的绒毛膜羊膜炎,这可能是由于微生物入侵发生在病理生理过程的后期[36]。高敏感性和低特异性限制了羊膜腔穿刺术的临床应用,在采用宫颈环扎术或其他方法治疗宫颈缩短前,羊膜腔穿刺术并不是必须的[12,37]。根据羊膜腔穿刺术诊断绒毛膜羊膜炎是环扎术的禁忌证,因为它有潜在的全身感染的风险和相关的不良围产期结局[38]。治疗包括积极的抗生素治疗,无论分娩胎龄如何,以避免严重的孕产妇发病率和死亡率。为了在全身感染发生之前进行干预,促炎因子的检测,如细胞因子白细胞介素-6 和胶原切割酶基质金属蛋白酶-8 已经被列为炎症的生物标志物。羊水内炎症水平的升高与羊水内炎症相一致,然而,对这些生物标志物的测试有限,不能提供及时的临床决策[39]。在缺乏标准绒毛膜羊膜炎证据的情况下,宫颈缩短且仅有羊膜内炎症证据的患者更能获得环扎治疗的良好结局[40]。羊膜腔穿刺术的价值可能在于临床发现可疑绒毛膜羊膜炎,但不具有诊断性,例如羊膜脱垂到阴道或宫颈扩张 2 cm 及以上的患者[38]。在这种情况下,尽管促炎生物标志物的可用性有限,但羊膜腔穿刺术的阴性者,患者和提供者可以获得较高的成功率。相反,与绒毛膜羊膜炎一致的阳性结果,提示需就相关的严重预后对患者进行适当的告知。

最近,有 2 项小型研究分析了经羊膜腔穿刺术证实的羊膜腔感染或炎症患者接受长期(长达 4 周)高剂量抗生素治疗的预后。第一项研究纳入 22 例宫颈扩张且无宫缩的妊娠中期患者,大约一半的患者有羊膜腔穿刺术证据的绒毛膜羊膜炎,2/3 的患者接受了宫颈环扎术,结果显示每 4 例中有 1 例极早产儿,5 例围产期死亡,没有关于孕产妇发病率和死亡率的数据[41]。第二项研究纳入 62 名晚期先兆流产和先兆早产患者,约一半通过羊膜腔穿刺术显示有绒毛膜羊膜炎,每 6 名中有 1 名接受了病史或体查指示的宫颈环扎术,结果显示有一半的孕妇分娩极早产儿,围产期死亡率数据有限,没有孕产妇发病率或死亡率数据[42]。这两项研究都报道了羊膜腔感染后抗生素治疗的高治疗率和成功延长妊娠的情况,由于治疗的患者种类繁多,数据有限,治疗方法多,样本量小,成功程度有限,这种治疗方法仍未得到证实,不推荐应用。应该仅仅只适应于考虑已存在感染的患者,并在治疗前应该就母亲和胎儿潜在不良妊娠结局进行咨询及广泛讨论。

手术治疗环扎

McDonald 环扎术

宫颈环扎术是一种外科手术,在宫颈上进行缝合,以增加对宫颈间质的支持作用,通常是沿宫颈环形缝合一周。有多种类型的手术技术用于宫颈环扎缝合,McDonald 环扎术是最常用的技术,在美国使用广泛且方便有效[43]。通常采用联合腰麻,缝合位置在宫颈-阴道连接处,缝合线尽可能靠近宫颈内口。大约有一半的子宫颈位于子宫颈膀胱交界处的上方,所以环扎位置通常位于子宫颈的中间 1/3,实际位置可能受到其他因素的影响,包括个体的解剖、肥胖和组织结构[12,37,42]。缝合宫颈左右侧壁时应识别位于阴道侧穹窿内的子宫颈-阴道褶皱,可以通过牵拉子宫颈来鉴别。缝合线沿子宫颈环形缝合一周,在宫颈前唇或后唇打结,更容易拆除(图 3 - 2)。打结的位置还没有被证明是影响结果的一个因素[45]。McDonald 环扎线拆除通常在 36～37 周时进行,大多数病例可以在门诊进行,拆线后可以进行阴道分娩。拆线极少数也需要麻醉,以促进宫颈充分暴露。从环扎线拆除到分娩的平均时间约为 2 周,但有相当一部分在 72 h 内分娩[37,46]。

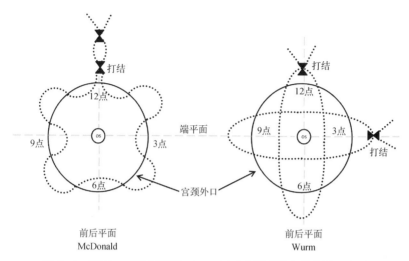

图 3‐2 McDonald(左图)和 Wurm(右图)经阴道环扎放置示意图

Shirodkar 环扎术

Shirodkar 环扎术是另一种经阴道的环扎手术方法，常适用于阴道内没有足够的残余宫颈长度，无法进行 McDonald 环扎术的患者。这种情况可能是由于解剖异常或由于宫颈的单一或多个妇科手术，如锥体活检、环形切除、冷冻消融术或其他手术。一些产科医生更喜欢采用这种方法作为一线治疗，因为它能够使环扎线更靠近宫颈内口，以达到更好的效果。Shirodkar 环扎术需要通过上推膀胱和直肠，以达到环扎更高的位置(图 3‐3)。在膀胱-宫颈交界处(大致与 McDonald 环扎术的区域相同)切开阴道黏膜，上推膀胱，使用同样的解剖方法，在后方上推直肠，直肠阴道反折的腹膜向上推移到子宫骶韧带上方的水平。直视下，放置两个长组织钳(一个在右侧，另一个在左侧)，方向为上下钳夹，钳夹的位置位于宫颈内口水平，子宫动脉宫颈支的内侧，钳夹子宫间质及其宫旁组织。当正确放置时，左右组织钳应分别在 9 点和 3 点的位置，与宫颈内口在同一水平，沿两把组织钳从切开的黏膜由前向后进针，再由后向前进针，确认没有组织嵌顿，在 12 点或 6 点的位置打结。由于 Shirodkar 环扎术的解剖更复杂,手术难度更大,患者的恢复可能需要更长的时间。在大多数情况下,黏膜下的缝合线可保持不变,直到完成生育要求,但也可以在每次怀孕后拆除。如果有再次生育要求希望保留环扎线,则分娩时需要剖宫产,如果希望阴道分娩,则需要拆除环扎线。妊娠早期或中期的流产通常可以在超声引导下进行清宫治疗,大多数 Shirodkar 缝合线允许通过直径 8～10 mm 的清宫器械。妊娠晚期的妊娠丢失需要

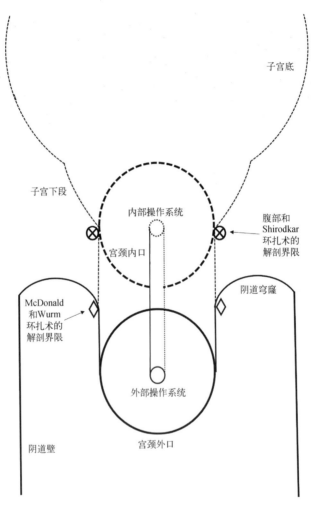

图 3-3　演示环扎放置的解剖限制的示意图,包括
McDonald、Wurm、Shirodkar 和经腹手术

拆除环扎线，并有可能进行更广泛的宫颈组织切开。与放置一样，拆除缝合线也需要额外的外科手术条件，如区域麻醉和组织切开，与其他经阴道操作相比，并发症的发病率更高。

有几项研究根据环扎高度与宫颈长度比较围产期结局，这些研究是对大多数接受 McDonald 环扎术治疗的患者进行的，结论不明确[37,44,47]。此外，多项研究对 Shirodkar 和 McDonald 手术的围产期结局进行了比较，结果同样好坏参半[12,37,48]。此外，不同的缝合类型、缝合线数（1 vs 2）、打结位置（12 点和 6 点；图 3-2）、术前研究，包括羊膜腔穿刺术和其他排除感染和（或）炎症的测试、围术期抑制宫缩和使用抗生素方案也进行了比较，但没有显著差异或结果不明确。这些不同的手术方案最好根据精心制订的方案进行管理，结合医生和患者的选择和经验。所有这些研究都表明，需要考虑的最重要因素是宫颈环扎术本身，而不是环扎位置、方法、缝合类型、打结位置、针数、术前检查、围术期宫缩抑制或抗生素的选择[12,16,37,44,45,47-52]。

Wurm 环扎术

Wurm 手术也是一种经阴道手术，需要在宫颈-阴道反折处进行"U形"双重缝合。第一针从 11 点开始穿过宫颈间质到 7 点，然后从 5 点到 1 点，在 12 点打结；第二针垂直于第一针，从 2 点开始到 10 点，然后从 8 点到 4 点，在 3 点打结。缝合通常只通过宫颈间质组织，但在宫颈由于消失而变薄的情况下，往往无法避免进出针穿透宫颈管黏膜。这种技术在美国没有广泛的使用，也没有得到充分研究，它主要用于宫颈外口扩张的情况如检查指示的环扎，或宫颈阴道部分很短，用于可代替 shirodkar 环扎的情况[53]。环扎线拆除的方法与 McDonald 方法相似（图 3-2）。

经腹宫颈环扎术

经腹宫颈环扎术需要进入腹腔以及全身麻醉，该术式与最长的恢复时间相关，并最有可能导致孕产妇发病。大多数情况下，进行该术式的指征是经阴道环扎失败、先天性疾病或以前的产科或妇科手术造成的宫颈重大解剖缺陷,导致宫颈间质完整性的丧失[54]。传统的经腹环扎手术是在妊娠期间通过腹部正中直切口或横切口开腹完成的,时间通常是在孕 11 周后且妊娠子宫变得太大(大于 16 周)之前,B 超提示宫内妊娠活胎,妊娠早期流产的风险已经过去,且早期非整倍体筛查低风险。然而,在非妊娠状态下手术以及使用微创技术,包括机器人手术已经常见[55]。无论手术方式如何,术中均需要打开盆腔侧壁的后腹膜,打开膀胱腹膜反折下推膀胱,暴露子宫下段,且必须识别子宫血管系统。缝合位置类似于 Shirodkar 手术的缝合位置,于宫颈内口水平,通过宫颈外侧间质,子宫动脉宫颈分支内侧(图 3 - 3)。结系在中线的前面或后面,缝合线通常留到生育要求完成前,需要剖宫产手术分娩。流产的治疗类似于 Shirodkar 手术。拆除缝线需要额外的腹腔内手术和全身麻醉,然而已经可以通过微创技术或经阴道入路阴道切开术拆线,尤其是在后面打结的。

环扎术的时机

环扎术可以根据手术的时机进行分类,过去使用了许多不同的描述性术语,美国妇产科医师协会最近发表的关于宫颈机能不全的文章提出了标准化的描述性术语,具体内容如下[11]。

基于病史的预防性宫颈环扎术

基于之前的病史及症状,预防性宫颈环扎术通常在早孕晚期到中孕早期之间进行。传统的适应证包括在 16 周或更大孕周时的一次或多次中期妊娠损失。成功率的高低应该结合数据,这些数据表明,大多数有宫颈机能不全病史的患者不会发生复发性早产[56-59]。虽然环扎术已用于早产预防,但支持其使用的数据有限,除非有 3 次或更多的 sPTB/PPROM 病史[60]。sPTB/PPROM 还有其他高危因素,包括既往宫颈手术、子宫畸形和多次宫颈扩张手术,这些因素的阳性预测价值很低,绝大多数有这些条件的患者将在短期内分娩。此外,在没有 sPTB/PPROM 病史的情况下,有这些因素的单例患者没有从病史提示的环扎中获益。此外，研究还没有显示宫颈监测与宫颈长度评估相结合是有益的。一次中期宫颈长度测量作为风险评估或普遍筛查的一部分是可行的[12,61-66]。双胞胎和高阶妊娠也没有显示出病史提示环扎的好处[67,68]。

基于超声的宫颈环扎术

超声检查指征是指超声检查发现宫颈长度<2.5 cm，有些患者有非常轻微的症状，如腹部绞痛、阴道分泌物改变、腹部下坠感或发现阴道出血，但大多数病例无症状。宫颈缩短可以作为有 sPTB/PPROM 病史的高危患者的筛查内容（这是一种普遍的筛查方案），或因其他原因偶然通过超声检查被发现。经阴道超声被认为是评估宫颈长度的金标准。标准化测量的指导方案已经建立，其他各种超声参数已被描述，包括漏斗的宽度和深度（羊膜囊凸进入宫颈管）、U 形漏斗（图 3-1）、子宫下段以及动态变化。所有这些都与不同程度的不良妊娠结局风险增加有关，宫颈长度似乎与早产和 PPROM 的风险有最强的反比关系[23,70,71]。

在单胎妊娠中，既往有自发性早产/未足月胎膜早破病史是自发性早产/未足月胎膜早破的主要危险因素，16～24 周的连续经阴道宫颈长度测量筛查已被推荐能从中获益[14,15]，两次筛查之间的最佳间隔时间尚未确定，但常推荐 1～4 周为间隔，而在已发表的文献中最常用的间隔为 2 周[59,72]。

对于有小于 34 周自发性早产/未足月胎膜早破病史，且妊娠中期宫颈较短的患者进行超声检查指征的宫颈环扎术，与未治疗相比，预后有改善[73]。与基于病史指征的环扎相比，超声指征的环扎具有相似预后。因此，小于 3 次自发性早产/未足月胎膜早破的患者可以安全地进行经阴道宫颈测量和根据需要进行超声指征环扎术。许多研究已经证实了相同结果，即新生儿和孕产妇均能从较少的手术干预中获益[56-59]。最近的几项研究表明，既往有环扎术的患者可以在 16～24 周安全地进行连续经阴道宫颈长度测量，对有宫颈缩短的病例进行超声指征的宫颈环扎术,围产期结局与重复病史指征的环扎术相当,超过一半(57%)再分娩时没有环扎,对于单胎妊娠,这一发现将推翻"一次环扎,总是环扎"的说法[58]。

经阴道子宫颈长度测量筛查可能对其他与自发性早产/未足月胎膜早破风险增加相关的情况有用,这些因素包括既往宫颈手术、子宫畸形、有早产病史、晚期早产(34～36周),以及与宫颈过度扩张相关的妇科手术。这些次要的危险因素与自发性早产/未足月胎膜早破发病概率增加有关,在既往无34周前分娩病史,可以安全地进行普遍筛查或作为更广泛的早产预防计划的一部分。宫颈缩短可以作为以排除子宫应激增加、胎盘早剥和(或)羊膜内感染的评估标准。

大约有2%接受了筛查的、无任何危险因素(未分娩或所有既往分娩>37周)的患者,在妊娠中期偶然发现宫颈缩短[74]。超声指征的环扎在这些患者中显示的成功率有限,然而,可能有一部分患者的子宫颈极短(定义为<1.0 cm),可能受益于宫颈环扎术[73]。值得注意的是,这些子宫颈极短的患者将与检查显示宫颈缩短的人群有相当数量的交叉,由于这些原因,没有自发性早产/未足月胎膜早破病史的宫颈环扎应在特定情况下应用,包括宫颈极短和有药物治疗禁忌或药物治疗失败[12]。

多胎妊娠和基于超声检查指征的环扎术

基于超声提示的多胎妊娠环扎术历来颇具争议,一些研究显示其有潜在的危害,而另一些研究显示没有益处[12,37,75]。然而,有一些研究表明,对那些子宫颈较短(定义为<1.5 cm)的多胎患者超声提示的环扎术是有益的[76,77]。在这种情况下,双胎应考虑环扎术。在高阶妊娠,无论技术或时机如何,环扎术均未显示出益处[78]。

在既往有多胎妊娠合并自发性早产/未足月胎膜早破的患者中,再次单胎妊娠中复发性早产的风险似乎没有显著增加,发病率约为12%。这些研究表明,双胎中的自发性早产/未足月胎膜早破更像是多胎妊娠宫腔压力增加导致。综上所述,多胎妊娠更建议行连续超声检查监测宫颈长度来评估[79]。

基于体查指征的紧急宫颈环扎术

基于体查的环扎(通常称为紧急环扎)的指征包括可见羊膜囊脱出宫颈外口或延伸至阴道,指诊宫口扩张 1 cm 或更大,且无论既往产科病史如何。大多数研究表明,无论多胎还是单胎妊娠,行紧急宫颈环扎术对患者均有潜在获益价值,通常采用 McDonald 环扎术,偶尔采用经腹宫颈环扎术、Shirokar 环扎术或 Wurm 环扎术[52,80,81]。手术中必须尽量减少对羊膜的操作以避免胎膜破裂,经尿道注入800 mL 生理盐水可减少胎膜破裂的风险。经腹超声可以用来确定缩小羊膜囊压力所需的体积,如果部分羊膜囊仍保持在宫颈管内,则可以放置一个带有 30 mL 球囊的经宫颈 16 F Foley 导管来抬高羊膜囊。球囊被放置在宫颈内口的上方,在超声引导下充气,直到将羊膜囊完全上抬至宫颈内口上方,不影响环扎操作。超声引导下经腹羊膜囊穿刺术也被用于减少羊膜囊压力。由于羊膜囊脱垂,术前和术后采取特伦德伦伯卧位(头低脚高仰卧位)卧床,以降低宫颈的压力。特伦德伦伯卧位的总体益处尚未确定。也可以考虑一些舒缓的活动,包括根据需要提供常规的个人护理、在家工作、物理治疗和轻度锻炼。宫颈缩短的患者进行运动已被证明对一些患者是有益的,下床活动已被证明与减少妊娠相关的血栓栓塞性疾病有关[82]。术后宫颈监测只需测量环扎术的位置,时间可以安排在 23～24 周。对于已行环扎术的患者,无论技术或时间如何,对宫颈长度的连续测量都没有被证明是有益的[11,12]。所有患者都应遵循标准的自发性早产/未足月胎膜早破预防高危管理方案,其中包括经常与患者接触和接受关于早产的迹象和症状的教育,任何可疑的发现都应及时检查。

环扎手术修复

有时,环扎手术也会失败,虽然经常归咎于手术技术和环扎位置,但其原因通常跟宫颈组织的完整性相关,也可能包括亚临床子宫刺激、绒毛膜羊膜炎和(或)胎盘早剥[6]。环扎失败可能导致宫颈间质损伤,在使用单丝缝合的情况下这种可能性是最小的,因为它通常只在1个或2个象限穿过组织,当使用3～5 mm的编织带或多条缝合线时,损伤可能会相当严重。环扎手术修复或强化包括拆除失败的缝合线和放置第二次环扎线。据报道,修复手术的成功概率有限,一般不推荐使用[83]。例外情况是排除了潜在的病理情况,病情稳定,并进行了全面的知情同意,包括潜在的围产期损失和严重的孕产妇发病率,这些病例只能在医疗中心进行手术,并有熟悉这类手术的外科医生,最好使用循证医学数据来向患者提供建议。

宫颈环扎术后的未足月胎膜早破

有时,患者会经历一个伴有环扎术的未足月胎膜早破,如果有绒毛膜羊膜炎、胎盘早剥、自然流产或其他即将分娩指征的体征和(或)症状,应在进一步治疗后拆除环扎线。在没有这些体征和症状的情况下,未足月胎膜早破中的环扎线拆除是有争议的,环扎线拆除与较早的分娩和较少的胎儿和母亲感染发病率有关,而保留环扎线则与之相反。因此,应根据产科和感染情况、拆除的难易程度和孕妇自主选择权进行个体化治疗。一些作者建议在使用糖皮质激素促胎儿肺成熟后拆除环扎线,对于未足月胎膜早破或绒毛膜羊膜炎的患者,可以考虑羊膜腔穿刺术[12,37,84,85]。

使用黄体酮的药物治疗

使用黄体酮以降低自发性早产/未足月胎膜早破风险的药物治疗可分为两大类:预防和治疗。预防在自发性早产/未足月胎膜早破症状出现或出现之前就开始了,通常在16～20周,并持续到34～37周。对于34周前有自发性早产/未足月胎膜早破病史的患者需要预防,黄体酮治疗的预防也可根据给药途径和给药间隔分为两类:每周肌内注射250 mg或皮下注射275 mg 17α-己酸羟基黄体酮(17P);每日阴道内放置200 mg药物复合栓剂或黄体酮微粒胶囊。黄体酮治疗的常见不良反应通常是轻微的,包括水肿、头晕、嗜睡、头痛、情绪变化以及给药部位的刺激。禁忌证包括心血管疾病、脑血管意外、血栓栓塞性疾病、乳腺癌、生殖道癌、肝病以及对孕激素或惰性成分的过敏反应。对自发性早产/未足月胎膜早破的黄体酮预防作用机制被认为是抑制肌层细胞，抑制前列腺素合成，抑制催产素和前列腺素受体形成，预防平滑肌间隙连接形成[86,87]。

每周注射 17α-羟黄体酮

最初的研究报告了 17α-羟黄体酮的显著益处，并于 2005 年在商业上广泛使用[88]。治疗通常在 16～20 周开始。然而，最近的研究对 17α-羟黄体酮对比安慰剂的益处提出了质疑[89]。因此，17α-羟黄体酮对自发性早产/未足月胎膜早破的应用价值目前尚不清楚，应向患者充分告知其潜在的局限性和替代疗法的可用性[90]。此外，17α-羟黄体酮不应用于有任何胎龄早产病史的患者。对于宫颈缩短或早产的治疗，17α-羟黄体酮没有显示出益处，不推荐使用[86,87,91]。每周注射 17α-羟黄体酮通常在 36 周或更早停止。

每日放置阴道黄体酮

使用阴道黄体酮预防复发的自发性早产/未足月胎膜早破已被证明可以改善围产期结局[92]。许多研究表明，阴道黄体酮对治疗宫颈<2.5 cm 的患者是有效的，包括既往有 16～33 周自发性早产/未足月胎膜早破病史、危险因素较小和无危险因素的患者[93-95]。阴道黄体酮在有危险因素的患者中与环扎术有相似的疗效，而在无危险因素的患者中更优越[94,95]。由于这些原因，阴道黄体酮已与普遍的宫颈长度筛查相结合，并已被建议作为发现宫颈缩短的一线治疗[74]。研究也表明，当宫颈长度>1 cm 时，阴道黄体酮是最有效的[96]。因此，单例普遍筛查可能有助于在症状出现前早期发现宫颈缩短，子宫颈监测应持续到 24 周，如果宫颈长度<1 cm，则应考虑超声显示的环扎术[73]。24 周后，对于阴道黄体酮治疗的患者，不需要进一步的宫颈长度超声检查[11,12]。这些患者应遵循类似于环扎术患

者的自发性早产/未足月胎膜早破预防的标准高风险管理方案。

阴道黄体酮在双胎妊娠中的使用仍存在争议。最近的数据表明,阴道黄体酮对双胎妊娠的益处可能有限,早期研究最初质疑了阴道黄体酮的有效性。然而,由于其他治疗方法的疗效有限,如 17α-羟黄体酮、环扎术和子宫托,在宫颈缩短和宫颈长度在 1.5～2.5 cm之间的双胎妊娠中,阴道黄体酮已被认为是一种潜在的治疗方法[97,98]。与接受阴道黄体酮治疗的单胎患者类似,连续的宫颈监测可能在 24 周前提供临床益处,如果宫颈长度＜1.5 cm,则可以考虑环扎[76,77]。24 周后,双胎可按照多胎妊娠管理方案进行阴道黄体酮治疗,且不进行进一步的宫颈长度筛查。

有时,接受每周注射 17α-羟黄体酮的预防性治疗的患者会发展为宫颈缩短,改为每天接受阴道黄体酮治疗,由于 17α-羟黄体酮的益处不确定,与阴道内给药相关的生物可利用性黄体酮水平的快速增加,以及黄体酮相关不良反应的可能性增加,17α-羟黄体酮可以在这种情况下安全停用[89]。阴道黄体酮通常在 36～37 周时停用。

子宫托

阴道子宫托长期以来一直用于孕妇和非妊娠人群盆腔器官脱垂的治疗,有多种不同的设计[99]。其作用机制被认为是其对子宫下段的影响[100]。最初,美国的早期研究表明,在有自发性早产/未足月胎膜早破病史的患者中放置杠杆型子宫托是有益的[99]。随后在欧洲进行的大型研究中,显示使用桶式子宫托对子宫颈较短的单胎妊娠和双胎妊娠都有良好的潜在益处[101,102]。然而,最近的研究并没有显示与没有治疗相比的益处[103,104]。由于这些原因,一般不建议在妊娠中期有自发性早产/未足月胎膜早破和(或)宫颈缩短风险的患者放置子宫托。

联合治疗

各种联合治疗已被报道,包括环扎术和阴道黄体酮、环扎术和子宫托、阴道黄体酮和子宫托,以及所有 3 种联合,这些都是不同类型的小型研究,结果各不相同[105-108]。无疑联合治疗将是研究者感兴趣的一个领域,但是由于尚缺乏支持联合治疗的有力证据,不推荐使用这些方法[37]。

总结

当我们开始了解足月分娩和早产分娩的复杂性时,很明显,它们之间的差距远远超过了胎龄。在了解早产、自发性早产/未足月胎膜早破和短子宫颈的病理生理学方面取得了很大的进展,但对这些过程和复杂的相互作用仍然知之甚少。无论如何,研究人员一直在继续寻找生物标志物来预测自发性早产/未足月胎膜早破,并提高我们对感染和炎症相关途径的认识。治疗主要是对解剖变化的反应,如子宫颈缩短的发展,而不是管理潜在的病理生理。

然而,在过去的 20 年里,我们的治疗方法已非常多,努力在恰当的时间给患者提供合适的治疗。图 3-4 和图 3-5 中,我们努力梳理了

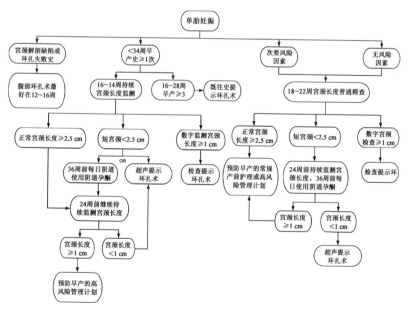

图 3-4 单胎妊娠中短宫颈的循证筛查和治疗流程图

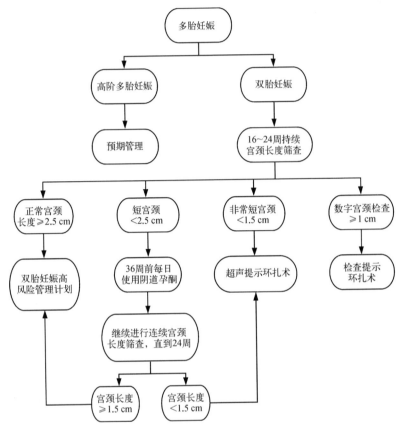

图 3 - 5 多胎妊娠中短宫颈的循证筛查和治疗流程图

目前对短子宫颈循证治疗的理解以预防自发性早产/未足月胎膜早破。

临床要点

· 通过羊膜腔穿刺术进行羊水培养,解脲支原体是最常见的侵入羊水中的微生物。

· 白细胞介素-6 和金属蛋白酶-8 是羊膜囊中羊水内炎症的生物标志物。

· 在多个小型试验中,对宫颈阴道分泌物中胎盘微球蛋白-1 的检测已经证明其作为预测早产的生物标志物有效,并被更大的多中心研究证实。

• 既往自发性早产和(或)妊娠中期损失少于 3 次的患者可以安全地进行 16~24 周的经阴道超声测量宫颈长度,需要时进行超声指征的环扎,而不是病史指征的环扎,围产期结局没有差异。

• 在既往妊娠中有环扎术病史的患者也可以安全地进行连续的宫颈长度测量。

• 对于单胎妊娠和既往小于 34 周早产史的患者,在 16~24 周发生短宫颈是超声指示的手术治疗或每日阴道黄体酮药物治疗的指征。

• 在 16~24 周有轻微危险因素、无危险因素的患者合并子宫颈短(单胎 1.0~2.4 cm,双胞胎 1.5~2.4 cm),每日放置阴道黄体酮已显示出潜在的益处。

• 对于 16~24 周,经阴道宫颈测量值 <1.5 cm 的双胎或 <1.0 cm 的单胎患者,无论产科病史如何,都应考虑超声指示的环扎术。

• 对于任何 16~24 周时宫颈扩张至 1~4 cm 的患者,无论产科病史如何,单胎和双胎妊娠均应考虑紧急宫颈环扎术。

• 既往经阴道环扎术失败或子宫颈解剖缺陷是经腹环扎术的指征。

• 支持在高阶妊娠(三胞胎及以上)中进行环扎术的证据是不够的。

参·考·文·献

[1] Tucker JM, Goldenberg RL, Davis RO, et al. Etiologies of preterm birth in an indigent population: is prevention a logical expectation? Obstet Gynecol 1991; 77(3): 343 - 347.

[2] Hamilton BE, Martin JA, Ventura SJ, et al. Births: preliminary data for 2004. Natl Vital Stat Rep 2005; 54(8): 1 - 17.

[3] Ransom CE, Murtha AP. Progesterone for preterm birth prevention. Obstet Gynecol Clin North Am 2012; 39(1): 1 - 16, vii.

[4] Cuevas KD, Silver DR, Brooten D, et al. The cost of prematurity: hospital charges at birth and frequency of rehospitalizations and acute care visits over the first year of life: a comparison by gestational age and birth weight. Am J Nurs 2005; 105(7): 56 - 64 [quiz: 65].

[5] Larma JD, Iams JD. Is sonographic assessment of the cervix necessary and helpful? Clin Obstet Gynecol 2012; 55(1): 324 - 335.

[6] Rust OA, Atlas RA, Reed J, et al. Revisiting the short cervix detected by transvaginal ultrasound in the second trimester: why cerclage therapy may not help. Am J Obstet Gynecol 2001; 185(5): 1098 - 1105.

[7] Taylor BK. Sonographic assessment of cervical length and the risk of preterm birth. J Obstet Gynecol Neonatal Nurs 2011; 40(5): 617 - 631.

[8] Iams JD, Johnson FF, Sonek L, et al. Cervical competence as a continuum: a study of ultrasonographic cervical length and obstetric performance. Am J Obstet Gynecol 1995; 172(4 Pt 1): 1097 - 1103 [discussion: 1104 - 1106].

[9] Zemlyn S. The length of the uterine cervix and its significance. J Clin Ultrasound 1981; 9(6): 267 - 269.

[10] Iams JD, Goldenberg RL, Meis PJ, et al. The length of the cervix and the risk of spontaneous premature delivery. National Institute of Child Health and Human Development Maternal Fetal Medicine Unit Network. N Engl J Med 1996; 334(9): 567 - 572.

[11] Cerclage for the management of cervical insufficiency. Practice Bulletin No. 142. American College of Obstetricians and Gynecologists. Obstet Gynecol 2014; 123: 372 - 379.

[12] Sperling JD, Dahlke JD, Gonzalez JM. Cerclage use: a review of 3 national guidelines. Obstet Gynecol Surv 2017; 72(4): 235 - 241.

[13] Andrews WW, Cooper R, Hauth JC, et al. Second-trimester cervical ultrasound: associations with increased risk for recurrent early spontaneous delivery. Obstet Gynecol 2000; 95(2): 222 - 226.

[14] Sananes N, Meyer N, Gaudineau A, et al. Prediction of spontaneous preterm delivery in the first trimester of pregnancy. Eur J Obstet Gynecol

Reprod Biol 2013; 171(1): 18 - 22.

[15] Sharvit M, Weiss R, Paz YG, et al. Vaginal examination vs. cervical length—which is superior in predicting preterm birth? J Perinat Med 2017; 45(8): 977 - 983.

[16] Mackenzie AP, Schatz F, Krikun G, et al. Mechanisms of abruption-induced premature rupture of the fetal membranes: thrombin enhanced decidual matrix metalloproteinase-3 (stromelysin-1) expression. Am J Obstet Gynecol 2004; 191(6): 1996.

[17] Copper RL, Goldenberg RL, Das A, et al. The preterm prediction study: maternal stress is associated with spontaneous preterm birth at less than thirty-five weeks' gestation. National Institute of Child Health and Human Development Maternal-Fetal Medicine Units Network. Am J Obstet Gynecol 1996; 175(5): 1286 - 1292.

[18] Gibb W. The role of prostaglandins in human parturition. Ann Med 1998; 30(3): 235.

[19] Jones SA, Challis JR. Effects of corticotropin-releasing hormone and adrenocorticotropin on prostaglandin output by human placenta and fetal membranes. Gynecol Obstet Invest 1990; 29(3): 165.

[20] Mercer BM, Goldenberg RL, Meis PJ, et al. The preterm prediction study: prediction of preterm premature rupture of the membranes using clinical findings and ancillary testing. Am J Obstet Gynecol 2000; 183: 738 - 745.

[21] Lee SM, Park KH, Jung EY, et al. Frequency and clinical significance of short cervix in patients with preterm premature rupture of membranes. PLoS One 2017; 12(3): e0174657.

[22] Goldenberg RL, Mercer BM, Iams JD, et al. The preterm prediction study: patterns of cervicovaginal fetal fibronectin as predictors of spontaneous preterm delivery. National Institute of Child Health and Human Development Maternal-Fetal Medicine Units Network. Am J Obstet Gynecol 1997; 177(1): 8 - 12.

[23] Esplin MS, Elovitz, Iams JD, et al. Predictive accuracy of serial

transvaginal cervical lengths and quantitative vaginal fetal fibronectin levels for spontaneous preterm birth among nulliparous women. JAMA 2017; 317(10): 1047 - 1056.

[24] Keeler SM, Roman AS, Coletta JM, et al. Fetal fibronectin testing in patients with short cervix in the midtrimester: can it identify optimal candidates for ultrasound-indicated cerclage? Am J Obstet Gynecol 2009; 200(2): 158. e1 - 6.

[25] Kusanovic JP, Espinosz J, Romero R, et al. Clinical significance of the presence of amniotic fluid 'sludge' in asymptomatic patients at high risk for spontaneous preterm delivery. Ultrasound Obstet Gynecol 2007; 30(5): 706 - 714.

[26] Boyer A, Cameron L, Munoz Maldonado Y, et al. Clinical significance of amniotic fluid sludge in twin pregnancies with a short cervical length. Am J Obstet Gynecol 2014; 211(5): 506. e1 - 9.

[27] Pirjani R, Moini A, Almasi-Hashiani A, et al. Placental alpha microglobulin-1 (PartoSure) test for the prediction of preterm birth: a systematic review and metaanalysis. J Matern Fetal Neonatal Med 2019; 1 - 13. https://doi.org/10.1080/14767058.2019.1685962.

[28] Bahado-Singh RO, et al. Artificial intelligence and amniotic fluid multiomics: prediction of perinatal outcome in asymptomatic women with short cervix. Ultrasound Obstet Gynecol 2019; 54(1): 110 - 118.

[29] Goldenberg RL, Hauth JC, Andrews WW, et al. Intrauterine infection and preterm delivery. N Engl J Med 2000; 342: 1500 - 1507.

[30] Gomez R, Romero R, Nien JK, et al. A short cervix in women with preterm labor and intact membranes: a risk factor for microbial invasion of the amniotic cavity. Am J Obstet Gynecol 2005; 192(3): 678 - 689.

[31] Mercer BM, Arheart KL. Antibiotic therapy for preterm premature rupture of the membranes. Semin Perinatol 1996; 20(5): 426 - 438.

[32] Shim SS, Romero R, Hong JS, et al. Clinical significance of intra-amniotic inflammation in patients with preterm premature rupture of membranes. Am J Obstet Gynecol 2004; 191(4): 1339 - 1345.

[33] Gibbs RS, Romero R, Hiller SL, et al. A review of premature birth and subclinical infection. Am J Obstet Gynecol 1992; 166(5): 1515 - 1528.

[34] Cauci S, Culhane JF. Modulation of vaginal immune response among pregnant women with bacterial vaginosis by Trichomonas vaginalis, Chlamydia trachomatis, Neisseria gonorrhoeae, and yeast. Am J Obstet Gynecol 2007; 196(2): 133. e1 - 7.

[35] Romero R, Yoon BH, Mazor M, et al. The diagnostic and prognostic value of amniotic fluid white blood cell count, glucose, interleukin-6, and gram stain in patients with preterm labor and intact membranes. Am J Obstet Gynecol 1993; 169(4): 805 - 816.

[36] Yoon BH, Romero R, Kim CJ, et al. Amniotic fluid interleukin-6: a sensitive test for antenatal diagnosis of acute inflammatory lesions of preterm placenta and prediction of perinatal morbidity. Am J Obstet Gynecol 1995; 172(3): 960 - 970.

[37] Wood SL, Owen J. Vaginal cerclage: preoperative, intraoperative, and postoperative management. Clin Obstet Gynecol 2016; 59(2): 270 - 285.

[38] Romero R, Gonzalez R, Sepulveda W, et al. Infection and labor. VIII. Microbial invasion of the amniotic cavity in patients with suspected cervical incompetence: prevalence and clinical significance. Am J Obstet Gynecol 1992; 167(4 Pt 1): 1086 - 1091.

[39] Oh KJ, Park KH, Kim SN, et al. Predictive value of intra-amniotic and serum markers for inflammatory lesions of preterm placenta. Placenta 2011; 32(10): 732 - 736.

[40] Kiefer DG, Peltier MR, Keeler SM, et al. Efficacy of midtrimester short cervix interventions is conditional on intraamniotic inflammation. Am J Obstet Gynecol 2016; 214(2): 276. e1 - 6.

[41] Oh KJ, Romero R, Park JY, et al. Evidence that antibiotic administration is effective in the treatment of a subset of patients with intra-amniotic infection/inflammation presenting with cervical insufficiency. Am J Obstet Gynecol 2019; 221(2): 140. e1 - 18.

[42] Yoon BH, Romero R, Park JY, et al. Antibiotic administration can

eradicate intraamniotic infection or intra-amniotic inflammation in a subset of patients with preterm labor and intact membranes. Am J Obstet Gynecol 2019; 221(2): 142. e1 – 22.

[43] Bartolo S, Garabedian C, Deruelle P, et al. Evaluation of a new technique of prophylactic cervical cerclage simplified from the Shirodkar cerclage: a pilot study. J Gynecol Obstet Hum Reprod 2017; 46(4): 343 – 347.

[44] Rust OA, Atlas RO, Meyn J, et al. Does cerclage location influence perinatal outcome? Am J Obstet Gynecol 2003; 189(6): 1688 – 1691.

[45] Wood SL, Owen J. Cerclage: Shirodkar, McDonald, and modifications. Clin Obstet Gynecol 2016; 59(2): 302 – 310.

[46] Bisulli M, Shuhag A, Arvon R, et al. Interval to spontaneous delivery after elective removal of cerclage. Am J Obstet Gynecol 2009; 201(2): 163. e1 – 4.

[47] Berghella V, Ludmir J, Simonazzi G, et al. Transvaginal cervical cerclage: evidence for perioperative management strategies. Am J Obstet Gynecol 2013; 209(3): 181 – 192.

[48] Odibo AO, Berghella V, To M, et al. Shirodkar versus McDonald cerclage for the prevention of preterm birth in women with short cervical length. Am J Perinatol 2007; 24(1): 55 – 60.

[49] Stafford IA, Kopkin RH, Berra AL, et al. Efficacy of different cerclage suture materials in reducing preterm birth. J Matern Fetal Neonatal Med 2019; 1 – 5. https: //doi. org/10. 1080/14767058. 2019. 1578744.

[50] Giraldo-Isaza MA, Fried GP, Hegarty SE, et al. Comparison of 2 stitches vs 1 stitch for transvaginal cervical cerclage for preterm birth prevention. Am J Obstet Gynecol 2013; 208(3): 209. e1 – 9.

[51] Berghella V, Prasertcharoensuk W, Cotter A, et al. Does indomethacin prevent preterm birth in women with cervical dilatation in the second trimester? Am J Perinatol 2009; 26(1): 13 – 19.

[52] Atia H, Ellaithy M, Altraigey A, et al. Knot positioning during McDonald cervical cerclage, does it make a difference? A cohort study. J

Matern Fetal Neonatal Med 2019; 32(22): 3757 - 3763.

[53] Hefner JD, Patow WE, Ludwig J M. A new surgical procedure for the correction of the incompetent cervix during pregnancy. The Wurm procedure. Obstet Gynecol 1961; 18: 616 - 620.

[54] Shennan A, Chandiramani M, Bennett P, et al. MAVRIC: a multicenter randomized controlled trial of transabdominal vs transvaginal cervical cerclage. Am J Obstet Gynecol 2020; 222(3): 261. el - 9.

[55] Mourad J, Burke YZ. Needleless robotic-assisted abdominal cerclage in pregnant and nonpregnant patients. J Minim Invasive Gynecol 2016; 23(3): 298 - 299.

[56] Suhag A, Reina J, Sanapo L, et al. Prior ultrasound-indicated cerclage: comparison of cervical length screening or history-indicated cerclage in the next pregnancy. Obstet Gynecol 2015; 126(5): 962 - 968.

[57] Abenhaim HA, Tulandi T. Cervical insufficiency: re-evaluating the prophylactic cervical cerclage. J Matern Fetal Neonatal Med 2009; 22(6): 510 - 516.

[58] Vousden N, Hezelgrave N, Carter J, et al. Prior ultrasound-indicated cerclage: how should we manage the next pregnancy? Eur J Obstet Gynecol Reprod Biol 2015; 188: 129 - 132.

[59] Brown JA, Pearson AW, Veillon EW, et al. History- or ultrasound-based cerclage placement and adverse perinatal outcomes. J Reprod Med 2011; 56(9 - 10): 385 - 392.

[60] Final report of the Medical Research Council/Royal College of Obstetricians and Gynaecologists multicentre randomised trial of cervical cerclage. MRC/RCOG Working Party on Cervical Cerclage. Br J Obstet Gynaecol 1993; 100(6): 516 - 523.

[61] Ville Y, Rozenberg P. Predictors of preterm birth. Best Pract Res Clin Obstet Gynaecol 2018; 52: 23 - 32.

[62] Fischer RL, Sveinbjornsson G, Hansen C. Cervical sonography in pregnant women with a prior cone biopsy or loop electrosurgical excision procedure. Ultrasound Obstet Gynecol 2010; 36(5): 613 - 617.

[63] Drakeley AJ, Quenby S, Farquharson RG. Mid-trimester loss—appraisal of a screening protocol. Hum Reprod 1998; 13(7): 1975 - 1980.

[64] Granese R, Mantegna S, Mondello S, et al. Preterm birth: incidence, risk factors and second trimester cervical length in a single center population. A two-year retrospective study. Eur Rev Med Pharmacol Sci 2017; 21(19): 4270 - 4277.

[65] Miller ES, Tita AT, Grobman WA. Second-trimester cervical length screening among asymptomatic women: an evaluation of risk-based strategies. Obstet Gynecol 2015; 126(1): 61 - 66.

[66] Visintine J, Berghella V, Henning D, et al. Cervical length for prediction of preterm birth in women with multiple prior induced abortions. Ultrasound Obstet Gynecol 2008; 31(2): 198 - 200.

[67] Rafael TJ, Berghella V, Alfirevic Z. Cervical stitch (cerclage) for preventing preterm birth in multiple pregnancy. Cochrane Database Syst Rev 2014; (9): CD009166.

[68] Strauss A, Heer IM, Janssen U, et al. Routine cervical cerclage in higher order multiple gestation—does it prolong the pregnancy? Twin Res 2002; 5(2): 67 - 70.

[69] Boelig RC, Feltovich H, Spitz JL, et al. Assessment of transvaginal ultrasound cervical length image quality. Obstet Gynecol 2017; 129(3): 536 - 541.

[70] Mella MT, Berghella V. Prediction of preterm birth: cervical sonography. Semin Perinatol 2009; 33(5): 317 - 324.

[71] Rust OA, Atlas RO, Kimmel S, et al. Does the presence of a funnel increase the risk of adverse perinatal outcome in a patient with a short cervix? Am J Obstet Gynecol 2005; 192(4): 1060 - 1066.

[72] Berghella V, Rafael TJ, Szychowski JM, et al. Cerclage for short cervix on ultrasonography in women with singleton gestations and previous preterm birth: a meta-analysis. Obstet Gynecol 2011; 117(3): 663 - 671.

[73] Berghella V, Ciardulli A, Rust OA, et al. Cerclage for sonographic short

cervix in singleton gestations without prior spontaneous preterm birth: systematic review and meta-analysis of randomized controlled trials using individual patient-level data. Ultrasound Obstet Gynecol 2017; 50(5): 569 – 577.

[74] Temming LA, Durst JK, Tuuli MG, et al. Universal cervical length screening: implementation and outcomes. Am J Obstet Gynecol 2016; 214(4): 523. e1 – 8.

[75] Berghella V, Odibo AO, To MS, et al. Cerclage for short cervix on ultrasonography: meta-analysis of trials using individual patient-level data. Obstet Gynecol 2005; 106(1): 181 – 189.

[76] Roman A, Rochelson B, Fox NS, et al. Efficacy of ultrasound-indicated cerclage in twin pregnancies. Am J Obstet Gynecol 2015; 212(6): 788. e1 – 6.

[77] Qureshey EJ, Quinones JN, Rochon M, et al. Comparison of management options for twin pregnancies with cervical shortening. J Matern Fetal Neonatal Med 2019; 1 – 7. https: //doi. org/10. 1080/14767058. 2019. 1706477.

[78] Moragianni VA, Cohen JD, Smith SJ, et al. The role of ultrasound-indicated cerclage in triplets. Ultrasound Obstet Gynecol 2009; 34(1): 43 – 46.

[79] Menzies R, Li ALK, Murphy KE, et al. Risk of singleton preterm birth after prior twin preterm birth: a cohort study. J Matern Fetal Neonatal Med 2019; 1 – 6. https: //doi. org/10. 1080/14767058. 2019. 1581166.

[80] Hole J, Tressler T, Martinez F. Elective and emergency transabdominal cervicoisthmic cerclage for cervical incompetence. J Reprod Med 2003; 48(8): 596 – 600.

[81] Basbug A, Bayrak M, Dogan O, et al. McDonald versus modified Shirodkar rescue cerclage in women with prolapsed fetal membranes. J Matern Fetal Neonatal Med 2020; 33(7): 1075 – 1079.

[82] Saccone G, Berghella V, Venturella R, et al. Effects of exercise during pregnancy in women with short cervix: secondary analysis from the

Italian Pessary Trial in singletons. Eur J Obstet Gynecol Reprod Biol 2018; 229: 132 – 136.

[83] Contag SA, Woo J, Schwartz, et al. Reinforcing cerclage for a short cervix at follow-up after the primary cerclage procedure. J Matern Fetal Neonatal Med 2016; 29(15): 2423 – 2427.

[84] Aguin E, Van de Ven C, Cordoba M, et al. Cerclage retention versus removal following preterm premature rupture of membranes and association with amniotic fluid markers. Int J Gynaecol Obstet 2014; 125(1): 37 – 40.

[85] Giraldo-Isaza MA, Berghella V. Cervical cerclage and preterm PROM. Clin Obstet Gynecol 2011; 54(2): 313 – 320.

[86] Vidaeff AC, Belfort MA. Critical appraisal of the efficacy, safety, and patient acceptability of hydroxyprogesterone caproate injection to reduce the risk of preterm birth. Patient Prefer Adherence 2013; 7: 683 – 691.

[87] O'Brien JM, Lewis DF. Prevention of preterm birth with vaginal progesterone or 17-alpha-hydroxyprogesterone caproate: a critical examination of efficacy and safety. Am J Obstet Gynecol 2016; 214(1): 45 – 56.

[88] Meis PJ, Klebanoff M, Thom E, et al. Prevention of recurrent preterm delivery by 17 alpha-hydroxyprogesterone caproate. N Engl J Med 2003; 384(13): 2379 – 2385.

[89] Blackwell SC, Gyamfi-Bannerman C, Biggio JR Jr, et al. 17-OHPC to prevent recurrent preterm birth in singleton gestations (PROLONG study): a multicenter, international, randomized double-blind trial [published ahead of print]. Am J Perinatol 2019. https: //doi. org/10. 1055/, 3400227.

[90] Society of Maternal-Fetal Medicine Statement. Use of 17-alpha hydroxyprogesterone caproate for prevention of recurrent preterm birth Society for Maternal-Feta Medicine. SMFM Publications Committee; 2019.

[91] Keeler SM, Kiefer D, Rochon M, et al. A randomized trial of cerclage

vs. 17 alpha-hydroxyprogesterone caproate for treatment of short cervix. J Perinat Med 2009；37(5)：473 – 479.

[92] da Fonseca EB, Bitar RE, Carvalho MHB, et al. Prophylactic administration of progesterone by vaginal suppository to reduce the incidence of spontaneous preterm birth in women at increased risk: a randomized placebo-controlled double-blind study. Am J Obstet Gynecol 2003；188(2)：419 – 424.

[93] Hassan SS, Romero R, Vidyadhari D, et al. Vaginal progesterone reduces the rate of preterm birth in women with a sonographic short cervix: a multicenter, randomized, double-blind, placebo-controlled trial. Ultrasound Obstet Gynecol 2011；38(1)：18 – 31.

[94] Conde-Agudelo A, Romero R, da Fonseca EB, et al. Vaginal progesterone is as effective as cervical cerclage to prevent preterm birth in women with a singleton Jones et al 566gestation, previous spontaneous preterm birth, and a short cervix: updated in direct comparison meta-analysis. Am J Obstet Gynecol 2018；219(1)：10 – 25.

[95] Jarde A, Lutsiv O, Beyene J, et al. Vaginal progesterone, oral progesterone, 17-OHPC, cerclage, and pessary for preventing preterm birth in at-risk singleton pregnancies: an updated systematic review and network meta-analysis. BJOG 2019；126(5)：556 – 567.

[96] Daskalakis G, Pergialiotis V. A stepwise approach for the management of short cervix: time to evolve beyond progesterone treatment in the presence of progressive cervical shortening. Am J Obstet Gynecol 2019；220(4)：404 – 405.

[97] Jarde A, Lutsiv O, Park CK, et al. Preterm birth prevention in twin pregnancies with progesterone, pessary, or cerclage: a systematic review and meta-analysis. BJOG 2017；124(8)：1163 – 1173.

[98] Rode L, Klein K, Nicolaides KH, et al. Prevention of preterm delivery in twin gestations (PREDICT): a multicenter, randomized, placebo-controlled trial on the effect of vaginal micronized progesterone. Ultrasound Obstet Gynecol 2011；38(3)：272 – 280.

[99]　Dharan VB, Ludmir J. Alternative treatment for a short cervix: the cervical pessary. Semin Perinatol 2009; 33(5): 338 - 342.

[100]　Mendoza M, Maiz N, Garcia-Ruiz I, et al. Prediction of preterm birth and adverse perinatal outcomes after cervical pessary placement in singleton pregnancies with short cervical length. J Matern Fetal Neonatal Med 2019; 1 - 7. https://doi.org/10.1080/14767058.2019.1678137.

[101]　Goya M, de la Calle M, Pratcorona L, et al. Cervical pessary in pregnant women with a short cervix (PECEP): an open-label randomised controlled trial. Lancet 2012; 379(9828): 1800 - 1806.

[102]　Goya M, de la Calle M, Pratcorona L, et al. Cervical pessary to prevent preterm birth in women with twin gestation and sonographic short cervix: a multicenter randomized controlled trial (PECEP-Twins). Am J Obstet Gynecol 2016; 214(2): 145 - 152.

[103]　Dugoff L, Berghella V, Sehdev H, et al. Prevention of preterm birth with pessary in singletons (PoPPS): randomized controlled trial. Ultrasound Obstet Gynecol 2018; 51(5): 573 - 579.

[104]　Berghella V, Dugoff L, Ludmir J. Prevention of preterm birth with pessary in twins (PoPPT): a randomized controlled trial. Ultrasound Obstet Gynecol 2017; 49(5): 567 - 572.

[105]　Ali MK, Ahmed SE, Sayed GH, et al. Effect of adjunctive vaginal progesterone after McDonald cerclage on the rate of second-trimester abortion in singleton pregnancy: a randomized controlled trial. Int J Gynaecol Obstet 2020; 149(3): 370 - 376.

[106]　Wolnicki BG, von Wedel F, Mouzakiti N, et al. Combined treatment of McDonald cerclage and Arabin-pessary: a chance in the prevention of spontaneous preterm birth? J Matern Fetal Neonatal Med 2019; 33(19): 3249 - 3257.

[107]　Pacagnella RC, Mol BW, Borovac A, et al. A randomized controlled trial on the use of pessary plus progesterone to prevent preterm birth in women with short cervical length (P5 trial). BMC Pregnancy Childbirth

2019；19(1)：442.

［108］　Shor S，Zimerman A，Maymon R，et al. Combined therapy with vaginal progesterone，Arabin cervical pessary and cervical cerclage to prevent preterm delivery in high-risk women. J Matern Fetal Neonatal Med 2019；2：1 - 5.

第二部分

干预措施

未足月胎膜早破的抑制宫缩治疗

赫克托·门德斯-菲格罗亚,医学博士;苏尼特·P.肖汉,医学博士,荣誉博士

关键词

• 保胎 • 未足月胎膜早破保胎 • 早产 • 破裂 • 胎膜

摘要

• 未足月胎膜早破(PPROM)定义为未满37周临产前的胎膜破裂。

• PPROM病例的严重围产期并发症有宫内感染、胎盘早剥甚至胎死宫内。

• 抑制子宫收缩治疗是通过减少子宫的收缩和延长孕周的一种有效的治疗方式。

• 不同于国家指南,抑制宫缩药常用于 PPROM 患者。已有文献显示,PPROM 患者的抗凝治疗研究较少。

• 我们将试图在现有研究和试验的基础上做出一些循证结论和建议。

引言

PPROM 是指孕周未满 37 周,在临产前发生胎膜破裂[1]。孕妇中的发病率为 1%～5%[2,3]。是公认的早产高危因素之一,50%～75%的 PPROM 患者在胎膜破裂后 1 周内分娩[4]。为了减少早产后遗症,国家专业协会颁布了各种管理规程和制度[1,5,6]。

PPROM 延长孕周有利于新生儿预后,很好说明了胎膜早破时胎龄与从胎膜破裂到分娩的时间间隔呈负相关[7,8]。保胎治疗联合

抗生素预防感染、糖皮质激素促胎肺成熟治疗有利于新生儿预后[9]。

PPROM 病例的严重围产期并发症有宫内感染、胎盘早剥甚至胎死宫内。报道示胎膜早破中高达 15%～25%的患者会出现严重的影响母胎安全的临床感染[10,11]。胎盘早剥是另一个影响母胎健康的并发症,据报道,其在 PPROM 中的发生率占 2%～5%[12,13]。

抗子宫收缩疗法通过抑制子宫收缩和降低子宫张力可显著延长孕周,因而是一种有效的治疗措施。使用哪种药物,首选的治疗途径,以及剂量和用药的长短,都是影响抑制宫缩药的可接受性和有效性的因素。使用抗子宫收缩药延长孕周的风险-受益比明确,即使考虑到已知的不良反应,也应该明确地支持它的使用。

胎膜完整的急性早产情况下,抑制宫缩治疗已被证明能推迟分娩 24～48 h[14,15]。例如,与使用安慰剂组相比,使用钙通道阻滞剂,特别是硝苯地平,48 h 内的分娩率下降了近 70%,相对风险(RR) 0.30,95%可信区间(CI)0.21～0.43[14]。在入组 48 h 内使用肾上腺素能受体兴奋剂类药物也显示了这一点,患者在 48 h 内分娩的风险减少了近 40%,相对风险(RR)0.30,95%可信区间(CI)0.53～0.88[15]。药物治疗延长 48 h 可以改善新生儿的预后,如糖皮质激素、抗生素,特别是硫酸镁可用于预防脑瘫[16-18]。荟萃分析证实了其他干预措施的好处,报告使用宫缩抑制疗法没有减少早产率也没有提高新生儿的发病率和死亡率[14,15]。例如,使用肾上腺素能受体兴奋剂类未能降低早产率(RR 0.95;95% CI 0.88～1.03)或围产期死亡率下降(RR 0.84;95% CI 0.46～1.55)或新生儿死亡(RR 0.90; 95% CI 0.27～3.00)[15]。

当重点从急性宫缩抑制转移到维持性抑制宫缩时,大多数文献都认为抑制宫缩治疗超过 48 h 或重复治疗不能预防早产且不能改善产妇或新生儿的预后[19,20]。钙通道阻滞剂维持抑制宫缩治疗在早产发生率(RR 0.97;95% CI 0.87～1.09)或新生儿死亡率(RR 0.75; 95% CI 0.05～11.76)没有差异[19]。在胎膜完整的早产妇女身上使用抑制宫缩药,适应证有限,只有部分是获益的。

在已发表的文献中,PPROM 患者的抑制宫缩治疗研究仍较少。同样重要的是,即使在现代产科中,提供者之间仍然存在很多争议,这导致了在 PPROM 患者中使用这些药物有很大的差异。瑟奎瑞德斯和他的同事对几个国家的临床指南进行了回顾性研究[21],发现在建议使用抑制宫缩药方面各专业协会之间存在不一致。

各国家临床指南虽有差异,但在 PPROM 时普遍使用抑制宫缩药物。一项对母胎医学专家进行的网络调查显示,503 名受访者中有73%的专家表示在对胎膜早破进行预期治疗时抑制宫缩治疗是他们的临床实践。绝大多数人表示硫酸镁是他们的主要用药,通常使用硫酸镁治疗 48 h 以获得皮质类固醇促胎肺成熟的好处[22]。类似地,对澳大利亚和新西兰皇家妇产科学院研究员的调查报告显示,75%的人将抑制宫缩药作为 PPROM 预期管理治疗方案的一部分[23]。在 PPROM 的期待治疗这篇综述中,我们基于现有的研究和试验,评估和分析有关药物的使用,并在此基础上提出一些循证结论和建议。

相关研究与试验

文献显示在 PPROM 患者中使用抑制宫缩疗法是受限的。此外,各种抑制宫缩药物已被证实和报道。产科护理的其他几个方面,如使用皮质类固醇或使用抗生素,各有不同的报告。不同的纳入标准和识别胎膜早破患者的不同诊断标准导致发表的研究之间存在显著的异质性。由于这些局限性,我们以时间顺序在每个子类别中呈现相关的研究。文献中报道的最重要的试验总结在表 4 - 1。我们首先讨论相关的回顾性研究。

重要的回顾性分析

福特纳特及其同事的分析回顾性评估了使用硫酸镁作为宫缩抑制剂治疗胎膜早破的疗效[24]。50 名妇女接受治疗方案,包括静脉注射硫酸镁以治疗性抑制宫缩,口服特布他林以预防性抑制宫缩,并联

表 4-1 PPROM 患者宫缩抑制剂的相关研究

作者/出版年份	样本量	案例组(Tocolytics)	控制组	设计	队列	主要结果	主要发现
克里斯滕森等人,1980[31]	30	14 静脉注射利托君	16	随机对照试验	• 单胎妊娠 • 妊娠 28~36 周 • 扩张<4 cm	潜伏期的长度	• 安慰剂组 24 h 内分娩的女性更多(P<0.05) • 24 小时后怀孕时间相同 • 新生儿结局无差异
利维和沃索夫,1985[32]	42	21 口服利托君	21	随机对照试验	• 单胎妊娠 • 妊娠 25~34 周	潜伏期的长度	• 使用利托君平均潜伏期长约 10 天 • 怀孕 1 周:47.6%利托君 vs 14.2%未治疗
邓禄普等人,1986[36]	48	24 口服利托君	24	随机对照试验	• 单胎妊娠 • 26~34 周 • 没有子宫收缩	分娩方式、新生儿结局	• 两种主要结局无差异
加里特等人,1987[33]	79	39 口服利托君	40	随机对照试验	• 单胎妊娠 • 25~30 6/7 周	潜伏期的长度	• 分娩间隔无差异,达到 32 周,评估产妇发病率或分娩时的 GA
韦纳等人,1988[34]	75	33 Betamimetics 和硫酸镁	42	随机对照试验	• 单胎妊娠 • <34 周	潜伏期的长度	• 分娩时 GA、C/S 率、母体感染率和胎膜破裂间隔均相似 • 新生儿结局无差异

续表

作者/出版年份	样本量	案例组 (Tocolytics)	控制组	设计	队列	主要结果	主要发现
富德拿渡等人，1990[24]	112	55 静脉注射硫酸镁 PO 用于治疗性和其他林特布用于预防	57	回顾性分析	• 单胎妊娠 <37 周	潜伏期的长度	• 44%的宫缩抑制剂与10%的对照在5天未分娩，潜伏期分别为7.3与1.9天($P<0.01$) • 母婴结局没有改善
松田等人，1993[35]	81	39 利托君加或不加硫酸镁	42	随机对照试验	• 单胎妊娠 • 23~35周	潜伏期的长度	• 治疗后分娩明显延迟48 h,7天和超过35周 • 治疗组的低Apgar评分，需要人工通气和感染发病率较高
德卡瓦拉斯等人，1994[37]	241	136 静脉注射β-模拟物	105	随机对照试验	• 26周和35周	潜伏期的长度	• 潜伏期无差异 • 治疗后绒毛膜羊膜炎（RR 2.47,95% CI 1.42~4.66）和子宫内膜炎（RR 1.74,95% CI 1.10~2.75）的风险更高
豪等人，1998[38]	145	78 静脉注射硫酸镁	67	随机对照试验	• 单身和双胞胎 • 24 周和34 周完成	改善新生儿结局	• 分娩时 GA,潜伏期,绒毛膜羊膜炎发病率,出生体重,NICU 天数 新生儿败血症或新生儿死亡率无显著差异

续 表

作者/出版年份	样本量	案例组(Tocolytics)	控制组	设计	队　列	主要结果	主要发现
加泽特瑞等人，2003[25]	72	36 静脉注射	36	回顾性分析	• 单胎妊娠 • <34周	48 h内交货	• 未使用宫缩抑制剂的患者潜伏期更长，更有可能保持妊娠>48 h和超过1周
梳子等人，2004[26]	122	59 几种宫缩抑制剂	63	回顾性分析	• 单胎妊娠 • <34周	潜伏期的长度	• 积极的宫缩抑制剂会导致潜在的不良反应，而不会增加潜伏期或新生儿发病率
埃塞纳普尔等人，2011[39]	50	27 口服消炎痛	23	随机对照试验	• 单胎妊娠 • 24~31 6/7 周	48 h内交货	• 超过48 h仍保持怀孕的受试者比例没有差异
库尔马拉等人，2012[37]	163	61 静脉注射特布他林，然后口服	102	回顾性分析	• 单胎妊娠 • 28周和34周 • 扩张<4 cm	潜伏期的长度	• 相似的中位潜伏期(78 h与75 h，$P=0.44$) • 特布他林组48 h未分娩的患者百分比较高 • 特布他林组的新生儿传染性发病率较高(40.9% vs 22.5%，$P=0.01$)

续表

作者/出版年份	样本量	案例组（Tocolytics）	控制组	设计	队列	主要结果	主要发现
加林等人,2014[40]	56	32 环扎去除	24	随机对照试验	• 22周0天和32周6天 • 已行McDonald或Shirodkar环扎术 • 单胎和双胞胎	妊娠期延长至少1周,绒毛膜羊膜炎发生率	• 主要结果没有差异（去除56.3%;保留45.8%,$P=0.59$);绒毛膜羊膜炎(去除25.0%;保留41.7%,$P=0.25$) • 复合新生儿结局,胎儿/新生儿死亡或分娩时GA的发生率没有差异
霍顿等人,2014[28]	1 259	621 静脉注射硫酸镁	638	回顾性分析	• 单胎妊娠 • 24周31 6/7周 • 没有劳动证据	48 h内发货,7天内发货	• 分娩率<48 h没有差异(22.2%和20.7%,$P=0.51$) • 分娩<7天相似(55.4%和51.4%,$P=0.16$) • 中位潜伏期也相似 • 组间复合新生儿结局相似
库姆斯等人,2015[42]	152	74 17-OHP	78	随机对照试验	• 单胎妊娠 • 23 0/7~30 6/7周	达到合适的胎龄（GA 34 0/7周或FLM 32 0/7~33 6/7周的文件）	• 3%的17-OHP组和8%的安慰剂组实现了主要结局($P=0.18$) • 随机至分娩间隔或复合围产期不良结局无显著性差异

续　表

作者/出版年份	样本量	案例组(Tocolytics)	控制组	设计	队列	主要结果	主要发现
吉曼等人,2016[43]	50	25 口服硝苯地平	25	随机对照试验	• 单胎和双胞胎没有宫缩 • 24 0/7~33 6/7周	复合不良围产期结局(围产期死亡,BPD,PLV>1级,IVH>2级,NEC>1期或潜在证实的败血症)	• 硝苯地平组 9 名新生儿(33.3%)和安慰剂组 9 名新生儿(32.1%)发生了不良围产期结局(RR 1.04, 95% CI 0.49~2.2)
洛特等人,2017[29]	803	596 几种宫缩抑制剂	207	回顾性分析	• 单胎妊娠 • 24~32周	存活出院,无严重发病率,潜伏期>48 h,组织学级别绒毛膜羊膜炎	• 没有严重发病率(86.7%对83.9%,P=0.39),潜伏期>48 h(75.1%对77.4%,P=0.59)或组织学级绒毛膜羊膜炎(50.0%对47.6%,P=0.73)
荣格等人,2018[30]	184	143 静脉注射硫酸镁	41	回顾性分析	• 单胎妊娠 • 23~31 6/7周	延长妊娠期,改善产妇结局或围产期结局	• 现对照组相比,硫酸镁组的潜伏期显著延长(7.9±9.0 vs 4.0±6.0天,P=0.01) • 硫酸镁治疗可降低产后和围产期死亡率

缩写:BPD,支气管肺发育不良;CI,置信区间;FLM,胎肺成熟度;GA,胎龄;IVH,脑室内出血;NEC,坏死性小肠结肠炎;NICU,新生儿重症监护室;PVL,脑室周围白质软化症;RR,相对风险;17-OHP,17-已酸羟基黄体酮。

合使用预防性抗生素；与对照组的 57 名女性相比，该管理方案显著
延长了潜伏期，分别为 7.34 天和 1.86 天，$P < 0.01$。两组产后感
染率相近，新生儿感染率相近，发病率具有可比性。

贾萨耶里及其合作者再次回顾性评估了使用硫酸镁抑制宫缩治
疗的疗效[25]。研究对象为妊娠 34 周以下接受皮质类固醇和抗生素
治疗 7 天的 PPROM 患者。36 例患者接受硫酸镁抑制宫缩治疗，与
胎龄相似的 PPROM 未接受治疗患者相比较。该分析显示，未接受
宫缩抑制剂治疗患者的潜伏期较长，分别为 60 h 和 127 h，$P <$
0.01。未接受抑制宫缩药物治疗的患者在 48 h（53％和 78％，$P =$
0.03）和 7 天（8％和 44％，$P < 0.01$）仍有较高的怀孕率。两组间
绒毛膜羊膜炎和其他不良新生儿结局的发生率相似。

2004 年，库姆斯和他的同事们[26]报告了一项回顾性分析检测
PPROM 后积极抑制宫缩治疗的结果。他们纳入了 34 周前患有未
足月胎膜早破的患者，并以历史队列作为对照组。所有患者均接受
皮质激素治疗以促进胎儿肺成熟，并静脉注射氨苄西林预防感染，应
用不同药物和剂量的抑制宫缩药抑制子宫收缩。在所有患者中，近
20％的患者在 PPROM 后进行积极抑制宫缩治疗会导致并发症或不
良反应。积极治疗在增加潜伏期（3.8 天和 4.5 天，$P = 0.16$）、分娩
胎龄（30.1 周和 30.7 周，$P = 0.55$）或降低新生儿发病率或死亡方
面均无显著差异。

库尔马拉和普蓬[27]报告了对 61 名接受特布他林治疗的妇女和
102 名对照组妇女的回顾性分析。将孕 28～34 周 PPROM 且宫口
扩张<4 cm 的单胎妊娠孕妇作为研究对象，对所有患者给予糖皮质
激素促胎肺成熟，静脉注射 2 天、口服 5 天抗生素预防感染治疗。治
疗组患者入院后 48 h 静脉注射特布他林，然后改用口服特布他林直
到宫缩停止。两组间的中位潜伏期相当（78 h 和 75 h，$P = 0.44$）。
然而，患者在 48 h 内没有分娩的比率，特布他林组显著更高（78％和
62％，$P = 0.03$）。值得注意的是，特布他林患者的新生儿感染发病
率较高（40％和 22％，$P = 0.01$）。

在一项最大的回顾性研究报告中,霍顿及其同事[28]报告了评估使用硫酸镁预防脑瘫试验的二次分析结果。对孕 24 至 31 6/7 周的单胎妊娠且无分娩迹象的 PPROM 女性,孕 24 至 31 6/7 周首先静脉注射硫酸镁 6 g,然后每小时注射 2 g,持续 12 h。主要结果判定为随机分组后 48 h 内分娩和 7 天内分娩。本研究共有 621 名女性接受了硫酸镁治疗,并与 638 名对照组进行了比较,所有患者都接受了产前皮质类固醇治疗,不允许使用其他抑制宫缩药物,48 h 前分娩(22.2% 和 20.7%,$P = 0.51$)和 7 天内分娩(55.4% 和 51.4%,$P = 0.16$)两组间差异无统计学意义,中位潜伏期也相似(6.0 天和 6.6 天,$P = 0.29$),新生儿结局发生率无差异。

洛拉和他的同事们[29]报告了一个在法国全国性、以人群为基础的、前瞻性的早产儿队列二次研究的结果,本分析包含孕 24~32 周的单胎妊娠和 PPROM 的孕妇。研究人员采用复合新生儿不良结局作为主要终点。本研究中使用了几种抑制宫缩药物,包括催产素受体阻滞剂阿托西班,接近 90% 的参与者接受了皮质类固醇促胎肺成熟治疗,超过 95% 的人接受了抗生素治疗,两组间的中位潜伏期(6 天和 5 天,$P = 0.26$)和妊娠延长 48 h 的比率(75.1% 和 77.4%,$P = 0.59$)相似。更重要的是,没有严重发病率的新生儿存活率(86.7% 和 83.9%,$P = 0.39$)和组织学上的绒毛膜羊膜炎(50.0% 和 47.6%,$P = 0.73$)也相似。

2018 年韩国公布了一项回顾性分析结果。研究人员对在妊娠 23 周至 31 周 6 天之间 PPROM 且静脉注射过硫酸镁作为宫缩抑制剂的孕妇的围产期结局进行了评估[30]。常规使用抗生素预防感染和糖皮质激素促胎肺成熟,硫酸镁组潜伏期明显延长(7.9 天和 4.0 天,$P < 0.01$)。硫酸镁的使用也显著降低死产率(1.4% 和 14.6%,$P < 0.01$)和围产期死亡率(7% 和 19.5%,$P = 0.03$)。

未使用皮质类固醇的前瞻性试验

由于在回顾性研究中存在固有的偏倚,因此很少有循证结论可以推断。前瞻性数据可以更好地评估几种临床重要并发症的发生率和发病率。对 PPROM 患者使用抑制宫缩药和其他药物延长妊娠期的临床试验进行了评估,并按时间顺序进行了分类。

1980 年,克里斯坦森和他的同事[31] 报道了在 PPROM 患者中使用抑制宫缩药的首个随机对照试验的结果。他们招募了 30 名 28~36 周单胎妊娠合并 PPROM 的患者,入院时宫口扩张<4 cm,并使用静脉注射利托君 24 h,然后在首次注射后改用口服作为干预措施,没有使用抗生素或糖皮质激素促胎肺成熟,结果显示,利托君组的 14 名参与者没有一个在 24 h 内分娩,而对照的安慰剂组的 16 名参与者在 24 h 内分娩 6 例($P < 0.05$)。 然而,在最初的 24 h 后,两组的妊娠期长短相似。研究人员还注意到,新生儿预后没有差异。

在弗吉尼亚州进行的一项研究中:42 名妊娠 25~34 周的 PPROM 合并单胎妊娠妇女被随机分为口服利托君治疗组和对照组[32]。21 名参与干预的患者接受了治疗(利托君 10 mg 每 4 h 1 次直到分娩开始),均未使用抗生素预防感染或皮质类固醇促胎肺成熟,接受抑制宫缩药物治疗的患者平均潜伏期接近 10 天,明显长于对照组($P = 0.028$)。 随机分组后 1 周仍继续妊娠的患者比例也有显著差异:口服利托君组为 47.6%,对照组为 14.2%,$P = 0.045$。 小样本的产妇和新生儿预后评估显示,2 个研究组之间没有差异。

卡内特和同事[33] 评估了对妊娠 25~30 周的 PPROM 妇女在预期治疗中使用利托君治疗的情况。当被分配到干预组的患者在 20 min 内出现 3 次或 3 次以上的宫缩时,静脉注射利托君,剂量根据观察到的宫缩情况而定,一旦临床医生认为无临产风险,患者被调整为口服利托君,剂量为每 3 h 10 mg,必要时可重复静脉滴注一次,32 周时不再使用抑制宫缩药。2 个研究组都没有使用糖皮质激素或抗生素。该研究共招募了 79 例患者,其中 39 例被分配到抑制宫缩组,研究人员报告两组患者在胎膜破裂和分娩之间的间隔时间没有差异，48 h 后仍妊娠的患者百分比治疗组为 77%，对照组为 75%，$P <$ 0.05。达到妊娠 32 周的患者百分比没有差异。产妇发病率方面无统计学差异。两组婴儿的出生体重和出生时的胎龄相似。

爱荷华对 1984～1986 年孕 34 周前 PPROM 且无感染迹象的妇女进行了一项随机对照试验[34]。被分配到干预组的患者一旦发现 1 h 内宫缩大于 3 次即开始抑制宫缩治疗，若诊断宫内感染、发现宫口扩张>4 cm 或药物不良反应不能耐受时就停止治疗。试验中允许使用几种药物，包括利托君、特布他林和硫酸镁。初始给药为肾上腺素能受体兴奋剂药物，硫酸镁是在子宫收缩无法控制时与初始药联合使用，胎肺成熟时不使用糖皮质激素，仅在临床明显感染时使用抗生素。将 109 例患者随机分组后，34 例因违反协议、未接受抑制宫缩治疗、退出研究或发现多胎妊娠而被排除，共有 33 名妇女被分配到治疗组，其中 50% 的妇女接受了 2 种抑制宫缩药物。从胎膜破裂到分娩的时间间隔、分娩时的孕龄、剖宫产率和诊断为产妇感染的病例数都是相似的。所有新生儿预后评估也没有差异。在亚组分析中，研究人员发现，妊娠 28 周之前使用抑制宫缩药，这种干预可能会使妊娠潜伏期增加 5 天。

松田和他的同事[35]报告了一项随机对照试验的结果，招募了 81 名被诊断为 PPROM 的妇女，39 名被分配到抑制宫缩组的患者接受了利托君加或不加硫酸镁、抗生素治疗。胎肺成熟时不使用糖皮质激素。研究人员报告，抑制宫缩组 87% 的患者在 48 h 后维持妊娠，而对照组为 50%，$P <$ 0.01。他们还注意到，孕周延长 7 天的孕妇数量有统计学上的显著差异，分别为 39% 和 12%。值得注意的是，治疗组新生儿 5 min Apgar 评分低于 7(18% 和 0%)、需要人工通气(41% 和 17%)和感染性疾病(39% 和 17%)的诊断比未治疗组更常见。

使用皮质类固醇的前瞻性试验

邓禄普和他的同事[36]报告了一项随机对照试验的结果，评估了利托君和头孢、氨苄在 PPROM 预期治疗中的使用情况。研究者建立 4 组进行比较:1 组不服用利托君或头孢、氨苄;2 组给予利托君、头孢、氨苄;3 组给予利托君治疗,不加头孢、氨苄;4 组不用利托君,加头孢、氨苄。所有的参与者给糖皮质激素治疗。他们将分娩方式和新生儿结局作为主要结果判定。研究者发现,两组之间结局没有差异。

在一项为期 7 年的大型随机对照研究中,241 名 26～35 周的 PPROM 孕妇被分配接受 48 h 的抑制宫缩治疗或更积极的抑制宫缩治疗方案[37]。受试者中妊娠 27～34 周的所有患者每周都使用类固醇。被分配到 48 h 疗程抑制宫缩治疗的患者只有在出现宫缩的情况下才会接受静脉注射肾上腺素能受体兴奋剂抑制宫缩治疗,并持续到给予第二次皮质类固醇治疗。积极抑制宫缩治疗方案组妇女从入院开始持续至分娩接受静脉注射肾上腺素能受体兴奋剂抑制宫缩治疗,两组间潜伏期无统计学差异。积极抑制宫缩治疗组感染性疾病的风险较高。48 h 组 12 例(11.4%)和积极抑制宫缩组 40 例(29.4%)发生绒毛膜羊膜炎(RR 2.47,95% CI 1.42～4.66,$P < 0.01$)。 子宫内膜炎的发生率也相似,48 h 组为 19%,而积极治疗组为 33.3%(RR 1.74,95% CI 1.10～2.75,$P < 0.05$)。

1998 年发表的另一项随机试验,孕 24～34 周诊断为 PPROM 患者随机接受积极抑制宫缩治疗与无抑制宫缩治疗[38]。在这项研究中,当患者 1 h 内有 6 次或更多的宫缩时,开始积极的抑制宫缩治疗,包括静脉注射硫酸镁,使用 6 g 负荷剂量,随后维持剂量 2 g/h,根据收缩的频率来滴定剂量,直到在监测器上显示少于 3 次宫缩。所有患者均接受预防性抗生素治疗,包括氨苄西林或克林霉素,直到获得阴道分泌物培养结果。皮质类固醇每周给药促胎肺成熟,直到分娩或确认胎肺成熟。本试验包括 8 例双胎妊娠,从胎膜破裂到分娩,两组间的潜伏期无统计学差异,中位数为 3 天和 4 天。在绒毛膜羊膜炎的发生率、出生体重、住进新生儿重症监护病房的天数、吸氧或呼吸机支持天数、肺透明膜病、新生儿败血症的诊断或新生儿死亡率方面也没有差异。

2000~2005 年进行了一次试验：评估吲哚美辛作为 PPROM 患者的抑制宫缩剂的作用[39]。将孕 24 0/7 周至 31 6/7 周 PPROM 且无分娩或感染迹象的单胎妊娠患者纳入研究。所有参与者均接受皮质类固醇促胎肺成熟和抗生素预防感染，包括静脉注射氨苄西林/舒巴坦 48 h，随后口服阿莫西林/克拉维酸 5 天。治疗组患者直肠给药吲哚美辛 50 mg，随后口服 25 mg 每 6 h 1 次，维持 48 h。对照组按照同样的治疗计划服用安慰剂。共有 50 名患者被随机分配，其中 27 名患者被分配到吲哚美辛组。这项试验的主要结果是评估研究药物开始后 48 h 内的分娩率。研究人员得出结论，继续妊娠 48 h 以上的受试者比例没有差异，安慰剂组为 92%，治疗组为 91%（RR 1.01，95% CI 0.84~1.21）。使用 Kaplan-Meier 生存分析显示潜伏期没有差异，两组新生儿结局均相似。

环扎术对 PPROM 患者的益处仍存在争议。为了弄清这个问题，加林和他的同事[40]设计了一项随机对照试验来评估环扎术拆除和保留的功效。对孕 24 周前进行环扎术并在孕 22 0/7 周至 32 6/7 周诊断为 PPROM 的孕妇进行研究，双胎和单胎妊娠都包括在试验中。在本试验中，预期管理包括给予皮质类固醇以促进胎肺成熟，抗生素预防感染（静脉注射 2 天，随后口服 5 天）和硫酸镁给药预防脑瘫。两组均未使用抑制宫缩药。在进行了无效分析后，试验提前终止。58 例患者随机分为 24 组，保留环扎组，两组间的主要结局或妊娠延长 1 周无统计学意义（56.3%去除和 45.8%保留，P=0.59）。绒毛膜羊膜炎的发生率也相似（25%去除和 41.7%保留，P=0.25）。复合新生儿结局发生率、新生儿/胎儿死亡或分娩时的胎龄无统计学差异。

使用 17α-羟黄体酮来预防早产在美国已经成为一种普遍做法[41]。在体外模型中，黄体酮已被证明能降低子宫的活动。2011~2014 年，在多中心、双盲、安慰剂对照试验中，对 PPROM 患者使用

17α-羟黄体酮作为延长妊娠药物的益处进行了评估[42]。评估对象为孕周为 23～30 周的单胎妊娠,之前没有任何形式的黄体酮用药,患者被分配到每周接受 17α-羟黄体酮或相同的安慰剂,直到 34 周。对胎肺成熟度给予皮质类固醇治疗,并在试验中允许进行一次抢救性治疗,预防性使用抗生素和硫酸镁以预防脑瘫。是否使用抗宫缩疗法由治疗提供者自行决定。在招募了 152 名患者后,该试验因无效而提前停止。主要结局:妊娠持续到 34 0/7 周或 32 0/7 至 33 6/7 周胎肺成熟,治疗组的 3％比安慰剂组的 8％(P＝0.18)。在随机分娩间隔(17.1 天和 17.0 天,P＝0.76)或复合不良围产期结局发生率(63％和 61％,P＝0.93),两组间无显著差异。

在新西兰进行的一项全国性多中心随机安慰剂对照试验中,对钙通道阻滞剂作为一种宫缩抑制剂的使用进行了评估[43]。孕龄 24 0/7 周至 33 6/7 周的 PPROM 孕妇被随机分配接受口服硝苯地平 20 mg 每 6 h 1 次,或服用安慰剂,孕周达 34 周或至多 18 天的治疗。两组均给予产前皮质类固醇促胎肺成熟、抗生素预防感染和硫酸镁预防脑瘫。使用复合新生儿结局作为主要终点,计算了 120 例患者的样本量。由于招募缓慢,试验提前终止。主要转归发生在硝苯地平组的 25 名儿童中的 9 名(33.3％)vs 安慰剂组的 25 名儿童中的 9 名(32.1％)(RR 1.04;95％ CI 0.43～2.5)。两组分娩时的中位妊娠年龄,从胎膜破裂到分娩的潜伏期和开始研究药物 48 h 后的妊娠率均相似,Kaplan-Meier 生存曲线分析无显著差异。

荟萃分析

至少有 3 项荟萃分析总结 PPROM 患者的抑制宫缩药或其他药物延长妊娠期的数据。由于大多数评估 PPROM 中抑制宫缩药物的随机对照试验未能给予已知能改善围产期结局的药物,如皮质类固醇,其结论受到严重限制,可能不适用于现代产科。此外,在这些评估的试验中也注意到显著的异质性和报告偏倚(表 4-2)。

表 4 - 2   PPROM 患者延长妊娠期药物的相关荟萃分析

作者/ 出版年份	# 包括 试验	总人 口	队　列	主要结果	主　要　发　现
奥尔森， 1989[44]	4	199	• 单胎妊娠 • 妊娠 25～ 　36 周	评估用于 PPROM 的几种干 预措施的 效果	• 安胎对延长妊娠超过 　24 h 无效 • 不推荐使用宫缩抑制剂， 　因为它们缺乏益处
马克等人， 2014[45]	8	408	• 单胎妊娠 • 妊娠 23～ 　36 6/7 周	围产期死 亡率	• 安胎与围产期死亡率的 　显著影响无关（RR 1.67； 　95% CI 0.85～3.29） • 安胎与更长的潜伏期相 　关（平均差异 73.12 h； 　95% CI 20.21～126.03） • 安胎与增加的 5 min 　Apgar≪7 相关（RR 6.05； 　95% CI 1.65～22.23） • PPROM＜34 周的安胎与 　绒毛膜羊膜炎风险显著 　增加相关
奎斯·尼 尔森等人， 2018[46]	6	545	• 单胎妊娠 • GA＜37 　周	从随机化 到交付的 时间	• 黄体酮给药与延长潜伏 　期无关（平均差 0.11 天， 　95% CI －3.30～3.53） • 孕产妇或新生儿结局没 　有差异

缩写：CI，置信区间；GA，胎龄；PPROM，未足月胎膜早破；RR，相对风险。

1989 年，奥尔森首次尝试整合文献并得出循证结论[44]。研究者评估了所有发表的随机对照试验，并评估了 PPROM 治疗的几个方面，包括抑制宫缩药的使用。仅就宫缩抑制治疗而言，研究者总共确定了 4 个试验。在合并所有参与者后，综述显示抑制宫缩治疗对母亲或新生儿没有任何已证实的益处，因此不应在随机对照试验之外使用。

2014 年麦基和他的同事进行了一项更近期的评估[45]。研究人员包括了所有被诊断为 PPROM 的单胎妊娠且孕周为 23 周至 36^{+6} 周,使用任何抑制宫缩药物治疗与无抑制宫缩药、安慰剂或其他抑制宫缩疗法进行了比较。他们在文献中确定了共 8 项试验,招募了 408 名女性。当与不治疗相比(7 个试验,n＝402 名妇女),干预与较长的潜伏期相关(平均差异 73 h;95％ CI 20.21～126.03),48 h 内的出生人数较少(RR 0.55;95％ CI 0.32～0.95)。然而,使用宫缩抑制治疗与围产期死亡率的改善无关(9.7％和 5.8％;RR 1.67;95％ CI 0.85～3.29),实际上与 5 min Apgar 评分低于 7 分的比率增加有关(RR 6.05;95％ CI 1.65～22.23),新生儿机械通气需求增加(RR 2.46;95％ CI 1.14～5.34)。

在一项荟萃分析中,使用黄体酮作为 PPROM 患者的妊娠延长剂,包括 6 项试验(n＝545 名患者)[46]。研究对象包括所有 37 周前诊断为 PPROM 的单胎妊娠的研究,这些研究评估了通过任何途径使用任何类型的孕激素。这项分析的主要结果是从随机分组到分娩的时间。其中 4 项试验是在美国进行的,4 项试验仅评价 17α-羟黄体酮己酸。在所有 6 项试验中都使用了糖皮质激素来促胎儿肺成熟度。研究人员得出结论,潜伏期的长度没有差异(平均 0.11 天,95％ CI 3.30～3.53)。绒毛膜羊膜炎或子宫内膜炎的发生率也没有差异。不良新生儿结局包括新生儿死亡(RR 1.60,95％ CI 0.76～3.40),两组之间相似。主要结论是,在 PPROM 患者中,孕激素的使用与妊娠期延长无关。

总结

在 PPROM 患者中使用抑制宫缩药的出版物数量有限,严重限制了得出明确结论。国家专业协会的建议也反映了这些局限性。美国妇产科学院指出,抑制宫缩药"可以考虑在 PPROM 为使用类固醇获益或为赢得母体转运时间时使用,但应该谨慎使用"[1]。英国皇家妇产科学院得出结论,由于缺乏对围产期结局的显著改善,以及科克拉内综述报告的绒毛膜羊膜炎风险增加的潜在关联,故"不建议对

PPROM 患者进行抑制宫缩治疗"[5]。

尽管目前可用的荟萃分析试图澄清这一临床难题,但即使结合所有已发表的试验,因患者数量相对较少,很难得出可概括的结论。此外,一些已知的改善围产期结局的干预措施,如糖皮质激素,在许多早期试验中没有使用。因为大多数不良结果是罕见的,即使在早期的胎龄,小样本量阻碍了对母胎利益和风险的充分评估。如果我们假设 PPROM 患者的围产期死亡率约为 7.5%[45],需要 2 994 名妇女平均分配到两组进行试验,以表明使用抗宫缩疗法将导致这种不良结局的发生率降低 1/3。因此,不太可能在不久的将来得出基于证据的明确结论。根据对现有数据的审查,以下是可以得出的循证结论。

诊疗要点

• 34 周前 PPROM 紧急(48 h)使用抑制宫缩药物可能有助于改善新生儿结局。

• 在胎儿有生机前,在 PPROM 患者中使用抑制宫缩药没有作用。

• 34 周前 PPROM 患者被允许短期的抑制宫缩治疗,为使用类固醇获益,或为赢得孕妇转送至更高水平护理机构的时间。

• 目前还没有足够的证据推荐在 34~36 周使用短期抑制宫缩药物,以从晚期早产使用皮质类固醇中获得益处。

• 如果胎膜早破在 32 周前即将分娩,则应使用硫酸镁保护神经。

• 没有一种抑制宫缩药优于另一种。

• 虽然抑制宫缩药与从胎膜破裂到分娩的潜伏期增加有关,但它们的使用也可能与宫内感染的风险增加有关。

• 使用 17α-羟黄体酮作为一种药物来延长 PPROM 孕周是无效的。

• 对于合并 PPROM 的环扎术后的病例,没有足够的证据明确建议拆除还是保留环扎线。

• 对于诊断为 PPROM 的患者,在决策使用抑制宫缩药物的风险和益处时,应始终采用一种共同的决策方法。

参·考·文·献

［1］ Prelabor Rupture of Membranes: ACOG Practice Bulletin, Number 217. Obstet Gynecol 2020; 135: e80 - e97.

［2］ Parry S, Strauss JF 3rd. Premature rupture of the fetal membranes. N Engl J Med 1998; 338: 663 - 670.

［3］ Goldenberg RL, Culhane JF, Iams JD, et al. Epidemiology and causes of preterm birth. Lancet 2008; 371: 75 - 84.

［4］ Mercer BM. Preterm premature rupture of the membranes. Obstet Gynecol 2003; 101: 178 - 193.

［5］ Thomson AJ, Royal College of Obstetricians and Gynaecologists. Care of women presenting with suspected preterm prelabour rupture of membranes from 24(10) weeks of gestation: green-top guideline no. 73. BJOG 2019; 126: e152 - 166.

［6］ Yudin MH, van Schalkwyk J, Van Eyk N. No. 233-antibiotic therapy in preterm premature rupture of the membranes. J Obstet Gynaecol Can 2017; 39: e207 - e212.

［7］ Melamed N, Hadar E, Ben-Haroush A, et al. Factors affecting the duration of the latency period in preterm premature rupture of membranes. J Matern Fetal Neonatal Med 2009; 22: 1051 - 1056.

［8］ Mendez-Figueroa H, Dahlke JD, Viteri OA, et al. Neonatal and infant outcomes in twin gestations with preterm premature rupture of membranes at 24 - 31 weeks of gestation. Obstet Gynecol 2014; 124: 323 - 331.

［9］ Mercer BM. Is there a role for tocolytic therapy during conservative management of preterm premature rupture of the membranes? Clin Obstet Gynecol 2007; 50: 487 - 496.

［10］ Kenyon S, Boulvain M, Neilson JP. Antibiotics for preterm rupture of membranes. Cochrane Database Syst Rev 2013; (12): CD001058.

[11] Ramsey PS, Lieman JM, Brumfield CG, et al. Chorioamnionitis increases neonatal morbidity in pregnancies complicated by preterm premature rupture of membranes. Am J Obstet Gynecol 2005; 192: 1162 – 1166.

[12] Ananth CV, Oyelese Y, Srinivas N, et al. Preterm premature rupture of membranes, intrauterine infection, and oligohydramnios: risk factors for placental abruption. Obstet Gynecol 2004; 104: 71 – 77.

[13] Major CA, de Veciana M, Lewis DF, et al. Preterm premature rupture of membranes and abruptio placentae: is there an association between these pregnancy complications? Am J Obstet Gynecol 1995; 172: 672 – 676.

[14] Flenady V, Wojcieszek AM, Papatsonis DN, et al. Calcium channel blockers for inhibiting preterm labour and birth. Cochrane Database Syst Rev 2014; (6): CD002255.

[15] Neilson JP, West HM, Dowswell T. Betamimetics for inhibiting preterm labour. Cochrane Database Syst Rev 2014; (2): CD004352.

[16] Crowther CA, Middleton PF, Voysey M, et al. Assessing the neuroprotective benefits for babies of antenatal magnesium sulphate: an individual participant data meta-analysis. PLoS Med 2017; 14: e1002398.

[17] Roberts D, Brown J, Medley N, et al. Antenatal corticosteroids for accelerating fetal lung maturation for women at risk of preterm birth. Cochrane Database Syst Rev 2017; (3): CD004454.

[18] Chatzakis C, Papatheodorou S, Sarafidis K, et al. Effect on perinatal outcome of prophylactic antibiotics in preterm prelabor rupture of membranes: network metaanalysis of randomized controlled trials. Ultrasound Obstet Gynecol 2020; 55: 20 – 31.

[19] Naik Gaunekar N, Raman P, Bain E, et al. Maintenance therapy with calcium channel blockers for preventing preterm birth after threatened preterm labour. Cochrane Database Syst Rev 2013; (3): CD004071.

[20] van Vliet E, Dijkema GH, Schuit E, et al. Nifedipine maintenance

tocolysis and perinatal outcome: an individual participant data meta-analysis. BJOG 2016; 123: 1753 - 1760.

[21] Tsakiridis I, Mamopoulos A, Chalkia-Prapa EM, et al. Preterm premature rupture of membranes: a review of 3 national guidelines. Obstet Gynecol Surv 2018; 73: 368 - 375.

[22] Ramsey PS, Nuthalapaty FS, Lu G, et al. Contemporary management of preterm premature rupture of membranes (PPROM): a survey of maternal-fetal medicine providers. Am J Obstet Gynecol 2004; 191: 1497 - 1502.

[23] Buchanan S, Crowther C, Morris J. Preterm prelabour rupture of the membranes: a survey of current practice. Aust N Z J Obstet Gynaecol 2004; 44: 400 - 403.

[24] Fortunato SJ, Welt SI, Eggleston M, et al. Prolongation of the latency period in preterm premature rupture of the membranes using prophylactic antibiotics and tocolysis. J Perinatol 1990; 10: 252 - 256.

[25] Jazayeri A, Jazayeri MK, Sutkin G. Tocolysis does not improve neonatal outcome in patients with preterm rupture of membranes. Am J Perinatol 2003; 20: 189 - 193.

[26] Combs CA, McCune M, Clark R, et al. Aggressive tocolysis does not prolong pregnancy or reduce neonatal morbidity after preterm premature rupture of the membranes. Am J Obstet Gynecol 2004; 190: 1723 - 1728 [discussion: 8 - 31].

[27] Kulmala L, Phupong V. Effect of terbutaline on latency period in preterm premature rupture of membranes. Gynecol Obstet Invest 2012; 73: 130 - 134.

[28] Horton AL, Lai Y, Rouse DJ, et al. Effect of magnesium sulfate administration for neuroprotection on latency in women with preterm premature rupture of membranes. Am J Perinatol 2015; 32: 387 - 392.

[29] Lorthe E, Goffinet F, Marret S, et al. Tocolysis after preterm premature rupture of membranes and neonatal outcome: a propensity-score analysis. Am J Obstet Gynecol 2017; 217: 212. e1 - e12.

[30] Jung EJ, Byun JM, Kim YN, et al. Antenatal magnesium sulfate for both tocolysis and fetal neuroprotection in premature rupture of the membranes before 32 weeks' gestation. J Matern Fetal Neonatal Med 2018; 31: 1431 - 1441.

[31] Christensen KK, Ingemarsson I, Leideman T, et al. Effect of ritodrine on labor after premature rupture of the membranes. Obstet Gynecol 1980; 55: 187 - 190.

[32] Levy DL, Warsof SL. Oral ritodrine and preterm premature rupture of membranes. Obstet Gynecol 1985; 66: 621 - 623.

[33] Garite TJ, Keegan KA, Freeman RK, et al. A randomized trial of ritodrine tocolysis versus expectant management in patients with premature rupture of membranes at 25 to 30 weeks of gestation. Am J Obstet Gynecol 1987; 157: 388 - 393.

[34] Weiner CP, Renk K, Klugman M. The therapeutic efficacy and cost-effectiveness of aggressive tocolysis for premature labor associated with premature rupture of the membranes. Am J Obstet Gynecol 1988; 159: 216 - 222.

[35] Matsuda Y, Ikenoue T, Hokanishi H. Premature rupture of the membranes—aggressive versus conservative approach: effect of tocolytic and antibiotic therapy. Gynecol Obstet Invest 1993; 36: 102 - 107.

[36] Dunlop P, Crowley P, Lamont R, et al. Preterm ruptured membranes, no contractions. J Obstet Gynecol 1986; 7: 92 - 96.

[37] Decavalas G, Mastrogiannis D, Papadopoulos V, et al. Short-term verus long-term prophylactic tocolysis in patients with preterm premature rupture of membranes. Eur J Obstet Gynecol Reprod Biol 1995; 59: 143 - 147.

[38] How HY, Cook CR, Cook VD, et al. Preterm premature rupture of membranes: aggressive tocolysis versus expectant management. J Matern Fetal Med 1998; 7: 8 - 12.

[39] Ehsanipoor RM, Shrivastava VK, Lee RM, et al. A randomized, double-masked trial of prophylactic indomethacin tocolysis versus placebo in

women with premature rupture of membranes. Am J Perinatol 2011; 28: 473 - 478.

[40] Galyean A, Garite TJ, Maurel K, et al. Removal versus retention of cerclage in preterm premature rupture of membranes: a randomized controlled trial. Am J Obstet Gynecol 2014; 211: 399. e1 - e7.

[41] Meis PJ, Klebanoff M, Thom E, et al. Prevention of recurrent preterm delivery by 17 alpha-hydroxyprogesterone caproate. N Engl J Med 2003; 348: 2379 - 2385.

[42] Combs CA, Garite TJ, Maurel K, et al. 17-hydroxyprogesterone caproate for preterm rupture of the membranes: a multicenter, randomized, double-blind, placebo-controlled trial. Am J Obstet Gynecol 2015; 213: 364. e1 - 12.

[43] Nijman TA, van Vliet EO, Naaktgeboren CA, et al. Nifedipine versus placebo in the treatment of preterm prelabor rupture of membranes: a randomized controlled trial: Assessment of perinatal outcome by use of tocolysis in early labor-APOSTEL IV trial. Eur J Obstet Gynecol Reprod Biol 2016; 205: 79 - 84.

[44] Ohlsson A. Treatments of preterm premature rupture of the membranes: a metaanalysis. Am J Obstet Gynecol 1989; 160: 890 - 906.

[45] Mackeen AD, Seibel-Seamon J, Muhammad J, et al. Tocolytics for preterm premature rupture of membranes. Cochrane Database Syst Rev 2014; (2): CD007062.

[46] Quist-Nelson J, Parker P, Mokhtari N, et al. Progestogens in singleton gestations with preterm prelabor rupture of membranes: a systematic review and metaanalysis of randomized controlled trials. Am J Obstet Gynecol 2018; 219: 346 - 355 e2.

5 | 产前糖皮质激素在未足月胎膜早破中的应用

阿什利·N.巴塔比,医学博士,临床科研硕士

关键字

• 产前糖皮质激素 • 倍他米松 • 未足月胎膜早破(PPROM) • 呼吸窘迫综合征 • 新生儿死亡率

摘要

• 产前糖皮质激素降低 PPROM 孕妇的新生儿发病率和死亡率。

• 即使在 PPROM 后,使用糖皮质激素也不会增加产妇或新生儿感染的风险。

• 没有足够的证据支持或反对对 PPROM 孕妇进行单一疗程产前皮质类固醇治疗。

引言

产前糖皮质激素是预防与早产相关的新生儿发病率和死亡率的最重要干预措施之一。糖皮质激素的有益作用是在 20 世纪 60 年代末用绵羊模型进行分娩期实验时首次发现的。格雷厄姆·里金斯发现[1],与对照组相比,外源性大剂量皮质类固醇用于引产的羔羊,其肺结构更成熟,存活时间更长[1]。随后,他与儿科医生罗斯·豪伊合作,并在 1972 年发表了第一个随机的人体临床试验,该试验表明,与安慰剂相比,两次 12 mg 倍他米松肌内注射减少了呼吸窘迫综合征的发生频率(25.8% vs 9.0%,$P = 0.003$)[2]。此外,产前给予倍他米松降低了早期新生儿死亡率(15.0% vs 3.2%,$P = 0.01$)。 虽然

这项研究提供了有希望的结果,但因为担心潜在的不良反应,产前使用皮质类固醇在临床实践中并没有被普遍采用。经历了大量旨在确认其呼吸益处和不良反应的临床试验,直到 20 世纪 90 年代,回顾和荟萃分析得出结论,有确凿证据证明产前皮质类固醇的有效性和安全性。这一对 15 项随机对照试验进行的荟萃分析,结果显示呼吸窘迫综合征(OR 0.5,95% CI 0.4～0.6)的减少以及脑室周围出血、坏死性小肠结肠炎和新生儿死亡率降低,而孕产妇感染无显著增加[3]。这项荟萃分析和其他相关出版物的结果由美国国立卫生研究院(NIH)共识小组进行了审查,该小组包括 16 名来自新生儿科、产科、家庭医学、行为医学、心理学、生物统计学和公众的专家。该小组的结论是,产前皮质类固醇治疗适用于有早产风险的妇女,几乎没有例外,并将导致新生儿发病率和死亡率的大幅下降[4]。随着其他国家组织,如美国妇产科学会(ACOG)的认可,产前皮质类固醇在临床实践中的使用急剧上升。从那时起,产前糖皮质激素的有益作用继续得到重视。最近科克拉内对包括 8 158 名婴儿在内的 30 个随机对照试验的回顾表明,新生儿发病率和死亡率降低,且没有显著的孕产妇或新生儿风险(表 5-1)[5]。

表 5-1　2017 年科克拉内评价中接受产前皮质类固醇与
安慰剂或未治疗的早产高风险妇女的结局总结

孕产妇和新生儿结局	平均相对风险 (95%置信区间)	参加人数(研究)
围产期死亡	0.72(0.58～0.89)	6 279(15 个随机对照试验)
新生儿死亡	0.69(0.59～0.81)	7 188(22 个随机对照试验)
呼吸窘迫综合征	0.66(0.56～0.77)	7 764(28 个随机对照试验)
脑室内出血	0.55(0.32～0.78)	6 093(16 个随机对照试验)
坏死性小肠结肠炎	0.50(0.32～0.78)	4 702(10 个随机对照试验)
新生儿机械通气	0.68(0.56～0.84)	1 368(9 个随机对照试验)

孕产妇和新生儿结局	平均相对风险 (95％置信区间)	参加人数(研究)
生命最初 48 h 内的全身感染	0.60(0.41～0.88)	1 753(8 个随机对照试验)
绒毛膜羊膜炎	0.83(0.66～1.06)	5 546(15 个随机对照试验)
子宫内膜炎	1.20(0.87～1.63)	4 030(10 个随机对照试验)

产前糖皮质激素可降低 PPROM 新生儿的发病率和死亡率，而不会增加产妇或新生儿感染的风险

尽管 1972 年里金斯和豪伊[2]的最初试验表明，PPROM 妇女的新生儿呼吸窘迫综合征(OR 0.44,95％ CI 0.32～0.60)减少,总体上没有增加感染风险,在这一人群中,关于产前皮质类固醇的效用有广泛的争论。最初,一些小型研究注意到孕产妇感染增加,新生儿住院时间延长,并质疑产前类固醇在降低 PPROM 妇女呼吸系统发病率方面的有效性。例如,在一项 73 名 PPROM 妇女的随机对照试验中,与对照组相比,干预组的产后发热发病率增加,呼吸窘迫综合征发生率没有减少。然而,这项 1985 年的研究由于样本量小和干预组使用氢化可的松而不是倍他米松或地塞米松而受到限制[6]。一项规模稍大的对 160 名 PPROM 妇女进行的随机对照试验也发现,使用皮质类固醇治疗后,母体子宫内膜炎的风险增加,但随机使用皮质类固醇的妇女在 48 h 后分娩,而被随机分配到对照组的妇女在出现绒毛膜羊膜炎或其他分娩指征之前都是等待治疗的[7]。值得注意的是,这两项早期研究都是在发现并将潜伏期抗生素纳入 PPROM 治疗之前进行的[8]。然而,由于潜在的感染风险增加和相对较低的呼吸不成熟率,国家卫生研究院(NIH)共识小组最初建议 PPROM 妇女仅在妊娠 30～32 周时使用产前皮质类固醇[4]。

目前最好的证据表明,在 PPROM 背景下,产前皮质类固醇可以

有效降低新生儿发病率和死亡率,而不会增加孕产妇或新生儿感染的风险。15 个随机对照试验的荟萃分析包括 1 400 多名 PPROM 妇女,产前皮质类固醇减少呼吸窘迫综合征的风险(RR 0.56,95% CI 0.31~0.70)和脑室内出血(RR 0.47,95% CI 0.05~0.82)[9],减少趋势的新生儿死亡(RR 0.68,95% CI 0.43~1.07),产妇感染(RR 0.86,95% CI 0.61~1.20)和新生儿感染(RR 1.05,95% CI 0.66~1.68)没有增加。在随后的一项荟萃分析中,包括 17 项随机对照试验和 1 900 多名 PPROM 妇女,再次发现产前皮质类固醇可降低呼吸窘迫综合征(RR 0.81,95% CI 0.67~0.98)和Ⅲ级和Ⅳ级脑室出血(RR 0.49,95% CI 0.25~0.96)的风险。新生儿败血症或产妇绒毛膜羊膜炎的发生率没有显著增加。同样,最近科克拉内综述发现,在 PPROM 亚组妇女中,产前皮质类固醇的效果与早产的其他指征相比没有显著差异(表 5-2)[5]。与安慰剂或不治疗相比,产前皮质类固醇减少呼吸窘迫综合征的风险、脑室内出血和新生儿死亡,但未增加绒毛膜羊膜炎或子宫内膜炎。因此,美国妇产科学会的最新建议并没有将产前使用皮质激素限制在妊娠 30~32 周的 PPROM 妇女[10,11]。

表 5-2 2017 年科克拉内评价中接受产前皮质类固醇与安慰剂或未治疗的 PPROM 女性亚组的结局总结

孕产妇和新生儿结局	平均相对风险（95%置信区间）	参加人数（研究）
围产期死亡	0.59(0.39~0.90)	733(4 个随机对照试验)
新生儿死亡	0.61(0.46~0.83)	1 024(8 个随机对照试验)
呼吸窘迫综合征	0.70(0.55~0.90)	1 129(12 个随机对照试验)
脑室内出血	0.47(0.28~0.79)	895(5 个随机对照试验)
绒毛膜羊膜炎	0.98(0.69~1.40)	959(7 个随机对照试验)
子宫内膜炎	1.02(0.35~2.97)	477(4 个随机对照试验)

PPROM 后不同胎龄的产前皮质类固醇

新生儿的发病率和死亡率与出生时的胎龄呈负相关,因此,产前使用皮质类固醇的潜在益处应在早期胎龄时最大,但可能在后期胎龄时减弱。然而,产前皮质类固醇在围存活期的影响一直存在争议,是因为这些新生儿出生体重极低且肺发育缓慢,这些新生儿的复苏成功率有限。在一项对妊娠 22~25 周出生的 10 541 名新生儿进行的前瞻性队列研究中,产前皮质类固醇降低了 18~22 个月生命期神经发育障碍的死亡风险[12]。这种降低在妊娠 23 周、24 周和 25 周出生的新生儿中效果显著,但在妊娠 22 周出生的新生儿中则不是这样(图 5-1)。相似地,对妊娠 22~28^{+6} 周出生的 11 022 名婴儿的前瞻性数据分析表明,产前皮质类固醇降低了妊娠 23~27 周出生的新生儿死亡率,但在妊娠 22 周出生的新生儿亚组中没有达到统计学意

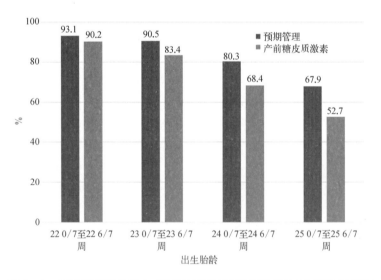

图 5-1 在围存活期分娩中,产前皮质类固醇暴露导致死亡和神经发育障碍。[数据来自 Carlo WA, McDonald SA, Fanaroff AA, et al. Association of antenatal corticosteroids with mortality and neurodevelopmental outcomes among infants born at 22 to 25 weeks' gestation. Obstet Gynecol Surv. 2012; 67(4): 215-217.]

义[13]。尽管可能在 22 周出生的婴儿亚组中没有任何影响,只是由于样本量较小和功率有限,美国妇产科协会目前不建议在妊娠 23 周之前考虑产前使用皮质类固醇[10,11,14]。值得注意的是,尽管 PPROM 后分娩的新生儿被包括在这两组人群中,但没有进行亚组分析来评估在这一特定人群中产前类固醇的作用。

在胎龄谱的另一端,有一些研究专门探讨了产前皮质类固醇对 PPROM 妇女的影响。回顾性队列研究的 191 名 PPROM 妇女 32~33^{+6} 周的妊娠产前皮质类固醇似乎没有增加绒毛膜羊膜炎的风险,而没有产前皮质类固醇(12.8% 和 10.0%,$P=0.43$),也似乎没有减少呼吸窘迫综合征的风险(33.6% 和 38.5%,$P=0.57$)[15]。本研究的主要局限性是样本量小,接受产前皮质激素(n=150)和未接受产前皮质激素(n=41)的妇女分布不均匀。该样本量仅提供 80% 的检出率,对绒毛膜羊膜炎的检出率为 3.0(产前皮质类固醇组为 30.2%),对呼吸窘迫综合征的检出率为 0.45(产前皮质类固醇组为 17.3%)。因此,研究人员没有发现呼吸窘迫综合征的减少也就不足为奇了,因为科克拉内综述表明,产前类皮质激素仅在未选定人群中减少呼吸窘迫综合征的 RR 为 0.66,在 PPROM 妇女中减少呼吸窘迫综合征的 RR 为 0.70[16]。

在最近一项针对妊娠期 34~36^{+6} 周的晚期早产妇女的随机对照试验中,发现产前倍他米松可降低复合呼吸系统疾病的发生率(11.6% 和 14.4%;RR 0.80,95% CI 0.66~0.90)和严重呼吸并发症(8.1% 和 12.1%;RR 0.67,95% CI 0.53~0.84)[17]。在 2 831 名妇女中,620 名(22%)妇女患有 PPROM,PPROM(与其他进入试验指征的比较)被评估为预先指定的亚组之一,以确定产前倍他米松是否对复合呼吸系统发病率或严重呼吸系统并发症有差异效应[18]。没有证据表明试验开始指征(早产、胎膜早破或其他产科或医学适应证)与复合呼吸系统发病率($P=0.083$)或严重呼吸系统并发症($P=0.38$)之间存在相互作用。进入试验的适应证和倍他米松对主要结局的影响之间缺乏显著的相互作用。这表明,倍他米松对

PPROM 晚期早产患者的影响与其他晚期早产患者的影响没有任何不同。基于这些发现和缺乏危害证据,美国妇产科协会建议,如果她们之前没有接受过皮质激素治疗,在妊娠 34～36^{+6} 周应进行一次单疗程的产前皮质激素治疗。

胎膜破裂后重复使用产前皮质类固醇

因为 48 h 的产前皮质类固醇疗程有效地降低了新生儿早产的发病率和死亡率,最初认为,对于仍然未分娩的妇女,多疗程治疗可能会更好。为了研究这个假设,随机双盲,安慰剂对照试验招收了 437 名即将早产女性,她们在入组前 30 周和至少 14 天前已经完成了一个单疗程产前皮质类固醇治疗,患者随机接受重复或"补救"疗程的产前皮质类固醇或外观相同的安慰剂[19]。产前使用皮质类固醇单一"抢救"疗程可降低新生儿的复合发病率(OR 0.45,95% CI 0.27～0.75)。而患有胎膜早破的女性被排除在本研究之外,因此在该人群中的影响仍然未知。

随后的研究评估了 PPROM 妇女产前皮质类固醇"补救"过程的效果,但样本量有限。在对 1 641 例 PPROM 妇女的二次分析中(1496 例接受了 1 个疗程,145 例接受了单次重复疗程),重复疗程的呼吸窘迫综合征没有减少(48.9% 和 54.5%,P=0.20)。虽然没有证据表明有益处,但也没有证据表明有危害,两组中绒毛膜羊膜炎(12.0% 和 11.0%,P=0.72)和新生儿败血症(16.2% 和 17.2%,P=0.76)的发生率相似。本研究的主要局限性包括缺乏与分娩相关的产前皮质类固醇使用时间的信息,以及样本量小,检测组间微小差异的能力有限。美国妇产科学会承认缺乏足够的证据来建议使用产前皮质类固醇的补救疗程,但如需要,它确实提供了指导意见。美国妇产科学会指出,除非已经过了至少 7～14 天,且患者目前妊娠不足 34 周,未来 7 天内早产的风险很高,否则不应给予补救疗程[10,11]。

在未选定的人群中,有证据表明多疗程导致出生时体重和头围偏小,因此不推荐使用多次产前皮质类固醇治疗。特别是在 PPROM 妇女中,有证据表明,多疗程的产前皮质类固醇增加了早期新生儿败血症、绒毛膜羊膜炎和子宫内膜炎的风险[20,21]。由于这些原因,对于有PPROM或任何其他指征有早产威胁的女性,不建议使用产前皮质类固醇超过一个补救疗程[11]。

总结及未来研究方向

综上所述,有证据支持对妊娠 24~33^{+6} 周 PPROM 孕妇给予单疗程的产前皮质类固醇治疗。美国妇产科学会指出,如果基于有限的数据,在妊娠 23 周和 34~36^{+6} 周没有接受过皮质类固醇治疗,可以考虑使用产前皮质类固醇。目前,没有足够的证据支持或反对PPROM 后使用单一产前皮质类固醇补救疗程。美国妇产科学会承认它是有争议的,但他们提出的二次分析没有增加伤害的风险并表明,对于 34 周以下且在 7 天内有分娩风险的妇女,可在前一疗程后 7天内提供单一补救疗程。需要对 PPROM 妇女进行进一步的研究,以调查妊娠不足 23 周时使用产前激素的效果,以及在妊娠后期使用产前皮质类固醇的单一补救疗程。产前皮质类固醇是预防与早产相关的新生儿发病率和死亡率的最伟大的发现之一,在 PPROM 中不应被拒绝。

诊疗要点

• PPROM 女性应给予一个疗程的产前皮质类固醇(即两剂12 mg 倍他米松,间隔 24 h),以降低新生儿发病率和死亡率的风险。

• 单疗程的产前皮质类固醇不会增加母体或新生儿感染的风险。

• 目前,没有确切的证据表明产前皮质类固醇单一补救疗程对PPROM 女性有好处或有害。

———————— 参·考·文·献 ————————

[1] Liggins GC. Premature delivery of foetal lambs infused with glucocorticoids. J Endocrinol 1969;45(4);515-523.

［2］ Liggins GC, Howie RN. A controlled trial of antepartum glucocorticoid treatment for prevention of the respiratory distress syndrome in premature infants. Pediatrics 1972; 50(4): 515 - 525.

［3］ Crowley PA. Antenatal corticosteroid therapy: a meta-analysis of the randomized trials, 1972 to 1994. Am J Obstet Gynecol 1995; 173(1): 322 - 335.

［4］ Effect of corticosteroids for fetal maturation on perinatal outcomes. NIH Consensus Statement. JAMA 1995; 273(5): 413 - 418.

［5］ Roberts D, Brown J, Medley N, et al. Antenatal corticosteroids for accelerating fetal lung maturation for women at risk of preterm birth. Cochrane Database Syst Rev 2017; (3): CD004454.

［6］ Iams JD, Talbert ML, Barrows H, et al. Management of preterm prematurely ruptured membranes: a prospective randomized comparison of observation versus use of steroids and timed delivery. Am J Obstet Gynecol 1985; 151(1): 32 - 38.

［7］ Garite TJ, Freeman RK, Linzey EM. Prospective randomized study of corticosteroids in the management of premature rupture of the membranes and the premature gestation. Am J Obstet Gynecol 1981; 141(5): 508 - 515.

［8］ Mercer BM, Egarter C, Leitich H. Antibiotic treatment for preterm premature rupture of membranes ［9］. Am J Obstet Gynecol 1996; 175(3 I): 755 - 756.

［9］ Harding JE, Pang JM, Knight DB, et al. Do antenatal corticosteroids help in the setting of preterm rupture of membranes? Am J Obstet Gynecol 2001; 184(2): 131 - 139.

［10］ American College of Obstetricians and Gynecologists. Prelabor rupture of membranes. ACOG Practice Bulletin No. 217. Obstet Gynecol 2020; 135(3): e80 - e97.

［11］ Committee on Obstetric Practice. Committee Opinion No. 713. Obstet Gynecol 2017; 130(2): e102 - e109.

［12］ Carlo WA, McDonald SA, Fanaroff AA, et al. Association of antenatal corticosteroids with mortality and neurodevelopmental outcomes among infants born at 22 to 25 weeks' gestation. Obstet Gynecol Surv 2012; 67(4): 215 – 217.

[13] Travers CP, Carlo WA, McDonald SA, et al. Mortality and pulmonary outcomes of extremely preterm infants exposed to antenatal corticosteroids. Am J Obstet Gynecol 2018; 218(1): 130. e1 – e13.

[14] Periviable birth. Obstetric Care Consensus No. 6. American College of Obstetricians and Gynecologists. Obstet Gynecol 2017; 130(4): 926 – 928.

[15] Sheibani L, Fong A, Henry DE, et al. Maternal and neonatal outcomes after antenatal corticosteroid administration for PPROM at 32 to 33 6/7 weeks gestational age*. J Matern Fetal Neonatal Med 2017; 30(14): 1676 – 1680.

[16] Roberts D, Brown J, Medley NDS. Antenatal corticosteroids for accelerating fetal lung maturation for women at risk of preterm birth. Obstet Gynecol 2007; 109(1): 189 – 190.

[17] Gyamfi-Bannerman C, Thom EA, Blackwell SC, et al. Antenatal betamethasone for women at risk for late preterm delivery. N Engl J Med 2016; 374(14): 1311 – 1320.

[18] Gyamfi-Bannerman C, Thom EA, Blackwell SC, et al. Supplementary appendix of antenatal betamethasone for women at risk for late preterm delivery. N Engl J Med 2016; 374: 1311 – 1320.

[19] Garite TJ, Kurtzman J, Maurel K, et al. Impact of a "rescue course" of antenatal corticosteroids: a multicenter randomized placebo-controlled trial. Am J Obstet Gynecol 2009; 200(3): 248. e1 – e9.

[20] Vermillion ST, Soper DE, Chasedunn-Roark J. Neonatal sepsis after betamethasone administration to patients with preterm premature rupture of membranes. Am J Obstet Gynecol 1999; 181(2): 320 – 327.

[21] Yang S, Choi S, Roh C, et al. Multiple courses of antenatal corticosteroid therapy in patients with preterm premature rupture of membranes. J Perinat Med 2004; 32(1): 42 – 48.

6 预防性使用抗生素在未足月胎膜早破中的应用

莎拉·多特斯-卡茨,医学博士,护理学硕士

关键词

• 未足月胎膜早破 • 潜伏期 • 抗生素

摘要

• 预防性使用抗生素可减少产妇和新生儿感染率,同时有助于延长潜伏期。

• 虽然抗生素使用方案众多,但目前推荐的是氨苄西林 2 g,每 6 h 静脉滴注一次,48 h 后再口服阿莫西林 250 mg/次,每 8 h 一次,共 5 天。或者红霉素 250 mg 静脉滴注,每 6 h 一次,48 h 后再口服红霉素 333 mg/次,每 8 h 一次,共 5 天。

• 推荐单胎和多胎妊娠 PPROM 在可存活至妊娠 33 6/7 周间为延迟孕周而预防性使用抗生素。

背景

PPROM 占所有妊娠的 3%～4%,25%～30% 的早产都是由 PPROM 引起的[1]。虽然确切原因未知,但被认为是多因素造成的,感染和炎症是主要原因。虽然感染通常是胎膜早破的诱因,但胎膜破裂后又会增加感染机会。致病菌产生破坏细胞膜完整性的蛋白酶、胶原酶和(或)粘蛋白酶,引发炎症级联反应,最终导致胎膜破裂[2]。继发感染病例被认为是阴道上行感染所致宫内感染和(或)胎儿感染。

无论是原发感染还是继发感染,感染和新生儿不良结局关系密切,并进一步加剧了早产风险。神经系统损伤(包括脑瘫)、慢性肺病、脑室内出血、新生儿脓毒症、坏死性小肠结肠炎(NEC)和新生儿死亡均与宫内感染有关[3]。感染对胎儿的影响是可怕的,对母体也会产生不良影响。产前宫内感染带给母体的风险包括败血症、子宫内膜炎、产后出血,以及极少数病例入住重症监护病房,甚至死亡[4]。因此,抗生素的应用一直以来被认为是未足月胎膜早破管理中的必要部分,对母体和胎儿均有益。

值得注意的是,抗生素并不是 PPROM 管理中唯一不可或缺的。从胎儿有生存机会开始至妊娠 33^{+6} 周应给予皮质类固醇以促进胎肺成熟[5]。这种情况下使用皮质类固醇并不增加感染率,并推荐从有生存力至妊娠 32 周使用镁离子用以保护神经[5]。这些观点会在其他章节进一步详细讨论,现在主要是让大家认识到这些患者的管理还存在其他关键方面。最后,除非另有说明,PPROM 潜伏期抗生素使用推荐的孕周为有生存力至妊娠 34 周前。

我们要治疗什么细菌?

使用抗生素治疗胎膜早破的最终目的是避免母体和胎儿感染,从而延长妊娠时间。在宫内感染病例中,特别是 PPROM 合并宫内感染病例中可分离出一种常见的病原体——解脲支原体[6,7],其他常见的包括人型支原体、链球菌和葡萄球菌[6-8]。一些研究发现,肠道革兰阴性菌群和厌氧菌也是比较常见的感染种类[8,9]。考虑到多种微生物同时感染的特点,在选择抗生素时应该考虑尽量覆盖这些微生物种类。

PPROM 时使用抗生素的依据是什么?

在 PPROM 中使用抗生素是有循证依据的。最近一项针对 PPROM 的科克拉内评价获得许多新的发现。在 12 项试验包含的 1 680 个婴儿中,使用抗生素使得 PPROM 发生新生儿感染的机会较未使用抗生素降低了 33%[10]。在这项分析中,未发现两者间呼吸窘迫综合征、坏死性小肠结肠炎或需要机械通气发生率之间的差别。然而,在随访的 12 项试验 6 289 名婴儿中,使用抗生素后出院时出现脑部超声异常的比例下降 19%[10]。类似在涉及新生儿住院时间的 3 项试验 225 个婴儿中,接受抗生素治疗的母亲所生婴儿其平均住院时间缩短 5 天[10]。奥拉克的研究随访 PPROM 儿童至 7 岁,在这 3 171 名儿童中,没有发现母亲接受抗生素治疗组和服用安慰剂组间所生孩子在功能障碍上的差别[10,11]。

这项科克拉内研究还涉及母亲预后的评估。在 11 项试验 1559 名女性中,接受抗生素治疗者绒毛膜羊膜炎的发生率较低(RR 66%,95% CI 0.46~0.96)[10],但剖宫产率无差异,48 h 和 7 天延时分娩的比例相对更高。所有纳入研究对象均无孕产妇死亡。

因此,基于这一荟萃分析,针对 PPROM 使用抗生素对母亲和新生儿都有明显的好处。

PPROM 的治疗推荐使用什么抗生素?

考虑到感染和炎症在 PPROM 的发病机制和自然进程中发挥的作用,30 多年来,临床医生为这一适应证开具了多种抗生素。然而,随着越来越多研究的进行,具体治疗方案和疗程也有所改变。下一节将概述这些推荐方案的改变。

1997 年,默瑟和他的同事[12]公布了一项具有里程碑意义的试验,提出标准化治疗建议。这个多中心随机双盲安慰剂对照试验随机抽取 614 名妇女,治疗组静脉注射氨苄西林(2 g/6 h)和红霉素(250 mg/8 h),48 h 后连续 5 天口服阿莫西林(250 mg/8 h)和红霉素(333 mg/8 h),对照组给予安慰剂。在本研究中,新生儿发病率和死亡率的主要结局在抗生素组中更少见,如呼吸窘迫,2 期或 3 期坏死性小肠结肠炎、新生儿败血症和新生儿肺炎。也许最重要的发现是接受抗生素治疗的 B 族链球菌阴性妇女出现妊娠期明显延长,孕周延长中位数为 6.1 天,而安慰剂组只有 2.9 天。除此之外,相比对照组,治疗组在胎膜破裂后继续妊娠2天、7天、14天和21天的可能性更大。默瑟和他的同事[12]用"延迟分娩"来描述这一发现。因此,许多临床医生将PPROM发生后使用的抗生素称为"延迟性抗生素"。对于本文的其余部分,我们也会使用到这个短语。

在本试验的基础上,氨苄西林和红霉素方案成为PPROM的标准治疗。从那时起,开始出现大量对比性的替代方案的研究。最近的一项科克拉内综述对多个方案进行了亚组比较,发现在孕产妇发病率或新生儿复合发病率方面没有差异,但确实注意到,β内酰胺酶抑制抗生素与坏死性小肠结肠炎发生率增加相关(RR 4.72,95% CI 1.57~14.23)[10]。凯尼恩和他的同事[13]将2 415名PPROM患者随机分为两组,一组是联合阿莫西林和克拉维酸(co-amoxiclav),另一组是红霉素。尽管co-amoxiclav组在48 h内分娩的可能性更低,但与安慰剂相比,坏死性小肠结肠炎的发生率较后者高4倍。服用任意联合阿莫西林和克拉维酸药物发生坏死性小肠结肠炎的比例是未接受联合阿莫西林和克拉维酸治疗的2.5倍[13]。基于这些发现,研究人员建议在PPROM处理中不使用联合阿莫西林和克拉维酸进行延迟孕周的治疗。

另外,治疗的持续时间在不同的研究中差异很大。在1997年默瑟和他的同事[12]进行试验之前,各种研究方案选定抗生素疗程为1天[19]、3天[20]、7天[21,22]不等,但随机试验中从胎膜破裂使用抗生素直至分娩的情况也并不少见[14-18]。凯尼恩及其同事[13]的研究比较了红霉素和联用阿莫西林和克拉维酸,在长达10天或直至分娩前的疗效,两项试验进行3天和7天治疗的比较。刘易斯及其同事[23]将84名妇女随机分为3天或7天服用氨苄西林舒巴坦,并没有发现延迟分娩的差异。同样,西格尔及其同事[24]随机抽取48名妇女服用氨苄西林3天或7天,在延迟分娩方面也没有发现差别[12]。在一项科克拉内评价中,综合这些数据其结果也没有差异。美国妇产科医师学会(ACOG)目前的建议是,抗生素疗程为7天。

虽然最初的研究药物选择红霉素,但随后发现这种药物治疗同时伴有不良反应。最常见的不良反应为胃肠道反应，特别是恶心、呕吐和腹泻。相比之下，同一类药物阿奇霉素，其不良反应要小得多。皮尔逊及其同事[25]回顾性分析了 75 名接受红霉素治疗的妇女和 93 名接受阿奇霉素治疗的妇女的潜伏期差异，发现在延迟分娩、羊膜腔内感染和新生儿败血症方面均没有差异。另一项更新的回顾性队列研究(132 例红霉素与 243 例阿奇霉素)亦未发现两者在延迟分娩、孕产妇预后及新生儿预后方面的差异[26]。最近的一项成本分析显示，阿奇霉素比红霉素成本更低。当前美国妇产科学会推荐使用红霉素，但也认可许多中心使用阿奇霉素替代[5]。目前，美国妇产科学会对抗生素选择、给药剂量和持续时间的建议见表 6-1。

表 6-1   抗生素的选择、剂量和频率基于青霉素(PCN)过敏状态

抗生素推荐	
无青霉素过敏	氨苄西林 2 g IV q6 h×48 h，然后阿莫西林 250 mg PO q8h×5 d 或红霉素 250 mg IV q6h×48 h，然后红霉素 333 mg PO q8h×5 d[a]
轻微青霉素过敏	头孢唑啉 1 g IV q8h×48 h，然后头孢氨苄 500 mg PO q6h×5 d 或红霉素 250 mg IV q6 h×48 h，然后红霉 333 mg PO q8h×5 d[a]
严重青霉素过敏	克林霉素 900 mg IV q8h＋庆大霉素 5 mg/kg IV qd×48 h，然后克林霉素 300 mg PO q8h×5 d 或红霉素 250 mg IV q6h×48 h，然后红霉素 333 mg PO q8h×5 d[a]

缩写：IV，静脉滴注；PO，口服。
[a]：阿奇霉素可作为替代物。

不同孕龄的影响

PPROM 患者有存活能力至妊娠 34 周时，ACOG 建议使用抗生素以延长孕周[5]。因为各机构对胎儿具备存活能力的定义不同，研

究者选择使用有生机儿这一术语而非胎龄下限。但值得注意的是，ACOG 在最新的指南中使用了妊娠 24 周这一概念[27]。在新生儿复苏中心，建议胎龄也为 24 周，在胎膜破裂初期推荐使用潜伏期抗生素是非常合理的。

最近有数据表明，在 34 周后发生的 PPROM 给予期待治疗至足月（定义 37 周），新生儿预后改善，新生儿住院时间缩短[28]。在这项试验中，没有关于潜伏期抗生素的标准化方案报告。最近的一项荟萃分析在新生儿预后方面显示出类似的结果[29]。研究人员使用参与者级别数据对接受潜伏期抗生素进行亚组分析，结果显示接受抗生素治疗其新生儿预后并没有差异[29]。因此，ACOG 目前不建议 34 周后发生 PPROM 时使用潜伏期抗生素[5]。

在 PPROM 未达可存活期使用抗生素来延迟分娩的可行性不太明确，会在本书的其他地方讨论。

特殊思考：多胎妊娠

多胎妊娠发生胎膜早破比单胎妊娠更常见，回顾性数据表明，多胎妊娠潜伏期时长往往较短[30,31]。目前，没有专门针对使用潜伏期抗生素的双胎或者多胎妊娠的研究数据。双胎妊娠包含在最初的许多研究中，特别是默瑟团队[12]和肯尼恩团队[32]。因此，大多数多胎妊娠发生 PPROM 时，在潜伏期抗生素选择方面参照单胎妊娠来管理。

对于发生 PPROM 时处于未达可存活期的多胎妊娠也是如此，而且多胎妊娠比单胎妊娠更容易发生未达可存活期的 PPROM。一项回顾性研究专门研究了潜伏期抗生素使用对 30 例双胎妊娠合并未达可存活期的 PPROM 的影响[33]。这项研究没有体现出潜伏期中位数以及母儿预后的差异。然而，考虑到这是一个小型单中心的研究，在处理多胎妊娠出现未达可存活期的 PPROM 时，针对个体案例时仍需充分沟通与谨慎决策[5,34,35]。

特殊注意事项：青霉素过敏或大环内酯类过敏

在临床处理中，出现 PPROM 伴青霉素过敏时该使用什么样的抗生素方案，这是一个具有挑战性的问题。虽然没有专门针对 PPROM 的数据，但可以从出现这一难题的产科其他临床情形中进行推测而给出相关建议。在这些情况下，抗生素治疗方案应该是 7 天的总疗程，包括 2 天静脉注射治疗和 5 天的口服治疗。对于轻度过敏的女性，也就是低风险过敏反应，第一代和第二代头孢菌素被认为是安全的[36]。因此推荐头孢唑啉 1 g 静脉滴注，每 8 h 一次，48 h 后改头孢氨苄 500 mg 口服，每 6 h 一次，持续 5 天。标准的大环内酯类疗程也是 7 天。高风险过敏反应人群应该静脉滴注克林霉素 900 mg（每 8 h 一次）和庆大霉素 5 mg/kg（每天一次），48 h 后改单独口服克林霉素，300 mg/次，每 8 h 一次，连续 5 天[36]。如果换成大环内酯物，其标准疗程也是 7 天。

关于这些方案疗效的数据有限。一项回顾性研究包括 128 名未接受含有 β 内酰胺（青霉素或头孢菌素）方案（即过敏高风险）与 821 名接受含有 β 内酰胺疗方案的患者[37]。在该研究中，延迟分娩的时间没有差异。然而，子宫内膜炎发生在非 β 内酰胺组较高。这项研究还发现 β 内酰胺组较高的坏死性小肠结肠炎发生率和非 β 内酰胺组较高的支气管肺发育不良发生率，但是没有对这些结果进行校正分析。虽然这项研究提出了许多问题，但它也强调了对青霉素过敏妇女进行过敏测试的重要性。

大环内酯类过敏远不如青霉素过敏常见，需要评估是药物不耐受还是真正的药物过敏，这也很重要。在这些情况下，没有明确的已证明有效的替代方案，可以考虑只给予氨苄西林部分的方案。

特殊注意事项：发生 PPROM 时已知 B 族链球菌阴性

对于 B 族链球菌状态未知的 PPROM 女性应进行 B 族链球菌检验，并用氨苄西林治疗。如果在 7 天疗程结束前 B 族链球菌培养结果为阴性,继续完成抗生素疗程[38]。如果患者仍然处于妊娠状态,应该每5周进行一次复检。

过去5周内B族链球菌培养呈阳性或尿培养B族链球菌阳性的患者也应采用氨苄西林治疗,在这些情况下不需要进行重复检测。

在极少数情况下,PPROM患者可能会因为早产因素或其他无关原因已在几周前完成B族链球菌检测。一些B族链球菌培养阴性的病例随后又发生PPROM,目前没有适当的指南供参考。

考虑到低成本和低风险性,除了在默瑟团队试验中B族链球菌阴性组的获益[12],大部分医生仍选择将氨苄西林和阿莫西林纳入潜伏期抗生素方案[12]。

特殊注意事项:胎膜破裂后7天内分娩发作?

大约50%的妇女会在胎膜破裂后7天内分娩[12]。许多妇女在分娩启动时接受抗生素治疗。在这些情况下,对于B族链球菌未知和B族链球菌阳性的妇女应继续进行B族链球菌预防性治疗。虽然缺乏具体指南,继续使用大环内酯类也被认为是合理的。一旦分娩完成,可以停止使用所有抗生素,除非有其他需要产后使用抗生素的产科指征存在。需要评估绒毛膜羊膜炎的可能性,在适当的情况下使用抗菌谱更广的治疗。

总结

尽管在处理PPROM时已有几十年的抗生素使用经验,但最佳方案还难以明确,可能需要继续改进。这次推荐的方案包括7天的氨苄西林和红霉素疗程,前2天静脉滴注,后5天口服。基于现有数据显示,阿奇霉素的替代似乎不会影响孕妇或者新生儿预后,不良反应也有所改善。这个方案用于PPROM有生机儿阶段开始至妊娠34周,包括单胎妊娠和多胎妊娠。荟萃分析表明,使用抗生素这一指征与母体和胎儿感染率较低以及延长孕周有关。因此,所有妊娠34周前的PPROM妇女都推荐潜伏期抗生素。

诊疗要点

· 在围存活期至妊娠满 34 周发生 PPROM 时推荐使用潜伏期抗生素以使母胎获益。这些可供在处理未达可存活期的 PPROM 时借鉴参考,前提是共同制订决策时应充分沟通咨询。

· 34 周后的 PPROM 不推荐使用潜伏期抗生素,虽然 B 族链球菌预防性治疗是合适的。

· 推荐的方案是氨苄西林 2 g 静脉滴注,每 6 h 一次,48 h 后再口服阿莫西林 250 mg,每 8 h 一次,连续 5 天。红霉素 250 mg 静脉滴注,每 6 h 一次,48 h 后口服红霉素,每 8 h 一次,连续 5 天。虽然也有很多替代方案使用阿奇霉素。

· 对于轻度青霉素过敏的患者,应使用头孢菌素类药物。严重青霉素过敏可以用 7 天的克林霉素和 2 天的庆大霉素作为替代。

―――――――――― 参·考·文·献 ――――――――――

[1] Mercer BM. Preterm premature rupture of the membranes: current approaches to evaluation and management. Obstet Gynecol Clin North Am 2005;32(3):411-428.

[2] Kumar D, Moore RM, Mercer BM, et al. The physiology of fetal membrane weakening and rupture: Insights gained from the determination of physical properties revisited. Placenta 2016;42:59-73.

[3] Aziz N, Cheng YW, Caughey AB. Neonatal outcomes in the setting of preterm premature rupture of membranes complicated by chorioamnionitis. J Matern Fetal Neonatal Med 2009;22(9):780-784.

[4] Reddy UM, Rice MM, Grobman WA, et al. Serious maternal complications after early preterm delivery (24-33 weeks' gestation). Am J Obstet Gynecol 2015;213(4):538-539.

[5] Prelabor rupture of membranes: ACOG practice bulletin, number 217. Obstet Gynecol 2020;135(3):e80-97.

[6] Lee J, Romero R, Kim SM, et al. A new antibiotic regimen treats and

prevents intra-amniotic inflammation/infection in patients with preterm PROM. J Matern Fetal Neonatal Med 2016; 29(17): 2727 - 2737.

[7] Romero R, Miranda J, Kusanovic JP, et al. Clinical chorioamnionitis at term I: microbiology of the amniotic cavity using cultivation and molecular techniques. J Perinat Med 2015; 43(1): 19 - 36.

[8] Kim CJ, Romero R, Chaemsaithong P, et al. Acute chorioamnionitis and funisitis: definition, pathologic features, and clinical significance. Am J Obstet Gynecol 2015; 213(4 Suppl): S29 - 52.

[9] Sperling RS, Newton E, Gibbs RS. Intraamniotic infection in low-birth-weight infants. J Infect Dis 1988; 157(1): 113 - 117.

[10] Kenyon S, Boulvain M, Neilson JP. Antibiotics for preterm rupture of membranes. Cochrane Database Syst Rev 2013; (12): CD001058.

[11] Kenyon S, Pike K, Jones DR, et al. Childhood outcomes after prescription of antibiotics to pregnant women with preterm rupture of the membranes: 7-year follow-up of the ORACLE I trial. Lancet 2008; 372 (9646): 1310 - 1318.

[12] Mercer BM, Miodovnik M, Thurnau GR, et al. Antibiotic therapy for reduction of infant morbidity after preterm premature rupture of the membranes. A randomized controlled trial. National Institute of Child Health and Human Development Maternal-Fetal Medicine Units Network. JAMA 1997; 278(12): 989 - 995.

[13] Kenyon SL, Taylor DJ, Tarnow-Mordi W, et al. Broad-spectrum antibiotics for preterm, prelabour rupture of fetal membranes: the ORACLE I randomised trial. ORACLE collaborative group. Lancet 2001; 357(9261): 979 - 988.

[14] Amon E, Lewis SV, Sibai BM, et al. Ampicillin prophylaxis in preterm premature rupture of the membranes: a prospective randomized study. Am J Obstet Gynecol 1988; 159(3): 539 - 543.

[15] Grable IA, Garcia PM, Perry D, et al. Group B streptococcus and preterm premature rupture of membranes: a randomized, double-blind clinical trial of antepartum ampicillin. Am J Obstet Gynecol 1996; 175 (4

Pt 1）：1036－1042.

［16］ Johnston MM，Sanchez-Ramos L，Vaughn AJ，et al. Antibiotic therapy in preterm premature rupture of membranes：a randomized，prospective，double-blind trial. Am J Obstet Gynecol 1990；163（3）：743－747.

［17］ Ernest JM，Givner LB. A prospective，randomized，placebo-controlled trial of penicillin in preterm premature rupture of membranes. Am J Obstet Gynecol 1994；170（2）：516－521.

［18］ Mercer BM，Moretti ML，Prevost RR，et al. Erythromycin therapy in preterm premature rupture of the membranes：a prospective，randomized trial of 220 patients. Am J Obstet Gynecol 1992；166（3）：794－802.

［19］ Kurki T，Hallman M，Zilliacus R，et al. Premature rupture of the membranes：effect of penicillin prophylaxis and long-term outcome of the children. Am J Perinatol 1992；9（1）：11－16.

［20］ Lockwood CJ，Costigan K，Ghidini A，et al. Double-blind；placebo-controlled trial of piperacillin prophylaxis in preterm membrane rupture. Am J Obstet Gynecol 1993；169（4）：970－976.

［21］ McGregor JA，French JI，Seo K. Antimicrobial therapy in preterm premature rupture of membranes：results of a prospective，double-blind，placebo-controlled trial of erythromycin. Am J Obstet Gynecol 1991；165（3）：632－640.

［22］ Christmas JT，Cox SM，Andrews W，et al. Expectant management of preterm ruptured membranes：effects of antimicrobial therapy. Obstet Gynecol 1992；80（5）：759－762.

［23］ Lewis DF，Adair CD，Robichaux AG，et al. Antibiotic therapy in preterm premature rupture of membranes：are seven days necessary? a preliminary，randomized clinical trial. Am J Obstet Gynecol 2003；188（6）：1413－1416［discussion：1416－1417］.

［24］ Segel SY，Miles AM，Clothier B，et al. Duration of antibiotic therapy after preterm premature rupture of fetal membranes. Am J Obstet Gynecol 2003；189（3）：799－802.

［25］ Pierson RC，Gordon SS，Haas DM. A retrospective comparison of antibiotic regimens for preterm premature rupture of membranes. Obstet Gynecol 2014; 124(3); 515 - 519.

[26] Navathe R, Schoen CN, Heidari P, et al. Azithromycin vs erythromycin for the management of preterm premature rupture of membranes. Am J Obstet Gynecol 2019; 221(2); 144. e141 - e148.

[27] The obstetrics and gynecology milestone project. J Grad Med Educ 2014; 6(1 Supplement 1); 129 - 143.

[28] Morris JM, Roberts CL, Bowen JR, et al. Immediate delivery compared with expectant management after preterm pre-labour rupture of the membranes close to term (PPROMT trial); a randomised controlled trial. Lancet 2016; 387(10017); 444 - 452.

[29] Quist-Nelson J, de Ruigh AA, Seidler AL, et al. Immediate delivery compared with expectant management in late preterm prelabor rupture of membranes; an individual participant data meta-analysis. Obstet Gynecol 2018; 131(2); 269 - 279.

[30] Bianco AT, Stone J, Lapinski R, et al. The clinical outcome of preterm premature rupture of membranes in twin versus singleton pregnancies. Am J Perinatol 1996; 13(3); 135 - 138.

[31] Mercer BM, Crocker LG, Pierce WF, et al. Clinical characteristics and outcome of twin gestation complicated by preterm premature rupture of the membranes. Am J Obstet Gynecol 1993; 168(5); 1467 - 1473.

[32] Kenyon S, Boulvain M, Neilson J. Antibiotics for preterm premature rupture of membranes. Cochrane Database Syst Rev 2001; (4); CD001058.

[33] Myrick O, Dotters-Katz S, Grace M, et al. Prophylactic antibiotics in twin pregnancies complicated by previable preterm premature rupture of membranes. AJP Rep 2016; 6(3); e277 - 282.

[34] Obstetric care consensus no. 6 summary; periviable birth. Obstet Gynecol 2017; 130(4); 926 928.

[35] Dotters-Katz SK, Myrick O, Smid M, et al. Use of prophylactic antibiotics in women with previable prelabor rupture of membranes. J Neonatal Perinatal Med 2017; 10(4); 431 - 437.

[36]   Committee on Practice B-O. ACOG practice bulletin no. 199: use of
       prophylactic antibiotics in labor and delivery. Obstet Gynecol 2018;
       132(3): e103 - 119.

[37]   Siegel AM, Heine RP, Dotters-Katz SK. The effect of non-penicillin
       antibiotic regimens on neonatal outcomes in preterm premature rupture of
       membranes. AJP Rep 2019; 9(1): e67 - e71.

[38]   Verani JR, McGee L, Schrag SJ, Division of Bacterial Diseases NCfI,
       Respiratory Diseases CfDC, Prevention. Prevention of perinatal group B
       streptococcal disease-revised guidelines from CDC, 2010. MMWR
       Recomm Rep 2010; 59(RR-10): 1 - 36.

7 未足月胎膜早破合并病毒感染

卢克·A.加塔,医学博士;布伦纳·L.修斯,医学博士,理学硕士

关键词

- 未足月胎膜早破(PPROM)·乙型肝炎病毒(HBV)·单纯疱疹病毒·人类免疫缺陷病毒

摘要

- 病毒感染的治疗旨在改善母体症状和减少围产期传播。
- 多学科团队通常需要管理 PPROM 患者因病毒性疾病引起的后遗症。
- 尽管关于 PPROM 中常见病毒的产前管理数据很少,但基本原则可以从国家指南和妊娠患者研究中推断出来。可就已经确立的早产风险与通常不明确的垂直传播风险进行权衡。

引言

常见的病毒感染在怀孕期间有特殊性。尽管很常见,但对病毒机制和随后母胎界面的免疫反应的了解有限。由于具有新的免疫力,成人的其他自限性感染可能会导致新生儿终生发病(如乙型肝炎病毒)或死亡率高(如单纯疱疹病毒)。

临床和实验室数据表明,在正常情况下,使用标准培养和分子微生物学技术,羊水是无菌的[1]。一般而言,病毒通过以下 4 种机制中的一种进入羊膜:通过血行传播的经胎盘播种,通过羊膜穿刺术等医源性程序引入,通过输卵管从腹膜腔逆行播种和宫颈阴道分泌物

上行感染[2]。随着胎膜破裂,上行感染变得特别令人担忧,因为胎儿会暴露于下生殖道。根据胎膜破裂时的胎龄,必须权衡早产与通过期待管理延长妊娠。出于这个原因,PPROM 与并发母体病毒感染构成了一个复杂的情况就是:已确定的早产风险与通常不明确的垂直传播风险相权衡。本文回顾了妊娠期的几种病毒感染,重点关注PPROM 的管理,重点是可用的高质量数据和临床指南。

乙型肝炎病毒(HBV)

HBV 是主要的全球公共卫生问题。最近发表在《柳叶刀》上对195 个国家死亡率的评估中[3],HBV 仍然是全球肝病的主要原因。公共卫生减少全球负担的努力集中在围产期传播,因为发生慢性感染的可能性与年龄成反比:未接种疫苗的急性感染婴儿发生慢性乙型肝炎的风险为 85%～95%,其他方面健康的成年人发生风险为5%～15%[4]。安全有效的疫苗可提供 98%～100%的乙型肝炎保护[4]。因此,识别有传播风险的新生儿至关重要。

自然史和孕产妇影响

HBV 主要通过肠外和性接触传播,因为它存在于血清、精液和唾液中。很少涉及输血[5]。在免疫功能正常的成年人中,急性感染通常是轻微的和自限性的,症状包括不适、厌食和恶心。对于模糊的症状,评估通常由身体检查提示进行,例如黄疸、无胆汁大便或尿液颜色变深。与症状发作相关的是,急性肝炎患者的肝酶(丙氨酸氨基转移酶和天冬氨酸氨基转移酶)可能会随着血清胆红素的升高而升高。成人急性感染患者的死亡率很低;85%～95%的患者完全消退,其余 5%～15%的患者发展为慢性感染[6]。对于慢性感染,15%～30%的患者可能会继续出现病毒复制,从而导致肝硬化[7]。

筛查和诊断

建议在怀孕期间进行 HBV 普查,在初次产前检查期间评估乙型肝炎表面抗原(HBsAg)[8-11]。建立诊断更为复杂,在表7-1中进行了说明。诊断要点:HBsAg阳性表明当前感染(急性或慢性),抗乙型肝炎表面抗体免疫球蛋白G(IgG)赋予免疫力。HBsAg血清阳性超过20周,在没有抗HBs IgG的情况下,定义为慢性携带状态[12]。HBV-DNA是一种可靠的病毒复制分子检测方法,可评估疾病进展和对治疗的反应。在怀孕期间,HBV-DNA(病毒载量)是预测传播风险的最重要标志物[13,14]。对于HBsAg阳性女性,疾病控制和预防中心(CDC)、美国妇产科学院(ACOG)和母胎医学会(SMFM)建议评估妊娠晚期的病毒载量后考虑启动抗病毒治疗以减少垂直传播[11,15,16]。

表7-1 建立乙型肝炎诊断

	乙型肝炎表面抗原	抗HBc	抗HBs	
易感染	—	—	—	
自然免疫	—	+	+	
被动免疫	—	—	+	
急性感染	+	+	—	抗HBc IgM+
慢性感染	+	+	—	抗HBc IgM—

缩写:抗HBc,抗乙型肝炎核心抗体;抗HBs,抗乙型肝炎表面抗体。

胎儿感染

垂直传播包括产前、产时和产后机制。最大的传播风险是新生儿暴露于生殖道血液和分泌物又没有产后接种疫苗[17-22]。在没有新生儿预防措施的情况下,大约20%的血清反应阳性妇女会传播病毒(当HBeAg阳性,接近90%)[23]。预防垂直传播的关键干预措施是对可能暴露或最终暴露的婴儿进行主动(HBV疫苗系列)和被动(HBV免疫球蛋白)免疫的组合[11,24]。

孕期治疗

与非妊娠患者相似,妊娠期急性乙型肝炎病毒感染通常是轻度和自限性的。治疗主要是支持性的,除非在可能需要抗病毒治疗的严重或长期肝功能衰竭的情况下[25,26]。正如人类免疫缺陷病毒(HIV)病毒载量管理治疗算法的演变所证明的那样,除了及时识别需要被动免疫预防的分娩外,治疗慢性 HBV 越来越多地侧重于减少病毒血症用 HBV 静脉注射免疫球蛋白。对 10 项试验的荟萃分析表明,当抗病毒药物与免疫预防相结合时,在 24～32 周开始使用直接作用抗病毒药物(DAA)可减少 HBV 传播,优势比(OR)为 0.2(95% CI,0.10～0.39)。特定的抗病毒药物超出了本综述的范围,尽管有 4 种药物已证明有效[27,28]。来自美国母胎医学会(SMFM)和最近来自美国肝病研究协会(AASLD)的指南建议:对高病毒血症女性(当 HBV‐DNA 阈值>200 000 IU/mL)进行治疗[11,29]。对于 HBsAg 阳性或 HBsAg 未知妇女所生的所有婴儿,应在出生后 12 h 内使用乙肝免疫球蛋白和乙肝疫苗系列进行免疫预防。

产时注意事项

对于有效且广泛使用的产后疫苗,关于降低传播风险的劳动管理策略数据很少。鉴于最大的传播风险似乎是受感染的生殖道分泌物和血液,因此限制侵入性产时手术在理论上是有益的。然而,有效的产后 HBV 免疫预防可显著降低这些风险,并且美国母胎医学会并未规定因 HBsAg 阳性而需要改变产时管理[11]。

2013 年,中国一项对 1 409 名病毒载量低于 1 000 000 copies/mL 的 HBsAg 阳性母亲所生婴儿进行的回顾性研究未发现在分娩途径方面的传播率存在差异[30,31]。然而,择期剖宫产(1.4%)与阴道分娩(3.4%)相比,高病毒血症母亲(>1 000 000 copies/mL)所生婴儿的免疫预防失败存在显著差异($P=0.032$)。必须谨慎考虑本研究的结论,因为与美国的护理标准相比,产后免疫预防方案有所不同。目前,鉴于数据相互矛盾以及新生儿免疫预防的广泛应用,美国母胎医学会不建议将剖宫产作为减少 HBV 垂直传播的指征[11]。

胎膜破裂的注意事项

PPROM 在 HBV 垂直传播中的影响尚未得到很好的研究,尽管有观察数据,但似乎可以忽略不计。一项针对 641 名 HBsAg 阳性妇女的前瞻性观察性研究,评估了 9～12 个月时 HBsAg 阳性婴儿的比例。所有妇女在分娩时都接受了标准的免疫预防,每名婴儿均在高病毒血症环境下出生,在 641 例病例中 7 名婴儿在 9～12 个月时 HBsAg 阳性。当评估产科因素时,分娩途径或胎膜早破持续时间之间没有差异[32]。这些发现与对 101 名确认垂直传播的新生儿的回顾性风险分析一致,其中胎膜早破与传播风险增加无关[33]。两项研究都得出结论,胎膜早破的时间对传输速率没有显著影响。最具预测性的变量似乎是病毒载量,除了标准的免疫预防外,在高病毒血症的情况下,最好的治疗仍然是抗病毒药物。

临床指南

• 美国妇产科学会(ACOG)、美国母胎医学会(SMFM)和美国预防服务工作组(USPSTF)建议针对 HBsAg 进行常规产前筛查[9-11]。

• CDC、ACOG、SMFM 建议考虑对病毒载量高的女性进行 HBV 靶向抗病毒治疗,以降低宫内胎儿感染的风险;2B 级。美国肝病学会(AASLD)建议对 HBV‐DNA 大于 200 000 IU/mL 的母亲进行抗病毒治疗[11,15,34]。

• SMFM 建议不要将剖宫产作为减少 HBV 传播的唯一指征。

• CDC、ACOG、SMFM 建议对所有婴儿进行普遍主动免疫。

• CDC、ACOG、SMFM 推荐乙肝免疫球蛋白以及已知或未知 HBsAg 阳性母亲所生婴儿的主动免疫。

丙型肝炎病毒

丙型肝炎病毒(HCV)是美国最常见的血液传播感染[35],也是慢性肝病的主要原因。其日益流行与阿片类药物流行有关[36]。尽管没有有效的疫苗,但过去10年针对丙肝直接抗病毒药物(DAA)的研发增加了治疗选择,提高了治愈率。怀孕期间治疗的作用仍然在研究中。

自然史和孕产妇影响

丙型肝炎病毒传播主要通过经皮接触,最常见的是通过共用受污染的针头。它通过性交传播率较低,很少通过输血传播。急性感染通常无症状,尽管25%病例表现无特异性症状,包括腹痛、厌食或不适[9]。接触丙型肝炎病毒后的前6个月被认为是急性感染,15%~45%的急性感染个体在6个月内自发清除病毒[37]。其余的人发展为慢性丙型肝炎,虽然通常无症状,但15%~30%的个体可能在20年内发展为肝硬化[38]。可能由于免疫变化,怀孕与延迟进展为纤维化有关[39-41]。

筛查和诊断

暴露后,抗HCV抗体会在2~6个月内产生并无限期持续存在。阳性血清学可能表明活动性HCV感染、慢性HCV感染或天然免疫[42],应随后使用定量HCV - RNA评估病毒血症。此外,还应进行丙型肝炎基因分型,判断耐药模式和做出治疗决策。

妊娠期理想的筛查策略存在争议。理想情况下,由于在怀孕期间缺乏可用的治疗,因此应在受孕前识别出患有丙型肝炎的女性并开始治疗[9-43]。在最近一项母胎医学中心关于丙型肝炎母婴传播的研究中,包括106 842名妇女,抗体血清阳性率为每1 000名妇女2.4例[44],丙型肝炎病毒阳性最敏感的危险因素包括注射吸毒(调整后的OR[aOR] 22.9;95% CI,8.2~64.0)、输血(aOR 3.7;95% CI 1.3~10.4)、烟草使用(aOR 2.4;95% CI 1.2~4.6),有HCV的伴侣(aOR 6.3,95% CI 1.8~22.6),以及超过3个终身性伴侣(aOR 5.3,95% CI 1.4~19.8)。然而,最近的一项荟萃分析指出,27%的女性可能无可识别的风险因素。因此,目前普遍筛查的作用具有争议[45]。目前,美国传染病学会建议进行普遍检测,最好在产前检查时进行[46]。2020 年,美国预防服务工作组(USPSTF)及疾病预防和控制中心(CDC)更新了他们的建议,包括在丙型肝炎流行率>0.1%的地区[48]对 18 岁[47]以上的孕妇进行普遍筛查,尽管 USPSTF 建议进行 1 次筛查,而 CDC 建议每次怀孕都进行筛查。尽管筛查策略存在争议,但很明显,在目前缺乏可用的孕妇治疗方法的情况下,诊断出丙型肝炎并不一定达到治愈或减少围产期传播的目的。

胎儿感染

丙型肝炎的垂直传播被认为是患有病毒血症女性的风险。一项对 25 项研究的荟萃分析发现,在可检测到 HCV - RNA 的女性中,传播风险为 5.8%(95% CI 4.2～7.8)[49]。在这些研究中,当母亲的 HCV - RNA 为阴性时,只有 1 名新生儿(在 473 名队列中,或 0.21%)被诊断为垂直获得性丙型肝炎的感染,这被认为是由于测量母体病毒的实验室错误加载。几项研究表明,较高载量的 HCV - RNA 与高传播风险相关[50,51]。并发 HIV 感染是垂直传播的已知辅助因素,与未感染 HIV 的对应者相比,OR 为 1.97～2.82[52]。没有有效的丙型肝炎免疫球蛋白或疫苗可用。

孕期治疗

2011 年,随着针对丙肝直接抗病毒药物(DAA)的应用,慢性丙型肝炎治疗和护理标准发生了变化。在此之前,使用聚乙二醇干扰素联合利巴韦林,在 40%～80%的治疗患者中实现了持续的病毒学应答(或无法检测到的 HCV - RNA)[53]。DAA 类药物问世,丙肝被宣布为可治愈的疾病,观察到超过 90%治疗有效,具体取决于丙肝基因型和疾病严重程度[54]。此外,观察到的不良反应少于基于干扰素的方式。使用的特定 DAA 其作用远超出原来。

DAA 尚未获准在妊娠期使用,使用的方案仍处于临床试验阶段。但是,如果女性在接受 DAA 治疗时怀孕,她可能需要继续接受咨询。尽管动物研究未表明有致畸风险,但人类数据有限[55]。在2020年发布的评估妊娠期 DAA 治疗的 I 期研究中,9 名在妊娠23~24 周开始 DAA 治疗的患者未发现不良后果[56]。如果妇女在怀孕期间被确定为丙肝病毒阳性,则治疗通常推迟到产后。由于动物物种的致畸作用,利巴韦林在妊娠期间禁用[57]。

产时注意事项

分娩方式——剖宫产还是阴道分娩——尚未被证明是丙型肝炎[58]垂直传播的危险因素;因此,不推荐剖宫产以减少丙型肝炎传播[43]。然而,产时干预可能会增加传播风险。一项回顾性研究报道[59],与没有胎儿内监测相比,胎儿内监测与传播风险增加有关。然而,一项独立的回顾性研究没有发现任何关联[60]。根据现有证据且没有可用的产后预防措施,风险通常大于足月的益处,美国母胎医学会建议产科护理在可行的情况下,提供者在管理丙型肝炎病毒阳性妇女的分娩时避免进行胎儿内监测和会阴切开术[43]。

胎膜破裂注意事项

关于垂直传播与胎膜早破风险的数据相互矛盾。一项针对 9 名丙型肝炎病毒阳性母亲所生婴儿的前瞻性研究报告称,胎膜破裂超过 6 h 与垂直传播风险增加相关(OR 9.3;95% CI 1.5~179.7)[61]。另一项针对 6 名丙型肝炎病毒感染婴儿的研究也发现,胎膜破裂的持续时间与传播之间存在关联,从破裂到分娩的中位时间为 18 h[62]。与这两项研究相反,另一项关于 17 名丙型肝炎病毒感染婴儿围产期传播风险的回顾性研究未发现胎膜早破大于 6 h 的差异[59]。这些数据与对 212 名丙型肝炎感染母亲的前瞻性研究一致,该队列中有 12 名感染新生儿[63]。在这项研究中,病毒载量和 HIV 被确定为独立的危险因素,胎膜破裂的持续时间并没有带来额外的风险。总之,基于潜在风险,美国母胎医学会指出,尽管承认 PPROM 处理中的数据不足,不应对足月胎膜早破患者进行期待处理。然而,鉴于文献中的低

传播率和相互矛盾的数据,美国妇产科学会和母胎医学会都指出,在
PPROM 的处理中不应改变通常的产科管理(表 7 - 2)[43]。

表 7 - 2　常见病毒感染的管理要点

	乙型肝炎病毒	丙型肝炎病毒	人类免疫缺陷病毒	单纯疱疹病毒
产前治疗	• 在妊娠晚期重复病毒载量。 • 当 HBV - DNA 阈值>200 000 IU/mL 时考虑治疗。	• 该疗法尚未获准用于妊娠(迄今为止只有 I 期数据可用)。 • 在产后启动针对丙肝直接抗病毒药物(DAA)。 • 如果在怀孕前开始,可以继续使用针对丙肝直接抗病毒药物(DAA)。	• 确诊后立即开始抗反转录病毒靶向治疗(ART)。	• 在 36 周时开始口服抑制以降低脱落的风险。
产时管理	• 通过适当的产后免疫预防,产时管理没有变化。 • 按照常规产科管理进行剖宫产。	• 内监测、会阴切开术的风险通常大于收益。 • 按照常规产科管理进行剖宫产。	如果病毒载量<1 000 copies/mL • 产时管理不变。 • 考虑齐多夫定(ZDV)预防。 如果病毒载量>1 000 copies/mL • 推荐产前剖宫产。 • 推荐 ZDV 预防。 • 内监测、会阴切开术的风险通常大于收益。	• 有前驱症状、活动性病变,建议剖宫产。 • 如果原发性感染发生在妊娠晚期,考虑剖宫产。

临床指南

• CDC、美国预防服务工作组(USPSTF)和美国防御研究与分析
学院(IDSA)建议通过检测抗 HCV 抗体进行妊娠期普遍筛查。

• 母胎医学会(SMFM)建议在临床试验中使用针对丙肝直接抗
病毒药物(DAA),并推迟到产后开始使用,直到进一步的数据证明

安全性。

• SMFM 建议产科护理人员避免胎儿内监测、会阴切开术或早期羊膜切开术(足月)。

• SMFM 和 ACOG 建议不要仅以丙型肝炎作为指征进行剖宫产。

人类免疫缺陷病毒

抗逆转录病毒疗法(ART)极大地改变了人类免疫缺陷病毒(HIV)阳性患者的管理格局,包括怀孕期间。纵向数据表明,抗逆转录病毒疗法和多学科分娩计划已被证明可以改善孕产妇结局并降低围产期传播率。临床医生可以广泛使用学术资源,其中包括美国国立卫生研究院围产期指南[64]和国家临床医生咨询中心,以协助制订[65]复杂而紧急的临产和分娩后的医疗决策。

自然史和孕产妇影响

HIV 通常通过经皮接触、性交或围产期传播获得。高达 60% 的急性感染无症状,其余的具有单核细胞增多症样疾病,其特征是发热、肌肉痛和头痛。早期感染期间,HIV 迅速感染 CD4 细胞,导致其短暂下降。在早期感染和血清转化后,有一段慢性 HIV 感染期,其特征是随着病毒亚临床复制,CD4 计数逐渐减少。在未经抗逆转录病毒疗法的情况下,从接种到 CD4 计数低于 200 个细胞/mm^3 时,出现严重免疫抑制的时间为 8~10 年[66]。妊娠对 HIV 的自然病程没有影响,因为妊娠和匹配的非妊娠对照的前瞻性数据在患者症状和实验室值(包括 CD4 和病毒载量)方面相似[67]。

筛查和诊断

ACOG 建议对 HIV 进行常规检测,使用选择性退出的方法进行抗体-抗原联合检测[68-70],有风险或居住在高发病率地区的患者在妊娠晚期需重复检测。另外,疾病预防控制中心建议,如果妇女在临产时 HIV 感染状况不明,则应进行快速(1 h 内)筛查[69]。如果结果为阳性并得到证实,后续实验室检测应包括 CD4＋、病毒载量、耐药性检测以及替代性性传播感染检测[70]。

在已知为阳性的患者中,应在整个妊娠期间监测 HIV-RNA 水平。如果可检测到 HIV-RNA 病毒载量,则应每月重复一次病毒载量,直至阴性。如果无法检测到 HIV-RNA 水平,则应在整个怀孕期间每 3 个月重复一次病毒载量。在所有受试者中,应在妊娠约34～36 周时评估 HIV-RNA 水平,以指导分娩计划[64]。

胎儿传播

未经治疗,围产期母婴传播率已被证明为 25%[71]。虽然围产期传播的确切机制尚不清楚,但研究表明,产时暴露导致的传播与先天性或产后感染相比不平衡,并且数据表明围产期传播率与 RNA 病毒血症相关[72]。有人认为与在子宫收缩期或宫颈阴道分泌期间的微量输血相关[73]。

孕期治疗

在抗逆转录病毒疗法时代,对 HIV 感染妇女的处理显示出良好的孕产妇结局和历史上较低的垂直传播率。许多妇女在怀孕时意识到自己的状况,并且已经接受了有效的抗逆转录病毒疗法。对于未接受过治疗的女性,建议在确诊后尽快开始抗反转录病毒疗法[74-76]。具体的治疗方案超出了本综述的范围,取决于病毒耐药性、与其他药物的相互作用以及社会经济因素。鉴于纵向药代动力学数据,某些方案在怀孕期间是首选的,这些数据已由卫生和公共服务部更新[64]。

产时处理

产时处理取决于病毒载量。根据观察数据,已显示病毒载量阈值(<1 000 copies/mL)可最大限度地减少垂直传播,7 778 例数据表明围产期传播的风险低于 1%[75]。分娩计划没有变化,女性可以等待自然分娩或进行引产,而不会带来额外的传播风险[79]。

但是,对于病毒载量大于 1 000 copies/mL 的女性,处理有争议。在这些患者中,可以通过进行临产前剖宫产来减少围产期传播。1项随机对照试验(RCT)[80]和 1 项荟萃分析[81]数据表明,择期临产前剖宫产降低了传播风险。美国妇产科学会建议在妊娠 38 周时终止妊娠,以避免自然分娩[82]。一旦发生提前临产或长时间胎膜破裂,则失去了剖宫产预防传播的优势[72]。此外,病毒载量升高的患者应接受产时齐多夫定(ZDV)治疗。具有里程碑意义的儿科艾滋病临床试验组协议 076 发现[71],使用齐多夫定可将传播率从安慰剂组的25%降低到治疗组的 8%。

尽管病毒载量受到抑制的 HIV 阳性女性不需要齐多夫定,但某些学术中心可能会选择这种常规做法。美国妇产科学会认为,对病毒载量低(<1 000 copies/mL)或抑制病毒载量的患者进行齐多夫定的产时给药取决于专家意见和临床判断[82]。

与其他病毒感染一样,产科手术操作如内监测或会阴切开术,已被认为会增加垂直传播风险。不管患者病毒抑制如何,美国妇产科学会建议避免使用这些手术操作。

胎膜破裂注意事项

常规使用 ART 之前的观察数据发现胎膜破裂的持续时间与传播风险之间存在关联[83-85]。然而,在抗逆转录病毒疗法时代,这种风险得到了改善。一项针对 210 名病毒载量抑制(<1 000 copies/mL)的女性进行的前瞻性研究[86]发现,不同分娩方式,未显示胎膜破裂延长的女性中 HIV 传播。因此,推断 HIV 抑制的作用超过了膜破裂的风险。这一特点也适用于早产。在一项对 260 名 HIV 阳性妇女早产的研究中,在无法检测到病毒载量的情况下,尽管胎膜破裂持续时间较长(队列中胎膜破裂在 34 周前破裂的中位数持续时间为 16[2~55]h),没有发生围产期母婴传播[87]。

对病毒载量大于 1 000 copies/mL 的女性进行破膜处理更具挑战性。尽管已证明计划剖宫产率可以减少传播,但数据尚不清楚胎膜破裂后剖宫产是否有益。在一项未按病毒载量分层的 5 131 例分娩方式的研究中，择期剖宫产的传播率为 0.8%，而紧急剖宫产为 1.6%，阴道分娩为 1.9%[88]。在一项对 18 名在妊娠 34 周前感染 PPROM 的 HIV 患者进行的回顾性研究中，未证明破膜持续时间是危险因素：在 2 例围产期传播病例中，1 例发生在胎膜破裂 24 h 之后，另一例发生在 2 周。在这两种情况下，病毒载量均大于 1 000 copies/mL，并且通过剖宫产进行分娩。由于尚不清楚分娩后剖宫产或胎膜破裂是否会减少传播，因此个体化处理应与患者共同决策（表 7 - 3）[65]。

表 7 - 3 胎膜破裂的注意事项

	乙型肝炎病毒	丙型肝炎病毒	人类免疫缺陷病毒	单纯疱疹病毒
足月胎膜破裂（≥37 周）	不延迟分娩。	不延迟分娩。	不延迟分娩。	不延迟分娩。
晚期早产胎膜破裂（≥34 周）	不延迟分娩。	不延迟分娩。	不延迟分娩。	不延迟分娩。
早产胎膜破裂（<34 周）	• 仅凭 HBsAg，没有提前终止妊娠的指征。 • 对于高病毒血症患者，考虑抗病毒治疗。	• 仅凭 HCV，没有提前终止妊娠的指征。	• 仅凭 HIV，没有提前终止妊娠的指征。 • 强调用抗反转录病毒疗法抑制病毒载量。 • 在病毒载量 >1 000 copies/mL 的女性中，由于数据尚不清楚胎膜破裂后剖宫产是否会减少传播，因此需要个体化处理。优先考虑优化抗反转录病毒疗法和依从性。	• 仅凭 HSV，没有提前终止妊娠的指征。 • 没有活动性病变的患者，按照正常适应证进行管理。启动抑制性治疗。 • 有活动性病变的患者，开始治疗剂量治疗，临产后启动剖宫产分娩。

临床指南

• ACOG、CDC 和 USPSTF 建议进行普遍筛查,在妊娠晚期对有危险因素或生活在高发病率地区的女性进行重复筛查。

• ACOG 建议每月一次,直到检测不到 RNA 水平;然后在怀孕期间至少每 3 个月一次。

• ACOG 建议对分娩进行共同决策:如果病毒载量 <1 000 copies/mL,则分娩方式或胎膜破裂不能预测传播。如果病毒载量>1 000 copies/mL,则应在 38 周时为女性提供临产前剖宫产,并接受齐多夫定(ZDV)预防。

• 产时和分娩后应提供快速筛查(1 h 内)。

单纯疱疹病毒

生殖器单纯疱疹病毒(HSV)通常对产妇的风险较低,并且主要是新生儿关注的问题,因为它可能导致严重的发病率和死亡率。在成人中,HSV 是一种常见的、终生的、通常无症状的感染。传统上,HSV‑1 被认为是导致口唇病变的原因,而 HSV‑2 被认为是生殖器病变的病因并与出生相关风险相关。由 HSV‑1 引起的生殖器感染正在增加[89],然而,出于本综述的目的,HSV 是指 HSV‑1 或 HSV‑2 感染。

自然史与传播

HSV 几乎完全通过破损皮肤黏膜的性接触传播,在表皮内复制。原发感染时,病毒感染感觉神经节,成为潜伏感染。再激活可能会在整个生命周期中发生,表现为疼痛的溃疡性病变。尽管 2015～2016 年全国健康和营养检查调查估计有 48.1％和 12.1％的美国人患有 HSV‑1 和 HSV‑2 分别,但因为只有 20％～30％的患者可能有症状[90],HSV 的真实发病率很难确定。由于从男性到女性的传播效率更高,女性比男性更容易感染 HSV‑2[91]。尽管患者之间病史存在很大差异,但通常表现为频繁复发。在既往有 HSV 病史的女性中,75%的女性可能会在怀孕期间出现复发,而无需治疗[92]。

筛查和诊断

不建议在妊娠期进行常规血清学或实验室检测,因为其发病率高、无法治愈,以及口服抗病毒药物可广泛用于治疗复发性症状。建议在产前检查期间对所有女性进行 HSV 症状病史筛查[93]。

当患者出现临床症状时,需要进行类型特异性血清学和直接病毒学检测以确定诊断。在活动性生殖器溃疡的情况下,水泡可能会破裂,这时进行聚合酶链式反应(PCR)测试比病毒培养灵敏度更高[94,95]。如果拭子结果为 HSV 病毒检测阳性,但 HSV - 1 和 HSV - 2 抗体为阴性,则患者为原发性感染。如果从生殖器病变中提取到 HSV,并且血清中有预先存在的抗体,则认为感染是复发性的。将感染分类为原发性或复发性很重要,因为前者具有更高的新生儿传播风险,在一项对 202 名分娩时 HSV 女性的研究中,OR 为 33.1(95% CI 6.5~168)[96]。有实验室确诊 HSV 病史的女性在高度可疑病变的情况下不需要进行检测。

胎儿和新生儿传播

围产期传播发生在感染部位的直接接触中。感染的最高风险发生在分娩时初次爆发,传播风险范围为 30%~60%[97]。在反复感染的情况下,传播风险显著降低,为 1.3%~3%,这可能是由于 HSV 特异性抗体的缓解作用和较低的病毒浓度[98,99]。对于有 HSV 病史,但在分娩时没有可见病变的女性,传播风险估计为 2/10 000[100]。先天性感染很少有报道,在 36 名先天性疱疹新生儿的最大病例系列中,有 1 例超声检查结果是非特异性的[101,102]。

孕期治疗

虽然爆发通常是自限性的,但抗病毒治疗可以减轻症状的严重程度和持续时间,尤其是原发感染。在等待病毒学检测时,通常建议在原发疾病的情况下进行经验性治疗[93]。对于妊娠早期和中期的复发性疾病,由于病情通常是自限性的,患者可能会选择推迟治疗以减少药物接触,尽管患者的症状始终是治疗的指征。

对于所有在怀孕期间有 HSV 暴发史的女性,抑制治疗可减少病毒脱落、复发性暴发和剖宫产的需要[92]。一项对 7 项 RCT 进行的科克拉内荟萃分析将抑制性治疗与安慰剂进行比较,结果表明临床复发(RR 0.28;95% CI 0.18~0.43)和剖宫产(RR 0.30;95% CI 0.20~0.45)的风险降低[92],尽管可能由于疾病流行率低,对新生儿 HSV 没有影响。

产时注意事项

在出现前驱症状或存在活动性病变的情况下,美国妇产科学会和美国疾病预防控制中心都建议剖宫产[103,104]。由于病毒脱落的存在已被证明会导致产时传播,因此应向有 HSV 病史的女性询问前驱症状并随后进行检查,以便在分娩和分娩时发现活动性病变。一项 RCT 表明,递送途径对传播速度有显著影响[96]。在 202 名分娩时有活动性疱疹病毒感染暴发的女性中,剖宫产与阴道分娩 9/117(7.7%)相比,其传播率 1/85(1.2%)较低($P = 0.047$)。对于有当日病史但没有活动性病变或前驱症状的女性,不建议进行剖宫产。最新的美国妇产科学会实践公告于 2020 年 5 月更新,指出在妊娠晚期患有原发性或首发生殖器 HSV 的女性可能会因病毒排出时间延长而进行剖宫产[104]。也可以考虑在计划分娩前对病毒脱落进行 PCR 测试。

胎膜破裂

检查时没有活动性病变或前驱症状的患者,胎膜破裂可以按照正常的产科指征进行管理,包括早产期间。在有活动性病变的女性中,尽管数据表明剖宫产可将传播风险降低约 75%,但没有关于在分娩或胎膜破裂的情况下完成剖宫产时新生儿结局的数据[105]。足月时,应在胎膜破裂后尽快进行剖宫产[104]。

一项观察性研究跟踪了 29 名患有复发性疱疹病变的受试者,他们在中位 28.7(范围,24.6~31.0)周时,发生未足月胎膜早破,从发病到分娩的中位潜伏期为 13.2(范围,1~35)天[106]。13 例(45％)病例因持续性 HSV 病变完成剖宫产,16 例(55％)在症状消退后进行阴道分娩。在这个队列中,没有新生儿疱疹病例,新生儿 HSV 培养均为阴性。正如预期的那样,新生儿发病率归因于早产。在这个队列研究中共有 8 名患者因为出现症状而接受了阿昔洛韦治疗。最近的美国妇产科学会实践公告建议(C 级证据),在确认胎膜破裂后期待治疗期间,尽快开始进行抑制性治疗。

临床指南

• ACOG 建议对可疑病变进行类型特异性检测;对于有疱疹病史的患者,无需进行检测。

• ACOG 和 CDC 建议 HSV 女性在妊娠 36 周时进行抑制治疗,或者如果在妊娠晚期发病,则在初次发病后进行抑制治疗。

• ACOG 建议在活动性生殖器病变或前驱症状的情况下进行剖宫产,没有活动性病变的女性不建议剖宫产。对于在妊娠晚期首次发病(但目前没有症状)的女性,可以考虑剖宫产。

• 对于因胎膜破裂而预期治疗的女性,建议在确认胎膜破裂后立即使用抗病毒药物进行治疗。

临床处理要点

• 对于 PPROM 环境中的病毒感染,就已确定的早产风险与通常不明确的垂直传播风险进行权衡。

• 病毒感染垂直传播的风险并不表明在妊娠 34 周之前的 PPROM 环境中加快分娩,可能需要努力减少母体病毒血症。

• 关于传播方式的建议取决于病毒本身。例如,剖宫产不推荐用于 HBV 和 HCV 的唯一适应证,但在 HIV 病毒载量升高的情况下需选择剖宫产。

参·考·文·献

［1］　Kim CJ，Romero R，Chaemsaithong P，et al. Acute chorioamnionitis and funisitis：definition，pathologic features，and clinical significance. Am J Obstet Gynecol 2015；213(4 Suppl)：S29－52.

［2］　Racicot K，Mor G. Risks associated with viral infections during pregnancy. J Clin Invest 2017；127(5)：1591－1599.

［3］　GBD 2017 Cirrhosis Collaborators. The global，regional，and national burden of cirrhosis by cause in 195 countries and territories，1990－2017：a systematic analysis for the Global Burden of Disease Study 2017. Lancet Gastroenterol Hepatol 2020；5(3)：245－266.

［4］　World Health Organization. Hepatitis B. 2019. Available at：https：// www. who. int/news-room/fact-sheets/detail/hepatitis-b. Accessed April 9，2020.

［5］　Schreiber GB，Busch MP，Kleinman SH，et al. The risk of transfusion-transmitted viral infections. The Retrovirus Epidemiology Donor Study. N Engl J Med 1996；334(26)：1685－1690.

［6］　Sookoian S. Liver disease during pregnancy：acute viral hepatitis. Ann Hepatol 2006；5(3)：231－236.

［7］　Keeffe EB，Dieterich DT，Han SH，et al. A treatment algorithm for the management of chronic hepatitis B virus infection in the United States：2008 update. Clin Gastroenterol Hepatol 2008；6(12)：1315－1341.

［8］　Mast EE，Weinbaum CM，Fiore AE，et al. A comprehensive immunization strategy to eliminate transmission of hepatitis B virus infection in the United States：recommendations of the Advisory Committee on Immunization Practices (ACIP) Part II：immunization of adults. MMWR Recomm Rep 2006；55(RR-16)：1－33 [quiz：CE1 4].

［9］　ACOG Practice Bulletin No 86. Viral hepatitis in pregnancy. Obstet Gynecol 2007；110(4)：941－56.

［10］　Lin K，Vickery J. Screening for hepatitis B virus infection in pregnant women：evidence for the U. S. Preventive Services Task Force reaffirmation recommendation statement. Ann Intern Med 2009; 150(12): 874 - 876.

[11] Society for Maternal Fetal Medicine Consult Series No 38: Hepatitis B in pregnancy screening, treatment, and prevention of vertical transmission. Am J Obstet Gynecol 2016; 214(1): 6 - 14.

[12] Center for Disease Control. Sexually transmitted diseases treatment guidelines, 2006. MMWR Recomm Rep 2006; 55(RR-11): 1 - 94.

[13] Wiseman E, Fraser MA, Holden S, et al. Perinatal transmission of hepatitis B virus: an Australian experience. Med J Aust 2009; 190(9): 489 - 492.

[14] Patel NH, Joshi SS, Lau KC, et al. Analysis of serum hepatitis B virus RNA levels in a multiethnic cohort of pregnant chronic hepatitis B carriers. J Clin Virol 2019; 111: 42 - 47.

[15] Schillie S, Vellozzi C, Reingold A, et al. Prevention of Hepatitis B Virus Infection in the United States: Recommendations of the Advisory Committee on Immunization Practices. MMWR Recomm Rep 2017; 67.

[16] ACOG Practice Advisory. Hepatitis B Prevention. 2018. Available at: https://www. acog. org/clinical/clinical-guidance/practice advisory/articles/2018/01/hepatitis-b-prevention. Accessed June 14, 2020.

[17] Lin HH, Lee TY, Chen DS, et al. Transplacental leakage of HBeAg-positive maternal blood as the most likely route in causing intrauterine infection with hepatitis B virus. J Pediatr 1987; 111(6 Pt 1): 877 - 881.

[18] Xu DZ, Yan YP, Choi BC, et al. Risk factors and mechanism of transplacental transmission of hepatitis B virus: a case-control study. J Med Virol 2002; 67(1): 20 - 26.

[19] Bhat P, Anderson DA. Hepatitis B virus translocates across a trophoblastic barrier. J Virol 2007; 81(13): 7200 - 7207.

[20] Cheung KW, Seto MT, Wong SF. Towards complete eradication of hepatitis B infection from perinatal transmission: review of the mechanisms of in utero infection and the use of antiviral treatment during pregnancy. Eur J Obstet Gynecol Reprod Biol 2013; 169(1): 17 - 23.

[21] Shao Q, Zhao X, Li M D. Role of peripheral blood mononuclear cell transportation from mother to baby in HBV intrauterine infection. Arch Gynecol Obstet 2013; 288(6): 1257 - 1261.

[22] Wong F, Pai R, Schalkwyk K, et al. Hepatitis B in pregnancy: a concise review of neonatal vertical transmission and antiviral prophylaxis. Ann Hepatol 2014; 13(2): 187 - 195.

[23] Jonas MM. Hepatitis B and pregnancy: an underestimated issue. Liver Int 2009; 29(Suppl 1): 133 - 139.

[24] Beasley RP, Hwang LY, Stevens CE, et al. Efficacy of hepatitis B immune globulin for prevention of perinatal transmission of the hepatitis B virus carrier state: final report of a randomized double-blind, placebo-controlled trial. Hepatology 1983; 3(2): 135 - 141.

[25] Degertekin B, Lok AS. Indications for therapy in hepatitis B. Hepatology 2009; 49(5 Suppl): S129 - 137.

[26] Brady CW. Liver Disease in Pregnancy: What's New. Hepatol Commun 2020; 4(2): 145 - 156.

[27] Ayres A, Yuen L, Jackson KM, et al. Short duration of lamivudine for the prevention of hepatitis B virus transmission in pregnancy: lack of potency and selection of resistance mutations. J Viral Hepat 2014; 21(11): 809 - 817.

[28] Potthoff A, Rifai K, Wedemeyer H, et al. Successful treatment of fulminant hepatitis B during pregnancy. Z Gastroenterol 2009; 47(7): 667 - 670.

[29] Terrault NA, Lok ASF, McMahon BJ, et al. Update on prevention, diagnosis, and treatment of chronic hepatitis B: AASLD 2018 hepatitis B guidance. Hepatology 2018; 67(4): 1560 - 1599.

[30] Pan CQ, Zou HB, Chen Y, et al. Cesarean section reduces perinatal transmission of hepatitis B virus infection from hepatitis B surface antigen-positive women to their infants. Clin Gastroenterol Hepatol 2013; 11(10): 1349 - 1355.

[31] Yang J, Zeng M, Men Y, et al. Elective caesarean section versus vaginal

delivery for preventing mother to child transmission of hepatitis B virus—a systematic review. Virol J 2008; 5: 100.

[32] Cheung KW, Seto MTY, So PL, et al. The effect of rupture of membranes and labour on the risk of hepatitis B vertical transmission: Prospective multicentre observational study. Eur J Obstet Gynecol Reprod Biol 2019; 232: 97 - 100.

[33] Guo Z, Shi XH, Feng YL, et al. Risk factors of HBV intrauterine transmission among HBsAg-positive pregnant women. J Viral Hepat 2013; 20(5): 317 - 321.

[34] ACOG Practice Advisory. Hepatits B Prevention. 2018. Available at: https: //www. acog. org/clinical/clinical-guidance/practice-advisory/articles/2018/01/hepatitisb-prevention. Accessed June 15, 2020.

[35] Hofmeister MG, Rosenthal EM, Barker LK, et al. Estimating Prevalence of Hepatitis C Virus Infection in the United States, 2013 - 2016. Hepatology 2019; 69(3): 1020 - 1031.

[36] Zibbell JE, Asher AK, Patel RC, et al. Increases in Acute Hepatitis C Virus Infection Related to a Growing Opioid Epidemic and Associated Injection Drug Use, United States, 2004 to 2014. Am J Public Health 2018; 108(2): 175 - 181.

[37] World Health Organization. Guidelines for the screening, care and treatment of persons with hepatitis C infection. Geneva (Switzerland): World Health Organization; 2014.

[38] van der Meer AJ, Veldt BJ, Feld JJ, et al. Association between sustained virological response and all-cause mortality among patients with chronic hepatitis C and advanced hepatic fibrosis. JAMA 2012; 308(24): 2584 - 2593.

[39] Resti M, Azzari C, Mannelli F, et al. Mother to child transmission of hepatitis C virus: prospective study of risk factors and timing of infection in children born to women seronegative for HIV-1. Tuscany Study Group on Hepatitis C Virus Infection. BMJ 1998; 317(7156): 437 - 441.

[40] Sangiovanni G, Prati GM, Fasani P, et al. The natural history of

compensated cirrhosis due to hepatitis C virus: A 17-year cohort study of 214 patients. Hepatology 2006; 43(6): 1303 - 1310.

[41] Gervais A, Bacq Y, Bernau J, et al. Decrease in serum ALT and increase in serum HCV RNA during pregnancy in women with chronic hepatitis C. J Hepatol 2000; 32(2): 293 - 299.

[42] Center for Disease Control. Testing for HCV infection: an update of guidance for clinicians and laboratorians. MMWR Morb Mortal Wkly Rep 2013; 62(18): 362 - 365.

[43] Society for Maternal Fetal Medicine Consult Series No 42. Hepatitis C in pregnancy: screening, treatment, and management. Am J Obstet Gynecol 2017; 217(5): B2 - B12.

[44] Prasad M, Saade GR, Sandoval G, et al. Hepatitis C Virus Antibody Screening in a Cohort of Pregnant Women: Identifying Seroprevalence and Risk Factors. Obstet Gynecol 2020; 135(4): 778 - 788.

[45] Andes A, Ellenberg K, Vakos A, et al. Hepatitis C Virus in Pregnancy: A Systematic Review of the Literature. Am J Perinatol 2020.

[46] AASLD-IDSA Hepatitis C Guidance Panel. Hepatitis C Guidance 2018 Update: AASLD-IDSA Recommendations for Testing, Managing, and Treating Hepatitis C Virus Infection. Clin Infect Dis 2018; 67 (10): 1477 - 1492.

[47] Chou R, Dana T, Fu R, et al. Screening for Hepatitis C Virus Infection in Adolescents and Adults: Updated Evidence Report and Systematic Review for the US Preventive Services Task Force. JAMA 2020; 323(10): 976 - 991.

[48] Schillie S, Wester C, Osborne M, et al. CDC Recommendations for Hepatitis C Screening Among Adults - United States, 2020. MMWR Recomm Rep 2020; 69(2): 1 - 17.

[49] BEnova L, Mohamoud YA, Calvert C, et al. Vertical transmission of hepatitis C virus: systematic review and meta-analysis. Clin Infect Dis 2014; 59(6): 765 - 773.

[50] Ohto H, Terazawa S, Sasaki N, et al. Transmission of hepatitis C virus

from mothers to infants. The Vertical Transmission of Hepatitis C Virus Collaborative Study Group. N Engl J Med 1994; 330(11): 744 - 750.

[51] Yeung ST, King SM, Roberts EA. Mother-to-infant transmission of hepatitis C virus. Hepatology 2001; 34(2): 223 - 229.

[52] Pappalardo BL. Influence of maternal human immunodeficiency virus (HIV) coinfection on vertical transmission of hepatitis C virus (HCV): a meta-analysis. Int J Epidemiol 2003; 32(5): 727 - 734.

[53] European Association for Study of the Liver. Recommendations on Treatment of Hepatitis C. J Hepatol 2015; 63(1): 199 - 236.

[54] Li DK, Chung RT. Overview of Direct-Acting Antiviral Drugs and Drug Resistance of Hepatitis C Virus. Methods Mol Biol 2019; 1911: 3 - 32.

[55] Spera AM, Eldin TK, Tosone G, et al. Antiviral therapy for hepatitis C: Has anything changed for pregnant/lactating women? World J Hepatol 2016; 8(12): 557 - 565.

[56] ClinicalTrials. gov. Study of hepatitis C treatment during pregnancy (HIP) 2020. Available at: https: //www. clinicaltrials. gov/ct2/show/ NCT02683005. Accessed May 1, 2020.

[57] Sinclair SM, Jones JK, Miller RK, et al. The Ribavirin Pregnancy Registry: An Interim Analysis of Potential Teratogenicity at the Mid-Point of Enrollment. Drug Saf 2017; 40(12): 1205 - 1218.

[58] Cottrell EB, Chou R, Wasson N, et al. Reducing risk for mother-to-infant transmission of hepatitis C virus: a systematic review for the U. S. Preventive Services Task Force. Ann Intern Med 2013; 158(2): 109 - 113.

[59] Garcia-Tejedor A, Maiques-Montesinos V, Diago-Amela VJ, et al. Risk factors for vertical transmission of hepatitis C virus: a single center experience with 710 HCV-infected mothers. Eur J Obstet Gynecol Reprod Biol 2015; 194: 173 - 177.

[60] Foster GR, Tudor-Williams G, White J, et al. Effects of mode of delivery and infant feeding on the risk of mother-to-child transmission of hepatitis C virus. BJOG 2003; 110(1): 91 [author reply 91].

[61] Mast EE, Hwang LY, Seto DS, et al. Risk factors for perinatal transmission of hepatitis C virus (HCV) and the natural history of HCV infection acquired in infancy. J Infect Dis 2005; 192(11): 1880 - 1889.

[62] Spencer JD, Latt N, Beeby PJ, et al. Transmission of hepatitis C virus to infants of human immunodeficiency virus-negative intravenous drug-using mothers: rate of infection and assessment of risk factors for transmission. J Viral Hepat 1997; 4(6): 395 - 409.

[63] Delotte J, Barjoan EM, Berrebi A, et al. Obstetric management does not influence vertical transmission of HCV infection: results of the ALHICE group study. J Matern Fetal Neonatal Med 2014; 27(7): 664 - 670.

[64] Panel on Treatment of Pregnant Women with HIV Infection and Prevention of Perinatal Transmission. Recommendations for Use of Antiretroviral Drugs in Transmission in the United States. Available at: http://aidsinfo.nih.gov/contentfiles/lvguidelines/PerinatalGL.pdf. Accessed May 2, 2020.

[65] Department of Health and Human Services. NCCC Launches National Perinatal Hotline. 2004. Available at: https://aidsinfo.nih.gov/news/720/nccc-launchesnational-perinatal-hotline. Accessed May 2, 2020.

[66] Henrard DR, Phillips JF, Muenz LR, et al. Natural history of HIV-1 cell-free viremia. JAMA 1995; 274(7): 554 - 558.

[67] Alger LS, Farley JJ, Robinson BA. Interactions of human immunodeficiency virus infection and pregnancy. Obstet Gynecol 1993; 82(5): 787 - 796.

[68] Joint statement of the American Academy of Pediatrics and the American College of Obstetricians and Gynecologists. Human immunodeficiency virus screening. Pediatrics 1999; 104(1 Pt 1): 128.

[69] Center for Disease Control. Rapid HIV antibody testing during labor and delivery for women of unknown HIV status: a practical guide and model protocol. 2004. Available at: https://stacks.cdc.gov/view/cdc/13256. Accessed May 1, 2020.

[70] ACOG Commtitee Opinion No 752. Prenatal and Perinatal Human

Immunodeficiency Virus Testing. Obstet Gynecol 2018; 132(3): e138 - 142.

[71] Connor EM, Sperling RS, Gelber R, et al. Reduction of maternal-infant transmission of human immunodeficiency virus type 1 with zidovudine treatment. Pediatric AIDS Clinical Trials Group Protocol 076 Study Group. N Engl J Med 1994; 331(18): 1173 - 1180.

[72] Garcia PM, Kalish LA, Pitt J, et al. Maternal levels of plasma human immunodeficiency virus type 1 RNA and the risk of perinatal transmission. Women and Infants Transmission Study Group. N Engl J Med 1999; 341(6): 394 - 402.

[73] Balasubramanian R, Lagakos SW. Estimation of the timing of perinatal transmission of HIV. Biometrics 2001; 57(4): 1048 - 1058.

[74] Rachas A, Warszawski J, Le Chenadec J, et al. Does pregnancy affect the early response to cART? AIDS 2013; 27(3): 357 - 367.

[75] Townsend CL, Byrne L, Cortina-Borja M, et al. Earlier initiation of ART and further decline in mother-to-child HIV transmission rates, 2000 - 2011. AIDS 2014; 28(7): 1049 - 1057.

[76] Mandelbrot L, Tubiana R, Le Chenadec J, et al. No perinatal HIV-1 transmission from women with effective antiretroviral therapy starting before conception. Clin Infect Dis 2015; 61(11): 1715 - 1725.

[77] Mofenson LM, Lambert JS, Stiehm ER, et al. Risk factors for perinatal transmission of human immunodeficiency virus type 1 in women treated with zidovudine. Pediatric AIDS Clinical Trials Group Study 185 Team. N Engl J Med 1999; 341(6): 385 - 393.

[78] Riley LE, Greene MF. Elective cesarean delivery to reduce the transmission of HIV. N Engl J Med 1999; 340(13): 1032 - 1033.

[79] Delivery After 40 Weeks of Gestation in Pregnant Women With Well-Controlled Human Immunodeficiency Virus. Obstet Gynecol 2017; 130(3): 50£ - 510.

[80] Scott RK, Chakhtoura N, Burke MM, et al, European Mode of Delivery Collaboration. Elective caesarean-section versus vaginal delivery in

prevention of vertical HIV-1 transmission: a randomised clinical trial. Lancet 1999; 353(9158): 1035 - 1039.

[81] International Perinatal HIV Group. The mode of delivery and the risk of vertical transmission of human immunodeficiency virus type 1—a meta-analysis of 15 prospective cohort studies. N Engl J Med 1999; 340(13): 977 - 987.

[82] ACOG Practice Committee No 751. Labor and Delivery Management of Women With Human Immunodeficiency Virus Infection. Obstet Gynecol 2018; 132(3): e131 - 137.

[83] Minkoff H, Burns DN, Landesman S, et al. The relationship of the duration of ruptured membranes to vertical transmission of human immunodeficiency virus. Am J Obstet Gynecol 1995; 173(2): 585 - 589.

[84] Landesman SH, Kalish LA, Burns DN, et al. Obstetrical factors and the transmission of human immunodeficiency virus type 1 from mother to child. The Women and Infants Transmission Study. N Engl J Med 1996; 334(25): 1617 - 1623.

[85] International Perinatal HIV Group. Duration of ruptured membranes and vertical transmission of HIV-1: a meta-analysis from 15 prospective cohort studies. AIDS 2001; 15(3): 357 - 368.

[86] Mark S, Murphy KE, Reed S, et al. HIV mother-to-child transmission, mode of delivery, and duration of rupture of membranes: experience in the current era. Infect Dis Obstet Gynecol 2012; 2012: 267969.

[87] Peters H, Byrne L, De Ruiter A, et al. Duration of ruptured membranes and mother-to-child HIV transmission: a prospective population-based surveillance study. BJOG 2016; 123(6): 975 - 981.

[88] Townsend CL, Cortina-Borja M, Peckham CS, et al. Low rates of mother-to-child transmission of HIV following effective pregnancy interventions in the United Kingdom and Ireland, 2000 - 2006. AIDS 2008; 22(8): 973 - 981.

[89] McQuilan G, Kruszon-Moran D, Flagg EW, et al. Prevalence of Herpes Simplex Virus Type 1 and Type 2 in Persons Aged 14 - 49: United

States，2015 - 2016. NCHS Data Brief 2018；（304）：1 - 8.

[90] World Health Organization. Herpes Simplex Virus. 2020. Available at：
https：//www. who. int/news-room/fact-sheets/detail/herpes-simplex-
virus. Accessed May 4，2020.

[91] Dickson N，Righarts A，van Roode T，et al. HSV-2 incidence by sex
over four age periods to age 38 in a birth cohort. Sex Transm Infect
2014；90(3)：243 - 245.

[92] Hollier LM，Wendel GD. Third trimester antiviral prophylaxis for
preventing maternal genital herpes simplex virus（HSV）recurrences and
neonatal infection. Cochrane Database Syst Rev 2008；（1）：CD004946.

[93] ACOG Practice Bulletin No 82. Management of herpes in pregnancy.
Obstet Gynecol 2007；109(6)：1489 - 1498.

[94] Cone RW，Hobson AC，Palmer J，et al. Extended duration of herpes
simplex virus DNA in genital lesions detected by the polymerase chain
reaction. J Infect Dis 1991；164(4)：757 - 760.

[95] Boggess KA，Watts DH，Hobson AC，et al. Herpes simplex virus type
2 detection by culture and polymerase chain reaction and relationship to
genital symptoms and cervical antibody status during the third trimester
of pregnancy. Am J Obstet Gynecol 1997；176(2)：443 - 451.

[96] Brown ZA，Wald A，Morrow RA，et al. Effect of serologic status and
cesarean delivery on transmission rates of herpes simplex virus from
mother to infant. JAMA 2003；289(2)：203 - 209.

[97] Brown ZA，Selke S，Zeh J，et al. The acquisition of herpes simplex virus
during pregnancy. N Engl J Med 1997；337(8)：509 - 515.

[98] Johnston C，Magaret A，Selke S，et al. Herpes simplex virus viremia
during primary genital infection. J Infect Dis 2008；198(1)：31 - 34.

[99] Prober CG，Sullender WM，Yasukawa LL，et al. Low risk of herpes
simplex virus infections in neonates exposed to the virus at the time of
vaginal delivery to mothers with recurrent genital herpes simplex virus
infections. N Engl J Med 1987；316(5)：240 - 244.

[100] Brown ZA，Benedetti J，Ashley R，et al. Neonatal herpes simplex virus

infection in relation to asymptomatic maternal infection at the time of labor. N Engl J Med 1991; 324(18): 1247 - 1252.

[101] Fa F, Laup L, Mandelbrot L, et al. Fetal and neonatal abnormalities due to congenital herpes simplex virus infection: a literature review. Prenat Diagn 2020; 40(4): 408 - 414.

[102] Hutto C, Arvin A, Jacobs R, et al. Intrauterine herpes simplex virus infections. J Pediatr 1987; 110(1): 97 - 101.

[103] Workowski KA, Bolan GA. Sexually transmitted diseases treatment guidelines, 2015. MMWR Recomm Rep 2015; 64(RR-03): 1 - 137.

[104] ACOG Practice Bulletin No 220: Management of Genital Herpes in Pregnancy. Obstet Gynecol 2020; 135(5): 1236 - 1238.

[105] Nahmias AJ, Josey WE, Naib ZM, et al. Perinatal risk associated with maternal enital herpes simplex virus infection. Am J Obstet Gynecol 1971; 110(6): 825 - 837.

[106] Major CA, Towers CV, Lewis DF, et al. Expectant management of preterm premature rupture of membranes complicated by active recurrent genital herpes. Am J Obstet Gynecol 2003; 188(6): 1551 - 1554 [discussion: 1554 - 1555].

8 未足月胎膜早破后的产前监测

安吉拉·K.沙多,医学博士,理学硕士;伊琳娜·伯德,医学博士,博士

关键词

• 监测 • 监控 • 产前 • 测试

要点

• 可存活期后的未足月胎膜早破(PPROM)需要住院监测产妇和胎儿状况。

• 产前监测包括密切监测羊膜腔内感染、胎盘早剥和胎儿健康的征象。

• 需要进一步研究如何利用现有的监测技术,帮助确定哪些患者可足月分娩,哪些患者进行晚期未足月分娩。

引言和定义

约2%~3%的妊娠发生未足月胎膜破裂。对发生胎膜早破的患者的管理需要仔细考虑多个因素,包括孕龄以及与母亲和胎儿分娩风险相关的预期管理风险。与PPROM相关的一些产前并发症包括早产、羊膜腔内感染、胎盘早剥和脐带意外。考虑到这些严重并发症风险,对这些患者进行全面的初步评估以确定是否存在感染、胎盘早剥或胎儿窘迫的早期征象非常重要。如果不是这样,应在与患者充分沟通后制订一个全面的期待治疗产前监测计划。

根据美国妇产科医师学会(ACOG)于2020年3月发布的最新指南,在没有明确指征(如感染、胎盘早剥或涉及胎儿安全)的情况

下,胎龄仍然是确定分娩时间的最重要决定因素[1]。一般来说,发生于 34 周后的胎膜早破被认为是分娩的一个指标,因为预期管理和监测的风险被认为大于分娩和早产的风险。然而,最近对 12 项随机对照试验的荟萃分析发现,与预期治疗相比,立即分娩的新生儿呼吸窘迫、通气需求、死亡率、新生儿重症监护入院率和剖宫产率均较高,新生儿败血症率无显著差异[2]。预期管理的新生儿益处必须与潜在的产妇风险相平衡。最近一项专门评估妊娠 34 周至 36^{+6} 周 PPROM 患者的随机试验发现,立即分娩或期待治疗组新生儿呼吸窘迫和机械通气的发生率较低,而期待治疗组的新生儿败血症发生率没有增加。本试验发现,剖宫产的分娩率较低,但孕妇并发症(包括出血和感染)的发生率高出 2 倍[3]。鉴于这些最近的研究结果显示了期待治疗对新生儿的益处,ACOG 的当前指南表明,34～36^{+6} 周胎膜破裂时,在与患者充分沟通后,可共同决策选择期待治疗或立即分娩[1]。即将开展诊疗计划需要在住院条件下,针对母亲和胎儿进行密切产前监测,而 37 周或以上胎膜早破是终止妊娠的明确指征。

37 周前发生的胎膜早破,需要立即评估明显的子宫感染或胎盘早剥的迹象,并评估胎儿的健康状况,以确定是否适宜进行产前监测的期待治疗。如果适合期待治疗,应考虑到孕龄和其他妊娠并发症,制订患者处理计划。该计划的制订包括与患者讨论期待治疗与立即分娩相比相关的风险,在选择期待治疗时对母亲和胎儿进行产前监测计划。

一般而言,PPROM 中的产前监测是在住院环境中进行的。然而,当 PPROM 发生在新生儿可存活之前时,可在患者咨询后考虑门诊管理和监测,并决定进行期待治疗。一旦妊娠达到新生儿存活的胎龄,他们通常会接受住院管理和监护。

胎儿监护的目标是预防胎儿死亡[4]。对于 PPROM,存在相关的母体风险,包括母体感染和胎盘早剥出血。考虑到孕产妇与胎儿发病率和死亡率的重大风险,胎膜早破的产前监测具有重要意义。本文讨论了 PPROM 患者的胎儿和母体产前监测模式的证据,以及母体和胎儿干预的适应证。

在产前监测方面,有一些重要的定义需要考虑。产前胎儿监测被定义为一组用于监测胎儿健康的测试和技术,目的是防止胎儿死亡[4]。使用的 2 种最常用的测试技术包括:电子胎心监护(NST)和生物物理学评分(BPP)。NST 使用连续的胎儿心率跟踪来识别胎儿心率加速,本试验可排除神经发育成熟胎儿的胎儿酸血症。在本试验中,使用电子胎儿监护仪监测胎儿心率至少 20 min,结果为反应型或非反应型。如果胎儿心率在 20 min 内以每分钟 15 次的速度加速至少 2 次,持续 15 s,则 NST 为反应型。如果胎儿的胎龄小于 32 周,反应型阈值通常会降低至 10 s 内每分钟 10 次的心率加速,视为反应型[4]。BPP 是用于评估胎儿健康的另一种常用技术,包括 NST 和 4 个超声标记物。这些超声成分包括对羊水、胎动、胎儿张力和胎儿呼吸的评估。每个成分的存在得分为 2 分,如果没有,则为 0 分。每个成分的定义如下:存在 2 cm×2 cm 的羊水区,存在 3 个或更多离散肢体或身体运动,胎儿肢体的伸展和弯曲或胎儿手的打开和关闭,以及存在持续 30 s 或更长时间的胎儿呼吸。如果 BPP 的 4 个超声成分存在,表示胎儿的健康状况良好[4]。

需要进行产前监测的胎儿和母体并发症

无论治疗策略如何,至少一半的 PPROM 患者在胎膜破裂后 1 周内分娩,但从破裂到分娩的潜伏期似乎与破裂时的胎龄呈负相关[1,5]。PPROM 既有母体风险,也有胎儿风险,因此有必要进行住院治疗,以便快速干预。与 PPROM 相关的常见母体并发症是羊膜腔内感染,通常称为绒毛膜羊膜炎。临床上明显的羊膜腔内感染发生在产前 15%～35% 的 PPROM 患者中,产后有 15%～25% 的患者中[1]。解脲支原体、大肠埃希菌、沙眼衣原体、人支原体和粪肠球菌是与 PPROM 相关的最常见细菌。很少出现母体感染性败血症或死亡。

胎盘和脐带并发症可导致不良的母婴结局。胎盘早剥和随后的母体出血发生在 2%～5% 的妊娠合并 PPROM 中。脐带压迫或脱垂是一种常见的并发症,可导致紧急剖宫产或胎儿死亡。1%～2% 的患者预期接受 PPROM 治疗,发生自发性宫内胎儿死亡[1]。

新生儿并发症通常在妊娠合并 PPROM 时发现,主要包括与早产相关的并发症。这些并发症可能与羊膜腔内感染或胎盘早剥有关。新生儿感染败血症、坏死性小肠结肠炎、脑室内出血、脑室周围白质软化和肺发育不全的风险增加。在围生存期或更早期时,肺发育不良是一个重要的问题。这些潜在的并发症体现了对这些患者住院管理的重要性。

产前评估和胎儿监测

最初评估

对 PPROM 患者的管理和监测在初始评估时开始,包括病史、体格检查和确认胎膜破裂的测试。体格检查应包括无菌窥镜检查,应避免阴道指检。了解分娩问题时,还是需要进行指检。在进行窥视检查时,除了评估羊水的 pH 值(通常称为硝嗪试验)外,还应评估阴道中羊水的聚集情况,并在羊水干燥后收集羊水玻片进行显微镜评估。离子液体是碱性的(高 pH 值),使硝嗪 pH 值变成蓝色。羊水干燥时,由于羊水中存在的电解质,羊水会形成树枝状。应在评估时收集 B 族链球菌培养的拭子,然后在期待治疗期开始使用预防性抗生素。此外,评估羊水是否有阴道出血、脓性分泌物或羊水内感染的其他相关症状。进行扩张的视觉评估,寻找可能通过宫颈脱出的胎儿部分或脱垂的脐带。

进行产妇体格检查以确定感染迹象。评估生命体征以确保无发热、血压和脉搏正常。进行腹部检查以评估腹部压痛。评估早产症状,包括与患者就腹痛、宫缩或阴道出血症状进行讨论,并在密切关注产程测量的情况下进行胎儿心率评估,以评估宫缩和胎儿心动过速。进行超声检查以确定胎儿健康状况并评估羊水量。在初始监测中评估胎儿健康状况的其他因素包括胎心监护是否存在中度变异性、心率加速以及是否存在减速。如果评估发现羊膜腔内感染，则可能需要终止妊娠。如果在初步评估后，没有发现与感染有关的体征，并且胎儿健康状况良好，那么患者是否适宜期待治疗产前监测则由胎龄决定。

未达可存活期的 PPROM 患者可以门诊监测。在进行门诊监测之前，建议进行一段时间的监测，并建议患者接受咨询，包括选择终止妊娠引产或清宫术，或者期待治疗。如有可能，应进行母婴医学咨询和新生儿咨询，以确保患者在做出决定之前充分知情。在这段时间的住院监测和咨询结束后，患者可以出院接受门诊管理，并进行定期随访和指导何时复诊。出院时，需告知除了早产和胎儿死亡的风险增加之外，还有感染和胎盘早剥的风险增加。告知出现感染的第一个迹象包括发烧、腹痛或宫缩、阴道出血或化脓性阴道分泌物时返回。应该每周进行随访，以评估感染迹象。需定期进行胎儿生长超声检查，并在住院期间进行必要的住院监测。

对于胎儿存活、无感染征象且胎儿状态平稳的患者，建议入院接受住院管理和产前监测。在诊断为 PPROM 后，立即开始使用预防性抗生素。适时，给予一个疗程的倍他米松促胎儿肺成熟，给予硫酸镁进行胎儿神经保护。本系列其他部分将讨论这些干预措施。

母婴监护

应持续仔细监测 PPROM 患者是否有即将发生并发症的迹象。患者应每天进行体格检查，以监测子宫压痛，并密切监测生命体征。评估白细胞增多或其他炎症标志物的一系列实验室检查尚未显示出有益，但在临床情况发生变化时可能会有所帮助。实验室检查应在阴道明显出血或担心胎盘早剥的情况下进行。感染的早期表现可能不明显，检查者应高度关注，以便尽早发现宫内感染。

此外，定期进行胎心监测（NST）。关于监测的具体间隔时间没有共识，但大多数中心至少每天监测一次。最近的一项研究比较了各种方案，包括每日 BPP，持续 NST 和每日 3 次 NST 定期监测，发现接受持续监测的患者更有可能被干预或剖宫产。然而,这项研究没有发现宫内或围产期死亡率的差异[6]。无论选择何种间期监测,如果患者有无反应性 NST,可进行 BPP 以评估胎儿状态。此外,应每 3～4 周进行一次胎儿生长超声检查,以监测胎儿生长情况。

胎膜早破患者产前监测的一个关注和研究领域是胎儿多普勒监测。尚未开展大型研究来证明胎儿多普勒在 PPROM 患者中的应用,但已经开展了几项较小的研究,观察多普勒变化并比较 PPROM 患者妊娠的各个方面[7]。卡罗利和同事在 1995 年的一项研究中评估了子宫胎盘和胎儿循环的多普勒变化。他们在多普勒评估后 1 h 内进行羊膜穿刺和脐带穿刺进行微生物培养。该研究得出结论,有和无羊膜腔内感染证据的组之间的多普勒值没有差异,根据他们的数据,他们不能得出绒毛膜羊膜炎与显著程度的血管收缩相关的结论[7]。此后不久,雨佳和同事[8]发表了一项小型研究,其中对 PPROM 患者进行了子宫动脉(UA)多普勒和 BPP,并在分娩后检查胎盘的组织学炎症迹象。他们发现,经显微镜证实有炎症迹象的胎盘更可能属于 BPP 异常、子宫动脉多普勒测量收缩压与舒张压(S/D)比值增加的患者。根据这些发现,他们得出结论,多普勒异常 BPP 和 S/D 比值升高与即将发生的临床感染相关[8]。阿维拉姆和同事[9]报告了一个更大、更新的队列研究,其中包括三级护理中心的 504 名 PPROM 患者,他们在该队列中评估了超声标记物在监测 PPROM 患者中的作用。他们发现,疑似绒毛膜羊膜炎组的子宫动脉多普勒中位搏动指数(PI)略高,但妊娠期 PI 值升高的比率相似,大于 95%。未发现两组之间在其他超声标志物方面的差异,如平均羊水量、BPP 或 BPP 小于 6。此外,尽管疑似绒毛膜羊膜炎组的新生儿总体不良结局发生率确实有所增加,但所有超声标志物均不能预测不良新生儿结局[9]。凯利赫和同事[10]最近的一项研究在非人灵长类动物模型中使用了超声多普勒技术,该模型用于监测羊膜腔内接种尿素血浆后的胎儿血流动力学,并评估母体抗生素治疗的影响。研究设计包括 3 组:对照组、羊膜腔内感染(IAI)组和接受阿奇霉素治疗的 IAl 组。在胎儿中评估了多普勒,与对照组相比,IAl 组的子宫动脉 PI 显著升高,用阿奇霉素治疗使数值恢复到对照水平[10]。需要进一步的研究来评估胎儿多普勒是否可以作为期待治疗期间胎儿感染的标志。此外,根据凯利赫和同事[10]的灵长类动物研究,如果在超声上观察到胎儿血流动力学变化的早期迹象,而没有任何明显的宫内感染迹象,则有必要进行进一步研究,以调查治疗干预措施(如继续使用母体抗生素)。

关于日常活动量的建议仍有争议。鉴于 PPROM 是孕产妇和围产期发病率的主要原因,有人对卧床休息是否是预防潜在并发症的合理建议提出质疑。产前卧床休息被广泛用于 PPROM 患者。卧床休息并没有显示出对各种产科并发症有益,并且与血栓栓塞事件的风险增加和身体状况的改善以及由此导致的肌肉萎缩有关。最近进行了两项小型试点研究,以评估卧床休息是否对潜伏期有影响。第一项研究由比奇洛和同事[11]进行,随机选择了 36 名女性,她们要么卧床休息,要么不受限制地活动,每天至少需要步行 3 次,每次20 min。这项研究发现,在活动组中,潜伏期的减少没有统计学意义。而在活动组,诊断为坏死性小肠结肠炎的婴儿"可能"增加。第二项研究由马丁斯和同事[12]进行,研究对象是 32 名妊娠 24～33 周的 PPROM 患者,6 天内完成卧床休息(定义为限制在医院病床上,包括使用便盆的要求)或活动限制,允许在病房内以卫生间特权行走。这项研究发现,卧床休息不会增加分娩的潜伏期,也不会改善产妇或新生儿的发病率[12]。这两项研究都是小型随机对照试验。马丁斯及其同事[12]的研究利用获得的数据计算随机对照试验的样本量。根据现有证据,在 PPROM 患者的产前管理中不应常规卧床休息。

只要产妇和胎儿状况保持稳定,应继续进行住院治疗和密切的产前监测。某些情况需要终止预期管理和监测。除快速开始抗生素治疗以预防母体败血症外,孕妇或胎儿心动过速、发热、宫底压痛或化脓性阴道分泌物或羊水等明显羊膜内感染的证据也是分娩的一个适应证。此外,新发、恶化或鲜红色阴道出血应密切关注胎盘早剥,并在"母体评估"之外及时评估胎儿状况。阴道出血尤其与胎盘早剥有关,如果腹痛、宫缩和胎儿心率模式不确定,纤维蛋白原异常降低强烈提示胎盘早剥。如果对宫内复苏措施无反应,产前胎儿检测显示反复胎儿心率减慢、持续性胎儿心动过速或变异性降低,则可能需要分娩。BPP 小于 6 分(10 分)也是终止妊娠的指征。

总结

　　PPROM 是孕产妇和围产期死亡的主要原因。考虑到与该并发症相关的高发病风险,入院和产前监测用于尽量减少不良的母婴结局。此时,住院患者产前监测包括监测产妇的生命体征,并对感染或胎盘早剥的迹象进行连续检查,以及使用 NST 对胎儿状况每日评估。超声用于评估胎儿生长,但尚未发现多普勒的应用有明显益处。没有证据表明,住院期间卧床休息会延长分娩潜伏期或降低产妇或围产期发病率。重要的是,入院过程中,检查者应高度关注孕妇或胎儿情况恶化的迹象,这是立即分娩时机。产前监测母体和胎儿状态可用于确定何时应开始分娩。

临床处理要点

　　• PPROM 是一种妊娠并发症,具有较高的母婴发病风险,需要入院并在存活后密切监测。

　　• 在进行产前监测的预期管理之前,应彻底评估产妇和胎儿状况,以排除感染并确保胎儿健康。

　　• 有明显或正在发展的临床感染、胎盘早剥或胎儿状况恶化的证据应考虑终止妊娠。

──────── 参·考·文·献 ────────

[1] Prelabor Rupture of Membranes. ACOG Practice Bulletin No. 217. American College of Obstetricians and Gynecologists. Obstet Gynecol

2020; 135: e80 - e97.

[2] Bond DM, Middleton P, Levett KM, et al. Planned early birth versus expectant management for women with preterm prelabour rupture of membranes prior to 37 weeks' gestation for improving pregnancy outcome. Cochrane Database Syst Rev 2017; (3): CD004735.

[3] Morris JM, Roberts CL, Bowen JR, et al. Immediate delivery compared with expectant management after preterm prelabour rupture of membranes close to term (PPROMT trial): a randomised controlled trial. PPROMT Collaboration. Lancet 2016; 387: 444 - 452.

[4] Antepartum Fetal Surveillance. ACOG Practice Bulletin No. 145. American College of Obstetricians and Gynecologists. Obstet Gynecol 2014; 124: 182 - 192.

[5] Manuck TA, Eller AG, Esplin MS, et al. Outcomes of expectantly managed preterm premature rupture of membranes occurring before 24 weeks of gestation. Obstet Gynecol 2009; 114: 29 - 37.

[6] Tepper J, Corelli K, Navathe R, et al. A retrospective cohort study of fetal assessment following preterm premature rupture of membranes. Int J Gynecol Obstet 2019; 145: 83 - 90.

[7] Carroll SG, Papaioannou S, Nicolaides KH. Doppler studies of the placental and fetal circulation in pregnancies with preterm prelabor amniorrhexis. Ultrasound Obstet Gynecol 1995; 5: 184 - 188.

[8] Yücel N, Yücel O, Yekeler H. The relationship between umbilical artery Doppler findings, fetal biophysical score and placental inflammation in cases of premature rupture of membranes. Acta Obstet Gynecol Scand 1997; 76 (6): 532 - 535.

[9] Aviram A, Quaglietta P, Warshafsky C, et al. Utility of ultrasound assessment in the management of preterm prelabor rupture of the membranes. Ultrasound Obstet Gynecol 2020; 55(6): 806 - 818.

[10] Kelleher MA, Lee JY, Roberts V, et al. Maternal Azithromycin therapy for Ureaplasma parvum intra-amniotic infection improves fetal hemodynamics in a nonhuman primate model. Am J Obstet Gynecol

2020. S0002 - 9378(20): 30463 - 30464.

[11] Bigelow CA, Factor SH, Miller M, et al. Pilot Randomized Controlled Trial to Evaluate the Impact of Bed Rest on Maternal and Fetal Outcomes in Women with Preterm Premature Rupture of the Membranes. Am J Perinatol 2016; 33(4): 356 - 363.

[12] Martins I, Pereira I, Clode N. A pilot randomized controlled trial of complete bed rest versus activity restriction after preterm premature rupture of the membranes. Eur J Obstet Gynecol Reprod Biol 2019; 240: 325 - 329.

第三部分

专　题

9 围存活期胎膜早破

凯莉·S.吉布森,医学博士;克里·布拉克尼,医学博士

关键词

- 围存活期分娩 • 未足月胎膜早破(PPROM) • 潜伏期 • 肺发育不全
- 产前皮质类固醇 • 羊膜腔灌注

关键点

- 围存活期分娩(定义为少于 26 周)占分娩的一小部分,但远期并发症明显增加。
- 围存活期 PPROM 发生在胎肺发育的小管期阶段,可能导致肺发育不良。
- 很少有研究描述围存活期 PPROM 的结局,一些报告可能只涉及接受了复苏治疗的新生儿。
- 有限的数据表明,潜伏期抗生素、产前皮质类固醇用于促胎肺成熟及硫酸镁保护胎儿神经可能是有益的。
- 羊膜腔灌注和封堵技术暂未显示出明显的效果,还都需要进一步研究。

引言

围存活期的 PPROM 虽然罕见,但可引起灾难性的母体、胎儿和新生儿并发症。围存活期定义为 20 0/7~25 6/7 周[1],占分娩数的 1/200,其不良出生结局占所有 PPROM 的 80%。围存活期 PPROM 患者面临绒毛膜羊膜炎、出血风险以及失去孩子或抚养长期患病孩

子的心理问题和经济压力。患儿疾病包括肺发育不良和慢性肺病、限制性畸形和极早产的其他相关风险,比如视网膜病变和脑室内出血。虽然这类早产占比小,但给这些家庭带来了沉重负担,应该得到重视和关注,因为相对较小的医疗投入,可以给这些家庭问题带来大幅改善。

提供存活极限的咨询服务几乎是诊治过程中最大的困难,大多数倾向于期待治疗[2],但如何安全地实现最大程度的延迟分娩尚不清楚。尽管围存活期跨越了 6 周的时长,但美国妇产科学会(ACOG)和母胎医学会(SMFM)一致认为,应该根据孕周采取不同的干预措施[1]。从最初的孕中期胎膜早破相关文章开始[3],这一领域已逐步取得很多进展,包括产前皮质类固醇促胎肺成熟[4]、硫酸镁保护神经[5]、潜伏期抗生素[6]以及新生儿干预[7]等。一些尚不确定的干预措施,如羊膜腔灌注、封堵技术使用等,对于潜伏期及结局的效果有待于进一步评估(框 9-1)。

框 9-1　干预措施

标准干预
抗生素 产前皮质类固醇 硫酸镁
有争议的干预措施
保胎 羊膜腔灌注 封堵技术

本综述涉及围存活期 PPROM 干预措施的有效性,概述了这类患者的诊断和管理,并就有关传统和非传统治疗方案的数据进行了讨论。鉴于这种并发症比较稀少,绝大多数已发表的文章都是回顾性的,包含的是那些选择接受治疗和干预的女性,因此可能会低估发病率。

背景

PPROM 引起的极早早产与新生儿高死亡率以及近远期严重并发症有关[8]。围存活期发生的存活事件并不常见，并且随周数增加有所提高。是否活产或最终存活取决于发生胎膜破裂的孕周和分娩孕周(表 9-1)。每延长 1 天或 1 周,对于胎儿来说都是有益的。

表 9-1　PPROM 时的孕周存活率

	PPROM 的胎龄					
	20 周	21 周	22 周	23 周	24 周	25 周
基布尔等人,2016[24]						
生存率	1/88 (12.5) (0.0~35.4)	5/19 (6.5~46.1)	15/31 (48.4) (30.8~66.0)	30/46 (65.2) (51.4~79.0)	—	—
完整的生存率	0/8 (0.0) (0.0~0.0)	3/19 (15.8) (0.0~32.2)	8/31 (25.8) (10.4~41.2)	16/46 (34.8) (21.0~48.6)	—	—
洛特等人,2018[25]						
生存率	—	—	12/101 (14.1) (8.2~23.3)	30/95 (39.5) (26.8~53.7)	60/99 (66.8) (56.1~76.1)	99/132 (75.8) (67.7~82.3)
完整的生存率	—	—	9/101 (10.6) (5.6~19.2)	19/94 (29.5) (17.4~45.4)	36/95 (46.8) (34.5~59.6)	76/128 (60.6) (51.8~68.8)
索拉诺等人,2019[26]						
生存率	1/3 (33.3)	7/9 (77.8)	19/23 (82.6)	27/31 (87.1)	—	—
完整的生存率	0/3 (0.0)	1/9 (11.1)	3/23 (13.0)	8/31 (25.8)	—	—

数据表示为 n/N(%)(95% CI)。

　　PPROM 的病因很多,所有原因都会导致胎膜的脆弱。羊膜由 5 层组成,包括上皮细胞、胶原蛋白、基底膜、成纤维细胞及与绒毛膜相连的中间海绵层。绒毛膜由胶原蛋白和滋养层细胞组成[9]。这些胎膜的弱化,无论是通过拉伸还是胶原蛋白降解,都被认为可能导致膜的破裂[10]。

　　已经证实 PPROM 有许多的危险因素,但阳性预测值都很低。这些因素包括宫颈功能不全或环扎病史、产前出血、多胎妊娠、既往 PPROM 或早产、吸烟和羊膜腔穿刺术[11]。克伯屈及其同事[12]认为,虽然细菌感染引起的炎症可导致细胞外基质弱化,但淋病、衣原体感染或细菌性阴道病与 PPROM 无关。这表明其他细菌在炎症中发挥作用,其组织学绒毛膜羊膜炎[13]和胎儿炎症反应综合征的发病率更高[14]。

　　无论何种原因导致 PPROM,由此产生的羊水过少会损害正常的胎儿生长发育,尤其是肺部。正常的肺发育包括 5 个阶段:胚胎期、假腺期、小管期、囊状期和肺泡形成期。PPROM 可发生在 8～16 周的假腺期后期,最常见的是 17～28 周的小管期。在假腺期,节段支气管分叉为较小的节段内支气管树;在小管期,支气管树进一步分叉,发育出终末细支气管,上皮细胞变得扁平,形成 Ⅱ 型肺泡上皮细胞。这种正常发育需要足够的羊水量;在早发性羊水过少的情况下,正常发育可能受阻,导致肺发育不良[15,16]。

　　除了肺发育外,围存活期 PPROM 和早产还与其他多种母体(表 9-2)和新生儿(表 9-3)并发症有关。母体羊膜腔内感染率较高(9.5%～80.3%),产后可发展为子宫内膜炎并可能发生败血症(0～4.8%),可能面临胎盘早剥(4.3%～27.9%)、出血以及剖宫产(19.3%～68.2%)的风险,剖宫产通常采取经典的子宫切口。新生儿存活率差异很大,这取决于破膜孕周、分娩孕周、医疗水平以及父母对复苏的意愿[16-26]。例如在大多数国家,无严重并发症(包括支气管肺发育不良、严重神经损伤或早产儿视网膜病变)的生存率为 20%～30%。然而,在来自日本的索拉诺及其同事报告,孕 22 周及以后出生并进行复苏的新生儿,完整存活率为 63%[26]。

表 9‑2   围存活期 PPROM 后的孕产妇发病率和死亡率

研 究	例数	早产胎膜早破胎龄（周）[a]	羊膜腔内感染[a]	胎盘早剥[a]	脓毒症—[a]	剖宫产—[a]
肖等[17]，2000	28	14～28	13(46.4)	—	—	13(46.4)
格里萨鲁·格拉诺夫斯基等人[18]，2003	25	16～24	—	—	0(0.0)	7(28.0)
福尔克等人[19]，2004	57	14～24	18(31.6)	—	0(0.0)	11(19.3)
丁斯莫尔等人[20]，2004	57	16～24	15(34.9)	12(27.9)	—	14(32.6)
穆里斯等人[21]，2007	29	18～24	16(32.7)	5(10.2)	1(2.0)	—
马努克和瓦尔纳[23]，2014	275	<25	45(16.4)	29(10.6)	—	127(46.2)
基布尔等人[24]，2016	104	20～24	44(42.3)	18(17.3)	5(4.8)	37(35.6)
洛特等人[25]，2018	331	23～25	31(9.5)	14(4.3)	—	111(36.6)
索拉诺等人[26]，2019	66	20～24	53(80.3)	3(4.5)	1(1.5)	45(68.2)

[a] 数据以数字(%)表示。

诊断

    临床诊断胎膜破裂主要基于阴道液体渗漏情况和体格检查，诊断的金标准是肉眼可见阴道内羊水池的形成。如果检查未发现阴道内水池，则嘱患者进行瓦尔萨尔瓦动作了解经宫颈管液体漏出情况。如果诊断仍然不明确，可以采阴道后穹窿积液放置显微镜下寻找羊齿状结晶[27]。然而，在妊娠 14～22 周，羊齿状结晶检测阴道内羊水

表9-3 围存活期胎膜早破后的围产期发病率和死亡率

研　究	例数	PPROM的胎龄(周)[a]	分娩时的胎龄(周)[a]	死产[b]	新生儿死亡[b]	呼吸窘迫综合征[b]	支气管肺发育不良[b]	败血症[b]	挛缩[b]	生存(完好)[b]
肖等人[17],2000	28	21.6 (2.5)	27.1 (2.1)	—	12 (42.9)	12 (42.9)	8 (17.9)	5 (17.9)	—	16(57.1) (10[35.7])
格里萨鲁·格拉诺夫斯基等人[18],2003	25	22.7 (1.0)	—	—	17 (68.0)	5 (20.0)	—	5 (20.0)	0 (0.0)	8(32.0)
福尔克等人[19],2004	57	20.3 (不适用)	—	30 (52.6)	12 (21.1)	—	—	3 (5.2)	2 (7.4)	15(26.3)
丁斯莫尔等人[20],2004	57	22.0 (不适用)	25.8 (3.4)	13 (22.8)	17 (29.8)	29 (50.9)	8 (14.0)	12 (21.1)	—	27(47.4) (17[29.8])
穆里斯等人[21],2007	29	21.1 (不适用)	23.2 (不适用)	—	—	10 (34.5)	—	5 (17.2)	0 (0.0)	12(41.4)
埃弗里斯特等人,2008	77	19.8 (2.5)	28.4 (3.1)	18 (22.8)	15 (19.0)	36 (45.6)	14 (17.8)	1 (1.3)	—	44(55.7)

续　表

研　究	例数	PPROM的胎龄(周)	分娩时的胎龄(周)	死产	新生儿死亡	呼吸窘迫综合征	支气管肺发育不良	败血症	挛缩	生存(完好)
马努克和瓦尔纳[23],2014	275	23.8(1.2)	26.6(2.5)	—	46(16.7)	—	136(49.5)	111(40.4)	—	229(83.3)(67[24.6])
基布尔等人[24],2016	104	22.6(1.0)	24.8(2.6)	38(36.5)	15(14.4)	—	11(10.6)	7(6.7)	11(10.6)	51(49.0)(27[26.0])
洛特等人[25],2018	331	24(不适用)	25(24~28)	17(6.0)	168(41.9)	—	29			148(44.7)(112[33.8])
索拉诺等人[26],2019	66	22.7(0.8)	24.6(2.0)	—	12(18.1)	—	34(63.0)	3 5.6	2(3.7)	54(81.8)(42[63.6])

a 数据表示为平均值（标准差）或中位数（四分位距）。

b 数据以数字（%）表示。

的敏感性仅为 69.5％,因此在羊齿状结晶阴性的情况下,也不能完全排除 PPROM。同样,可使用硝嗪试纸评估阴道液 pH 值,但在大量阴道分泌物的情况下可能会出现假阴性结果,存在碱性液体(血液和精液)时可能会出现假阳性结果。

尽管有各种商业试剂盒可用于评估胎膜破裂,但在围存活期的时间段,诊断不准确带来的风险可能超出获益。胎盘 α 巨球蛋白-1 检测［AMNISURE（QUIAGEN,HILDEN,德国）］的敏感性为 94.4％～98.9％,特异性为 87.5％～100％。胰岛素样生长因子结合蛋白1［胎膜早破检验(生物公司,考尼亚宁,芬兰)］的可靠性稍差,在胎膜破裂发生后短时间内检测最准确,灵敏度为 95％～100％,特异性为 93％～98％[28]。超声显示羊水过少也可用于支持 PPROM 的诊断。然而,在单独使用羊水量诊断 PPROM 时应谨慎,因为羊水池平均垂直深度在确诊 PPROM 的患者和胎膜完整患者之间并没有显著差异[29]。

羊膜腔内注射染料可用于评估可疑 PPROM 病例,然而它与羊膜腔穿刺术一样,具有损伤、出血、感染和早产风险[30],并且仅限于有足够大羊水池深度的病例。研究最充分的染料是靛蓝胭脂红,但已不再市售。目前市场上可用的替代染料中,荧光素钠可能是最安全的。荧光素钠的最佳剂量尚未明确,范围为 1 mL～10 mL。潜在的母体不良反应包括恶心、呕吐、过敏反应以及巩膜手掌短暂变黄,未发现新生儿皮肤、脐带、胎盘或胎膜染色[31]。注射后 15 min 和 45 min 使用窥阴器检查宫颈,使用长波紫外线照射寻找从子宫颈渗漏的黄绿色荧光液。

评估和临床过程

一旦 PPROM 诊断成立,就应该进一步评估(图 9-1),分析 PPROM 的危险因素,如宫颈功能不全病史、妊娠期阴道出血、多胎妊娠、自发性早产史、吸烟或环扎术。约 35％的自发性胎膜破裂患者可在期待治疗的情况下并发绒毛膜羊膜炎[11],可能发生在胎膜破裂之前或之后。临床绒毛膜羊膜炎的最高风险是在胎膜破裂后第 1 周内,此后明显下降[32],应继续密切关注,包括监测体温、胎心率、母体心率、子宫张力和流感样症状。绒毛膜羊膜炎通常与早产和分娩有关,是即将分娩的征象,与孕周无关。如果不确定是否存在绒毛膜羊膜炎,可以考虑进行羊膜腔穿刺术。

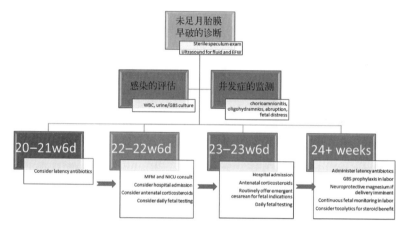

图 9‑1　可实施 PPROM 的决策流程图。GBS,B 族链球菌;MFM,母胎医学;NICU,新生儿重症监护室;WBC,白细胞计数。[数据来自 Raju TN, Mercer BM, Burchfield DJ, Joseph GF Jr. Periviable birth: executive summary of a joint workshop by the Eunice Kennedy Shriver National Institute of Child Health and Human Development, Society for Maternal-Fetal Medicine, American Academy of Pediatrics, and American College of Obstetricians and Gynecologists. J Perinatol. 2014; 34 (5): 333‑342.]

　　临床绒毛膜羊膜炎发展为母体败血症的概率虽低但比较严重。绒毛膜羊膜炎一旦明确,通过合理应用抗生素并终止妊娠,孕 10～14 周 PPROM 发生败血症的风险约为 5%[24],而孕 14～23 周的风险约为 1.2%[33]。11% 的绒毛膜羊膜炎患者会出现产后子宫内膜炎,而在所有围存活期胎膜早破患者中,高达 40% 的女性会患上子宫内膜炎[34]。

　　相当比例的围存活期 PPROM 患者可并发胎盘早剥,且与胎膜破裂时孕周大小成反比[35]。一项孕 20～24 周的胎膜早破研究显示,胎盘早剥的发生率为 17%[24],而孕 20 周之前的胎膜早破研究显示胎盘早剥率高达 50%。除胎盘早剥外,胎膜早破还会并发脐带脱垂[36],在胎儿具备存活能力前或达到存活界限时发生率达 1.9%。由于存在绒毛膜羊膜炎、胎盘早剥和脐带脱垂的风险,大多数临床医生建议胎膜早破患者在胎儿达到存活阈值后住院治疗。

虽然短时间的羊水过少可能不会影响新生儿结局[37],但长时间的羊水过少会导致胎儿存活率下降,延迟分娩的可能性降低,临床绒毛膜羊膜炎、胎肺发育不良和紧急剖宫产概率上升[38,39]。

近来,孕中期胎膜破裂所致胎儿肺发育不全的风险预测引起了人们的关注。胎肺发育不良风险评估可有助于临床决策制订和临床咨询。范蒂芬及其同事[40]对 13 项研究进行了系统回顾和荟萃分析,未能确定任何预测胎肺发育不良的可靠的超声参数指标。临床上,PPROM 发生较早的妊娠阶段、孕周延长时长以及羊水量都具有较高的肺发育不良风险预测价值,而 PPROM 发生的孕周是肺发育不全的最强预测因子[41]。

高达 14% 的围存活期胎膜早破羊水会停止渗漏到阴道,超声显示宫腔内羊水重新积聚[42]。这可能是由于子宫肌层和蜕膜层的回缩、滑动、收缩和瘢痕化所致,而不是胎膜本身的重新密封[43],其妊娠结局与从未发生过胎膜早破的结局相似[42]。

标准干预措施

抗生素

多项研究表明,在妊娠 24 周后的 PPROM 患者中使用抗生素可延长孕周并改善新生儿结局。使用抗生素可降低 48 h 内(RR 0.71;95% CI 0.58~0.87)以及 7 天内(RR 0.79;95% CI 0.71~0.89)新生儿出生概率。这种延迟分娩可能得益于抗生素抑制了宫内感染机会,而宫内感染通常会导致分娩发动。这种延迟分娩效果对于后续妊娠来说是有益的。然而,它在孕中期 PPROM 中的效果尚不明确。目前还缺乏关于孕 24 周前 PPROM 使用抗生素治疗的随机对照试验数据。

在缺乏标准临床试验的情况下,大多数研究中心都是根据怀孕后期数据进行推断并使用相同的抗生素方案治疗晚期 PPROM 患者。如表 9‑4 所示,大多数研究都使用抗生素,尽管治疗方案各不相同。在基布尔团队的研究报告中[24],口服红霉素 250 mg,每 6 h 一次,持续 10 天。一些研究使用氨苄西林联合阿奇霉素[26]或氨苄西林联合红霉素[18],而有些研究甚至没有报告确切的治疗方案。抗生素的使用可能因胎龄而异。在 EPIPAGE‑2 研究中,只有 81.3% 的 22 周出生新生儿接受了产前抗生素治疗,而在 24~25 周出生新生儿中,产前接受抗生素治疗占比达 98%~100%[26]。

尽管这些结果令人鼓舞,但它们不足以明确指导抗生素治疗的确切时间、持续时长或种类构成。延迟分娩 1 周可能会使处于生存边缘(22~23 周)的胎儿达到机构设定的存活阈值,因此这些治疗可能是合理的。对于更早妊娠阶段来讲,益处远没有明显。此外,在破膜后数周使用抗生素不太可能有其他额外益处。

产前皮质类固醇

大约 50 年前,里金斯和豪伊[45]公布了他们的初始成果,证明产前使用皮质类固醇治疗可以降低新生儿呼吸窘迫的发生。经过多项进一步研究,美国国立卫生研究院于 1994 年得出结论,有强有力的证据表明,孕 24~34 周给予糖皮质激素可减少不良新生儿结局,包括新生儿死亡、呼吸窘迫综合征以及其他并发症[4]。类固醇被认为可诱导 Ⅱ 型肺泡细胞表面活性物质的产生[46],主要在肺发育的囊状期。

在围存活期的肺发育小管期阶段,排列在肺泡中的 Ⅱ 型肺泡细胞才开始变得扁平,因此最初对类固醇的研究没有将孕 24 周以下的患者纳入。然而,与抗生素延迟分娩一样,围存活期使用产前类固醇也观察到类似的趋势。如表 9‑4 所示,大多数机构确实使用类固醇,这些类固醇仅在胎儿达到生存能力的定义标准后给药,其获益并

表 9 - 4　用于围产期 PPROM 的胎儿益处的标准干预措施

研 究	例数	PPROM 的胎龄(周)ᵃ	平均潜伏期(天)ᵃ	抗生素ᵇ	产前皮质类固醇ᵇ	安胎ᵇ	硫酸镁ᵇ
肖等人[17],2000	28	21.6(2.5)	39.4(23.9)	25(89.3)	21(75.0)	—	不适用
格里萨鲁·格拉诺夫斯基等人[18],2003	25	22.7(1.0)	15.6(不适用)	22(88.0)	15(60.0)	3(12.0)	不适用
福尔克等人[19],2004	57	20.3(不适用)	6.0(不适用)	7(12.3)	19(33.3)	4(7.0)	不适用
丁斯莫尔等人[20],2004	57	22.0(不适用)	13.0(不适用)	37(64.9)	是(不适用)	不	不适用
穆里斯等人[21],2007	29	21.1(不适用)	14.1(不适用)	20(69.4)	8(28.6)	4(14.3)	不适用
埃弗里斯特等人[22],2008	77	19.8(2.5)	55(33~77)	是(适用)	39(98)	—	不适用
马努克和瓦伦纳[23],2014	275	23.8(1.2)	20.0(20.2)	265(96.5)	272(98.9)	6(2.2)	133(48.4)
基布尔等人[24],2016	104	22.6(1.0)	15.3(18.3)	是(适用)	是(不适用)	—	—
洛特等人[25],2018	331	24(不适用)	8.0(2.8~23.0)	302(92.8)	210(68.6)	174(52.6)	13(3.9)
索拉诺等人[26],2019	66	22.7(0.8)	13.5(13.0)	是(不适用)	是(不适用)	是(不适用)	—

ᵃ 数据以平均值或中位数(四分位距)表示。

ᵇ 数据以数字(%)表示;在没有数字的情况下,如果该疗法在患者的标准管理中,则标记为"是"。

不完全明确,毕竟本来达到可生存孕周也与生存率提高有关。

很少有关于围存活期使用皮质类固醇的研究报告,而且那些已发布的研究中并没有专门区分是否因 PPROM 而导致分娩。国家儿童健康与人类发展研究所(NICHD)新生儿研究网针对 1993~2009 年出生新生儿的一项回顾报告显示,产前在孕 23 周及以上使用皮质类固醇,出生 18 个月后追踪其死亡率与神经损伤发生风险明显偏低。特拉韦尔团队[48]2006~2014 年对同一中心进行随访研究,同样发现,在孕 22~28^{+6} 周,产前类固醇暴露与出院前死亡率显著降低相关,支气管肺发育不良或其他主要肺部问题发生率并不增高(22 周 RR 0.79[0.70~0.90], 23 周 RR 0.68[0.63~0.74], 24 周 RR 0.58 [0.50~0.66])。同样,莫里及其同事[49]通过对日本 87 个三级中心的出生新生儿调查发现,即使在孕 22~23 周使用也有显著的生存益处。

其他关于围存活期分娩的新生儿结局研究一致显示,产前皮质类固醇的应用是有益的[50-52]。瓦普纳[53]认为,每 7~9 名婴儿中,接受产前皮质类固醇治疗可避免 1 例死亡病例。虽然尚未有关于围存活期 PPROM 结局的专项研究,但这些非随机队列研究确实表明,早在孕 22 周使用产前皮质类固醇即可获益。

硫酸镁

在存活下来的围存活期分娩婴儿中,最明显的远期并发症之一就是脑瘫,发生风险为 8%~12%[54]。脑瘫是一组涉及动作和姿势异常的发育障碍,大约一半的脑瘫病例主要是在发育过程中的胎儿或婴幼儿大脑中的非进行性障碍。几项大型研究观察发现,脑瘫与镁之间存在关联[5,58-61]。这种作用的生物学基础被认为是脑室内出血后新生儿大脑再灌注损伤和自由基损伤的减少。

评估硫酸镁对神经发育影响的临床试验包含 PPROM 患者,但并未具体评估她们的主要结局。迄今为止 3 项大型研究表明硫酸镁治疗是有益的[62]。2003 年雅图研究发现,在孕 30 周前有分娩风险的 1062 名澳大利亚妇女中,产前接受硫酸镁治疗的儿童发生大运动功能障碍明显较少(3.4% vs 6.6%;RR 0.51[0.29~0.91])[60]。法国的 PREMAG 试验进行了 2 年的随访,发现硫酸镁对脑瘫发生率没有益处(16.1% vs 20.2%;调整优势比 0.65[0.42~1.03]),但大运动功能障碍确实有所改善(25.6% vs 30.8%;0.62[0.41~0.93])[61]。美国 NICHD 母胎医学协作网 BEAM 试验发现,应用硫酸镁对于新生儿脑瘫的主要预后或死亡率没有差异(11.3% vs 11.7%;RR 0.97[0.77~1.23]),但确实发现仅脑瘫发生率就显著减少(1.9% vs 3.5%;0.55[0.32~0.95])[5]。主要受益对象为孕 28 周之前出生的婴儿,但没有针对性研究近成活期分娩的婴儿。

马努克和瓦尔纳[23]在 BEAM 试验中对围存活期 PPROM 患者进行二次回顾分析,发现 PPROM 发生孕周越早,则分娩发生越早,生存质量越差。回归分析提示硫酸镁治疗与综合结局无关。尽管这些有限的数据并未显示出硫酸镁对围存活期 PPROM 患者的明显益处,但多数针对来自孕 24 周及以上分娩的婴儿数据确实表明,硫酸镁可降低死亡或脑瘫的风险(RR 0.85[0.74~0.98])[63]。与其他已确立的治疗方案类似,硫酸镁对于神经系统不良结局风险极高的围成活期即将分娩的病例是有益的。

有争议的干预措施

保胎

在胎膜完整的妊娠中,有效的宫缩抑制是一个难以实现的目标。其在 PPROM 患者中的作用尚不清楚。尽管抑制宫缩可能让孕周延长几天,通常为产前皮质类固醇给药赢得时间,但并未显示可以降低新生儿发病率。在近成活期,孕周每增加一天,存活机会则可能有所提高,潜伏期 48 h 具有一定的临床意义[64-68]。大多数研究的平均孕周为 28~32 周,没有研究检查证实宫缩抑制在围存活期 PPROM 人群中的作用。如表 9-4 所示,大多数中心很少对胎膜破裂的患者使用宫缩抑制剂。

对于胎膜完整的患者,多种药物可用于抑制宫缩,包括 β 受体激动剂、硫酸镁、催产素受体拮抗剂、钙通道阻滞剂和环氧化酶抑制剂[64-68]。没有证据表明硫酸镁或催产素受体拮抗剂阿托西班能延长孕周[64,64]。利托君是一种β受体激动剂，曾是美国 FDA 批准的唯一宫缩抑制药，但目前已不在美国市售。β受体激动剂已被证明可延迟分娩长达 48 h[66]。钙通道阻滞剂(硝苯地平)和环氧化酶抑制剂(吲哚美辛)已被证实可降低孕 37 周前的早产率，并降低最初 48 h 内的分娩率[67,68]。虽然根据这些数据可以推测应用于围存活期，但在围存活期 PPROM 病例中应谨慎使用。

麦基及其同事[69]针对 8 项关于 PPROM 患者抑制宫缩的研究进行回顾分析，共纳入 408 名女性，其中 7 项研究对抑制宫缩与不抑制宫缩进行了比较，结果发现，抑制宫缩对围产儿死亡率并没有显著影响(RR 1.67;95％ CI 0.85~3.29)。抑制宫缩与孕周延长相关(平均差异 73.12 h;95％ CI 20.21~126.03)，但 5 min Apgar 评分较低(RR 6.05;95％ CI 1.65~22.23)，新生儿通气需求增加(RR 2.46;95％ CI 1.14~5.34)。对于孕 34 周前 PPROM 患者，接受宫缩抑制剂治疗后发生绒毛膜羊膜炎的风险显著增加(RR 1.79;95％ CI 1.02~3.14)。虽然样本量较小，但不同宫缩抑制剂之间的亚组分析没有差异[69]。

因此，尽管一些宫缩抑制剂与孕 24 周以上胎膜完整的患者潜伏期增加有关，但它们在围生期人群中的应用研究却少得多。此外，有证据表明，PPROM 患者可能会出现绒毛膜羊膜炎。根据目前的数据，应避免对围存活期 PPROM 患者进行保胎治疗。

羊膜腔灌注

围存活期发生 PPROM 的情况下，羊水过少相关风险增加，羊膜腔灌注被提议作为一种可能的干预措施，可以降低肺发育不良、肢体畸形、绒毛膜羊膜炎、胎盘早剥和胎儿死亡的风险。2014 年的一项科克拉内综述纳入 5 项随机对照试验，认为未足月胎膜早破羊膜腔灌注可能对母胎都有益处[70]。

经宫颈羊膜腔灌注可以改善产时胎儿脐动脉 pH 值(平均差

0.11),并减少反复变异减速(RR 0.52),但试验规模很小。经腹羊膜腔灌注可降低新生儿死亡(RR 0.30)、新生儿败血症(RR 0.26)、肺发育不良(RR 0.22)和产褥期败血症(RR 0.20)。一项小型试验显示,羊膜腔灌注使得胎膜破裂 7 天后分娩的可能性更高。然而,这些有希望的发现大多来自分组不明确的试验。一项科克拉内评价认为,虽然结果令人鼓舞,但在常规推荐对未足月胎膜早破进行羊膜腔灌注之前,还需要进一步的证据支持[70]。

重新封堵技术

由于一些胎膜自发性重新密封后的妊娠结局良好,封堵术被提出用来治疗 PPROM。除有利于羊水重新积聚外,封堵术还可以建立物理屏障,防止上行感染。

2016 年的一项科克拉内综述[71]评价了两项涉及不同封堵技术的研究,一项研究比较了宫颈适配器(机械密封)和标准处理。虽然新生儿败血症或绒毛膜羊膜炎的发生率在两组之间没有差异,但证据质量较低。另一项研究比较了口腔免疫膜密封胶与标准处理。免疫膜密封胶可降低早产率(RR 0.48)和新生儿死亡率(RR 0.38),但在新生儿败血症或呼吸窘迫综合征方面无差异。两项研究都没有报告总体围产期死亡率的数据[71]。

在这两项研究中,均没有足够的证据来评价 PPROM 的封堵技术。虽然免疫制剂有希望,但还需要进一步的前瞻性随机试验。这些技术的风险尚不清楚。此外,一些队列研究还使用了其他封堵方法,如羊膜内注射血小板和冷沉淀(羊膜补丁)[72]。这些技术也很有前景,但尚未有前瞻性随机试验研究。目前,没有一种封堵方法被推荐用于 PPROM 的常规治疗。

特殊情况

合并宫颈环扎

对于胎膜破裂后宫颈环扎术线的处理存在争议,而高达 65% 的宫颈环扎妊娠可能发生这种情况[73]。虽然一些专家认为拆除缝线会增加早产和分娩的风险,但也有人认为异物可能会增加母胎感染发病率。仅有一项随机试验对宫颈环扎线去除与保留进行了对比,两组妊娠结局无显著差异(1 周内分娩 56.3% vs 45.8%;$P = 0.59$),但因于分析的数据不足[74]。

已有几篇关于宫颈环扎术后发生 PPROM 的回顾性研究报道。没有发现环扎线保留可以改善胎儿结局[75-77]。卢德米尔及其同事[75]的研究认为,保留环扎线可增加新生儿发病率和败血症机会。其他研究也显示,保留环扎线虽然有延长孕周的趋势,但也增加了感染机会[76,77]。

由于没有数据表明保留宫颈环扎线能改善治疗效果,并且有报道认为还存在感染风险,因此建议在发生 PPROM 后拆除环扎线。拆除环扎线的最佳时机尚未确定。由于环扎线的保留与孕周延长有关,因此又建议保留环扎线以获得产前类固醇给药机会。然而,目前缺乏针对这种做法的研究,特别是在围存活期,所以在决定何时拆除环扎线前,必须权衡短期保留的风险和受益。

多胎延迟分娩

当多胎妊娠中 1 个胎儿发生 PPROM 时,可以考虑延迟分娩另一个胎儿。尽管对于最佳策略或者不同步分娩适宜人群都没有达成共识,但看起来围存活期妊娠可能是最佳方案,获益最大[78]。初次分娩不足 24 周,延迟分娩的存活率很低。

延迟分娩禁忌证是存在严重并发症,如重度子痫前期、胎盘早剥和绒毛膜羊膜炎。在准备实施不同步分娩之前,应考虑羊膜腔穿刺术以排除亚临床感染。多达 1/3 的妇女因延迟分娩而导致母体并发症,包括子宫内膜炎、脓毒性盆腔血栓性静脉炎[79]和导致子宫切除的严重的子宫收缩乏力。有 1 例子宫切除术后病理检查提示肌层微小脓肿[80]。

若选择延迟分娩,可采用可吸收缝线高结扎脐带,胎盘原位保留。分娩后宫缩抑制剂使用、抗生素预防性使用和宫颈环扎等都有报道,但没有深入研究,尚未提示显著获益。一项研究表明,大多数产后并发症在 7 天内出现,因此在这段时间内住院监护可能是最有价值的[81]。在围存活期将第二个胎儿的分娩推迟 2 天或更长时间,存活率从 24% 上升到 56%。目前对于围存活期多胎妊娠来说,不同步分娩可能是一个合理的选择,但应告知患者与母体相关的严重并发症风险。最优的管理策略还有待阐明。

手术后未足月胎膜早破

侵入性手术有导致胎膜破裂的风险,且因手术类型而异。羊膜腔穿刺术发生胎膜早破的概率大约为 1%。相较自发性胎膜早破,这些手术后胎膜早破患者其孕周延长时间更长,再密封率更高,围产儿存活率高达 91%,而相同孕周发生自发性胎膜早破的围产儿存活率为 9%[82]。胎儿手术和胎儿镜检查具有更高的胎膜早破发生率,这可能与破口的数量、直径、位置以及操作持续时间有关[83]。MOMS试验二次分析表明,经皮胎儿镜脑脊膜膨出修补术与剖腹开放式修复相比,PPROM 的风险显著增加(分别为 91% 和 35%)[84]。由于这些羊水渗漏往往更大,因此与羊膜腔穿刺术后胎膜破裂相比,胎膜重新密封的可能性更小。

讨论: 未来的研究方向

许多对孕 22~23 周胎儿的建议都是从孕 24 周及以上胎儿的研究中推断出来的。作者建议在这一胎龄组进行进一步的前瞻性研究,以更好地阐明干预时机的风险和益处,比如抗生素延长孕周、硫酸镁神经保护以及产前皮质类固醇使用。此外,在推荐羊膜腔灌注或再封堵技术之前,需要进行更大规模的随机对照试验,此类研究应综合评估母胎结局。进一步研究包括确定最佳对象,预防性抗生素的作用、类型和时间,第一胎儿分娩后产前检查的作用,以及宫缩抑制的风险和益处等,多胎妊娠延迟分娩将在多方面受益于这些研究。

总结

围存活期 PPROM 是围产儿发病和死亡的主要原因之一。虽然这些分娩与胎儿或新生儿发病及死亡高风险相关,但其低发生率使得这一时期的研究难以完成。此外,从妊娠后期所做的一些研究推断,短暂的孕周延长可能使胎儿从无生机儿过渡到围存活期,虽有机会存活,但有遗留严重并发症的可能。在近成活期阶段必须仔细地向患儿家庭和护理人员提供有关干预措施的有限数据,并告知每种选择的风险与获益。

大多数关于围存活期 PPROM 数据都基于孕 24 周及以上的研究,这些数据表明抗生素对延迟分娩有好处,特别是在接近有生存能力的时候。队列和回顾性研究表明,在孕 22 周及以上使用皮质类固醇是有益的,因为这时候在胎肺组织中开始有 II 型肺泡细胞出现。

许多关于硫酸镁降低脑瘫和其他神经系统并发症风险的研究仅涉及孕 24 周及以上。然而,由于围存活期出生新生儿发病风险很高,使用硫酸镁的潜在益处可能超过其风险。宫缩抑制和宫颈环扎线保留都与分娩稍延迟有关,但感染性疾病风险增加。在围存活期 PPROM 的管理中,两者都应谨慎使用。目前增加羊水量或重新密封胎膜的治疗方法仍然是试验性的,只能用于科学研究。

———— 参·考·文·献 ————

[1] American College of Obstetricians and Gynecologists; Society for Maternal-Fetal Medicine. Obstetric Care consensus No. 6: Periviable Birth. Obstet Gynecol 2017; 130(4): e187 - 199.

[2] McKenzie F, Tucker Edmonds B. Offering induction of labor for 22-week premature rupture of membranes: a survey of obstetricians. J Perinatol 2015; 35(8): 553 - 557.

[3] Taylor J, Garite TJ. Premature rupture of membranes before fetal viability. Obstet Gynecol 1984; 64: 615 - 620.

[4] NIH Consensus Development Panel on the Effect of Corticosteroids for Fetal Maturation on Perinatal Outcomes. Effect of corticosteroids for fetal maturation on perinatal outcomes. JAMA 1995; 273: 413 - 418.

[5] Rouse DJ, Hirtz DG, Thom E, et al. A randomized, controlled trial of magnesium sulfate for the prevention of cerebral palsy. N Engl J Med 2008; 359(9): 895 - 905.

[6] Mercer BM, Miodovnik M, Thurnau GR, et al. Antibiotic therapy for reduction of infant morbidity after preterm premature rupture of the membranes. A randomized controlled trial. National Institute of Child Health and Human Development Maternal-Fetal Medicine Units Network. JAMA 1997; 278(12): 989 - 995.

[7] Younge N, Goldstein RF, Bann CM, et al. Survival and neurodevelopmental outcomes among periviable infants. Eunice Kennedy Shriver National Institute of Child Health and Human Development Neonatal Research Network. N Engl J Med 2017; 376: 617 - 628.

[8] World Health Organization. Preterm Birth Facts. Available at: https: // www. who. int/news-room/fact-sheets/detail/preterm-birth. Accessed March 8, 2020.

[9] Tchirikov M, Schlabritz-Loutsevitch N, Maher J, et al. Mid-trimester preterm premature rupture of membranes (PPROM): etiology, diagnosis, classification, international recommendations of treatment options and outcome. J Perinat Med 2018; 46(5): 465 - 488.

[10] French JI, McGregor JA. The pathobiology of premature rupture of membranes. Semin Perinatol 1996; 20: 344 - 368.

[11] Waters TP, Mercer BM. The management of preterm premature rupture of the membranes near the limit of fetal viability. Am J Obstet Gynecol 2009; 201(3): 230 - 240.

[12] Kilpatrick SJ, Patil R, Connell J, et al. Risk factors for previable premature rupture of the membranes or advanced cervical dilatation: a case control study. Am J Obstet Gynecol 2006; 194: 1168 - 1175.

[13] Yu H, Wang X, Gao H, et al. Perinatal outcomes of pregnancies

complicated by preterm premature rupture of the membranes before 34 weeks of gestation in a tertiary center in China: a retrospective review. Biosci Trends 2015; 9: 35 - 41.

[14] Romero R, Maymon E, Pacora P, et al. Further observations on the fetal inflammatory response syndrome: a potential homeostatic role for the soluble receptors of tumor necrosis factor alpha. Am J Obstet Gynecol 2000; 183: 1070 - 1077.

[15] Nimrod C, Varela-Gittings F, Machin G, et al. The effect of very prolonged membrane rupture on fetal development. Am J Obstet Gynecol 1984; 148: 540 - 543.

[16] Winn HN, Chen M, Amon E, et al. Neonatal pulmonary hypoplasia and perinatal mortality in patients with midtrimester rupture of amniotic membranes - a critical analysis. Am J Obstet Gynecol 2000; 182: 1638 - 1644.

[17] Xiao ZH, Andre P, Lacaze-Masmonteil T, et al. Outcome of premature infants delivered after prolonged premature rupture of membranes before 25 weeks of gestation. Eur J Obstet Gynecol Reprod Biol 2000; 90: 67 - 71.

[18] Grisaru-Granovsky S, Eitan R, Kaplan M, et al. Expectant management of midtrimester premature rupture of membranes: a plea for limits. J Perinatol 2003; 23: 235 - 239.

[19] Falk S, Campbell L, Lee-Parriz A, et al. Expectant management in spontaneous preterm premature rupture of membranes between 14 and 24 weeks' gestation. J Perinatol 2004; 24: 611 - 616.

[20] Dinsmoor MJ, Bachman R, Haney EI, et al. Outcomes after expectant management of extremely preterm premature rupture of the membranes. Am J Obstet Gynecol 2004; 190: 183 - 187.

[21] Muris C, Girard B, Creveuil C, et al. Management of premature rupture of membranes before 25 weeks. Eur J Obstet Gynecol Reprod Biol 2007; 131: 163 - 168.

[22] Everest NJ, Jacobs SE, Davis PG, et al. Outcomes following prolonged

preterm premature rupture of the membranes. Arch Dis Child Fetal Neonatal Ed 2008; 93: F207 - 211.

[23] Manuck TA, Varner MW. Neonatal and early childhood outcomes following early vs later preterm premature rupture of membranes. Am J Obstet Gynecol 2014; 211(3): 308. e1 - e6.

[24] Kibel M, Asztalos E, Barrett J, et al. Outcomes of Pregnancies Complicated by Preterm Premature Rupture of Membranes Between 20 and 24 Weeks of Gestation. Obstet Gynecol 2016; 128(2): 313 - 320.

[25] Lorthe E, Torchin H, Delorme P, et al. Preterm premature rupture of membranes at 22 - 25 weeks' gestation: perinatal and 2-year outcomes within a national population-based study (EPIPAGE-2). Am J Obstet Gynecol 2018; 219(3): 298. e1 - e14.

[26] Sorano S, Fukuoka M, Kawakami K, et al. Prognosis of preterm premature rupture of membranes between 20 and 24 weeks of gestation: A retrospective cohort study. Eur J Obstet Gynecol Reprod Biol 2019; 5: 100102.

[27] Sugibayashi S, Aeby T, Kim D, et al. Amniotic fluid arborization in the diagnosis of previable preterm rupture of membranes. J Reprod Med 2012; 57(3 - 4): 136 - 140.

[28] Marcellin L, Anselem O, Guibourdenche J, et al. Comparison of two bedside tests performed on cervicovaginal fluid to diagnose premature rupture of membranes. J Gynecol Obstet Biol Reprod 2011; 40: 651.

[29] Robson MS, Turner MJ, Stronge JM, et al. Is amniotic fluid quantitation of value in he diagnosis and conservative management of prelabour membrane rupture at term? Br J Obstet Gynaecol 1990; 97: 324 - 328.

[30] Gibbs RS, Blanco JD. Premature Rupture of the membranes. Obstet Gynecol 1982; 60: 671 - 679.

[31] Ireland KE, Rodriguez EI, Acosta OM, et al. Intra-amniotic Dye Alternatives for the Diagnosis of Preterm Prelabor Rupture of Membranes. Obstet Gynecol 2017; 129(6): 1040 - 1045.

[32]　Walker MW, Picklesimer AH, Clark RH, et al. Impact of the duration of rupture of membranes on outcomes of premature infants. J Perinatol 2014; 34: 669 - 672.

[33]　Dotters-Katz SK, Panzer A, Grace MR, et al. Maternal Morbidity After Previable Prelabor Rupture of Membranes. Obstet Gynecol 2017; 129: 101.

[34]　Moretti M, Sibai BM. Maternal and perinatal outcome of expectant management of premature rupture of membranes in the midtrimester. Am J Obstet Gynecol 1988; 159: 390 - 396.

[35]　Farooqi A, Holmgren PA, Engberg S, et al. Survival and 2-year outcome with expectant management of second-trimester rupture of membranes. Obstet Gynecol 1998; 92(6): 895.

[36]　Schucker JL, Mercer BM. Midtrimester premature rupture of the membranes. Semin Perinatol 1996; 20(5): 389.

[37]　Kacerovsky M, Vrbacky F, Kutova R, et al. Cervical microbiota in women with preterm prelabor rupture of membrnes. PLoS One 2015; 10: 30126884.

[38]　Storness-Bliss C, Metcalfe A, Simrose R, et al. Correlation of residual amniotic fluid and perinatal outcomes in periviable preterm premature rupture of membranes. J Obstet Gynaecol Can 2012; 34: 154 - 158.

[39]　Ekin A, Gezer C, Taner CE, et al. Perinatal outcomes in pregnancies with oligohydramnios after preterm premature rupture of membranes. J Matern Fetal Neonatal Med 2015; 28: 1918 - 1922.

[40]　Van Teeffelen AS, Van Der Heijden J, Oei SG, et al. Accuracy of imaging parameters in the prediction of lethal pulmonary hypoplasia secondary to mid-trimester prelabor rupture of fetal membranes: a systematic review and meta-analysis. Ultrasound Obstet Gynecol 2012; 39(5): 495 - 499.

[41]　van Teeffelen AS, van der Ham DP, Oei SG, et al. The accuracy of clinical parameters in the prediction of perinatal pulmonary hypoplasia secondary to midtrimester prelabour rupture of fetal membranes: a meta-

analysis. Eur J Obstet Gynecol Reprod Biol 2010; 148: 3 - 12.

[42] Beydoun SN, Yasin SY. Premature rupture of the membranes before 28 weeks: conservative management. Am J Obstet Gynecol 1986; 155(3): 471.

[43] Behzad F, Dickinson MR, Charlton A, et al. Brief communication: sliding displacement of amnion and chorion following controlled laser wounding suggests a mechanism for short-term sealing of ruptured membranes. Placenta 1994; 15: 775 - 778.

[44] Kenyon S, Boulvain M, Neilson JP. Antibiotics for preterm rupture of membranes. Cochrane Database Syst Rev 2013; (12): CD001058.

[45] Liggins GC, Howie RN. A controlled trial of antepartum glucocorticoid treatment for prevention of the respiratory distress syndrome in premature infants. Pediatrics 1972; 50(4): 515 - 525.

[46] Gonzales LW, Ballard PL, Ertsey R, et al. Glucocorticoids and thyroid hormones stimulate biochemical and morphological differentiation of human fetal lung in organ culture. J Clin Endocrinol Metab 1986; 62: 678 - 691.

[47] Carlo WA, McDonald SA, Fanaroff AA, et al. Association of antenatal corticosteoids with mortality and neurodevelopmental outcomes among infants born at 22 to 25 weeks' gestation. Eunice Kennedy Shriver National Institute of Child Health and Human Development Neonatal Research Network. JAMA 2011; 306: 2348 - 2358.

[48] Travers CP, Carlo WA, McDonald SA, et al. Mortality and pulmonary outcomes of xtremely preterm infants exposed to antenatal corticosteroids. Am J Obstet Gynecol 2018; 218: 130. e1 - e13.

[49] Mori R, Kusuda S, Fujimura M. Antenatal corticosteroids promote survival of extremely preterm infants born at 22 to 23 weeks of gestation. Neonatal Research Network Japan. J Pediatr 2011; 159: 110 - 114. e1.

[50] Tyson J, Parikh N, Langer J, et al. Intensive care for extreme prematurity—moving beyond gestational age. N Engl J Med 2008; 358(16): 1672 - 1681.

[51] Hayes E, Paul D, Stahl G, et al. Effect of antenatal corticosteroids on survival for neonates born at 23 weeks of gestation. Obstet Gynecol 2008; 111(4): 921 – 926.

[52] Bader D, Kugelman A, Boyko V, et al. Risk factors and estimation tool for death among extremely premature infants: a national study. Pediatrics 2010; 125(4): 696 – 703.

[53] Wapner RJ. Antenatal corticosteroids for periviable birth. Semin Perinatol 2013; 37(6): 410 – 413.

[54] Executive Committed for the Definition of Cerebral Palsy. Proposed definition and classification of cerebral palsy, April 2005. Dev Med Child Neurol 2005; 47: 571 – 576.

[55] Kyser KL, Morriss FH Jr, Bell EF, et al. Improving survival of extremely preterm inants born between 22 and 25 weeks of gestation. Obstet Gynecol 2012; 119(4): 795 – 800.

[56] Wood NS, Marlow N, Costeloe K, et al. Neurologic and developmental disability after extremely preterm birth. EPICure Study Group. N Engl J Med 2000; 343(6): 378 – 384.

[57] Altman D, Carroli G, Duley L, et al. Magpie Trial Collaboration Group. Do women with pre-eclampsia, and their babies, benefit from magnesium sulphate? The Magpie Trial: a randomized placebo-controlled trial. Lancet 2002; 359: 1877 – 1890.

[58] Mittendorf R, Dambrosia J, Pryde PG, et al. Asssociation between the use of antenatal magnesium sulfate in preterm labor and adverse health outcomes in infants. Am J Obstet Gynecol 2002; 186: 1111 – 1118.

[59] Magpie Trial Follow-up Study Collaborative Group. The Magpie Trial: a randomized trial comparing magnesium sulfate with placebo for pre-eclampsia. Outcome for children at 18 months. BJOG 2007; 114: 289 – 299.

[60] Crowther CA, Hiller JE, Doyle LW, et al. Australian Collaborative Trial of Magnesium Sulfate (ACTOMgSO$_4$) Collaborative Group. Effect of magnesium sulfate given for neuroprotection before preterm birth: a

randomized control trial. JAMA 2003; 290: 2669 - 2676.

[61] Marret S, Marpeau L, Zupan-Simunek V, et al. PREMAG Trial Group. Magnesium sulphate given before very-preterm birth to protect infant brain: the randomized controlled PREMAG trial. BJOG 2007; 114: 310 - 318.

[62] Chien EK, Gibson KS. Medical and Surgical Interventions Available Before a Periviable Birth. Clin Perinatol 2017; 44(2): 347 - 360.

[63] Doyle LW, Crowther CA, Middleton P, et al. Magnesium sulphate for women at risk of preterm birth for neuroprotection of the fetus. Cochrane Database Syst Rev 2009; (1): CD004661.

[64] Crowther CA, Brown J, McKinlay CJ, et al. Magnesium sulphate for preventing preterm birth in threatened preterm labour. Cochrane Database Syst Rev 2014; (8): CD001060.

[65] Flenady V, Reinebrant HE, Liley HG, et al. Oxytocin receptor antagonists for inhibiting preterm labour. Cochrane Database Syst Rev 2014; (6): CD004452.

[66] Neilson JP, West HM, Dowswell T. Betamimetics for inhibiting preterm labour. Cochrane Database Syst Rev 2014; (2): CD004352.

[67] Flenady V, Wojcieszek AM, Papatsonis DN, et al. Calcium channel blockers for inhibiting preterm labour and birth. Cochrane Database Syst Rev 2014; (6): CD002255.

[68] Khanprakob T, LaopaiboonM, Lumbiganon P, et al. Cyclo-oxygenase (COX) inhibitors for preventing preterm labour. Cochrane Database Syst Rev 2012; (10): CD007748.

[69] Mackeen AD, Seibel-Seamon J, Muhammad J, et al. Tocolytics for preterm premature rupture of membranes. Cochrane Database Syst Rev 2014; (2): CD007062.

[70] Hofmeyr GJ, Eke AC, Lawrie TA. Amnioinfusion for third trimester preterm premature rupture of membranes. Cochrane Database Syst Rev 2014; (3): CD000942.

[71] Crowley AE, Grivell RM, Dodd JM. Sealing procedures for preterm

prelabour rupture of membranes. Cochrane Database Syst Rev 2016; (7): CD010218.

[72] Quintero RA, Morales WJ, Allen M, et al. Treatment of iatrogenic previable premature rupture of membranes with intra-amniotic injection of platelets and cryoprecipitate (amniopatch): preliminary experience. Am J Obstet Gynecol 1999; 181(3): 744.

[73] Harger JH. Cerclage and cervical insufficiency: an evidence-based analysis. Obstet Gynecol 2002; 100(6): 1313.

[74] Galyean A, Garite TJ, Maurel K, et al. Removal versus retention of cerclage in preterm premature rupture of membranes: a randomized controlled trial. Am J Obstet Gynecol 2014; 211: 399. e1 - 7.

[75] Ludmir J, Bader T, Chen L, et al. Poor perinatal outcome associated with retained cerclage in patients with premature rupture of membranes. Obstet Gynecol 1994; 84: 823 - 826.

[76] Jenkins TM, Berghella V, Shlossman PA, et al. Timing of cerclage removal after preterm premature rupture of membranes: maternal and neonatal outcomes. Am J Obstet Gynecol 2000; 183: 847 - 852.

[77] McElrath TF, Norwitz ER, Lieberman ES, et al. Perinatal outcome after preterm premature rupture of membranes with in situ cervical cerclage. Am J Obstet Gynecol 2002; 187: 1147 - 1152.

[78] Oyelese Y, Ananth CV, Smulian JC, et al. Delayed interval delivery in twin pregnancies in the United States: Impact on perinatal mortality and morbidity. Am J Obstet Gynecol 2005; 192(2): 439.

[79] Farkouh LJ, Sabin ED, Heyborne KD, et al. Delayed-interval delivery: extended series from a single maternal-fetal medicine practice. Am J Obstet Gynecol 2000; 183(6): 1499.

[80] Roman AS, Fishman S, Fox N, et al. Maternal and neonatal outcomes after elayed-interval delivery of multifetal pregnancies. Am J Perinatol 2011; 28(2): 91.

[81] Zhang J, Hamilton B, Martin J, et al. Delayed interval delivery and infant survival: a population-based study. Am J Obstet Gynecol 2004;

191(2): 470.

[82] Borgida AF, Mills AA, Feldman DM, et al. Outcome of pregnancies complicated by ruptured membranes after genetic amniocentesis. Am J Obstet Gynecol 2000; 183(4): 937.

[83] Gratacos E, Deprest J. Current experience with fetoscopy and the Eurofoetus registry for fetoscopic procedures. Eur J Obstet Gynecol Reprod Biol 2000; 92(1): 151.

[84] Kabagambe SK, Jensen GW, Chen YJ, et al. Fetal Surgery for Myelomeningocele: A Systematic Review and Meta-Analysis of Outcomes in Fetoscopic versus Open Repair. Fetal Diagn Ther 2018; 43(3): 161 - 174.

10 特殊情况的考虑：胎儿手术和三胎及以上高阶妊娠的未足月胎膜早破

布拉克斯顿·福德，医学博士；穆尼拉·哈布利，医学博士

关键词

• 未足月胎膜早破（PPROM）• 胎儿手术 • 多胎妊娠 • 胎儿镜检查
• 羊膜腔分流术 • 双胎输血综合征（TTTS）

摘要

• 胎儿手术是一个不断发展的领域，胎儿手术的主要围术期并发症
  之一是未足月胎膜早破（PPROM）。
• 胎儿手术中的 PPROM 发生率与所进行的手术、子宫切口的大小、
  子宫切口的数量以及所治疗的胎儿状况有关。
• 产科医生在胎儿干预和管理选择中了解胎膜早破的风险，成为产
  科医生越来越重要的方面。
• 与单胎妊娠相比，多胎妊娠增加了 PPROM 和早产的风险。

引言

新生儿死亡的两个最常见原因是早产和先天缺陷[1]。此前，先天缺陷的治疗计划在三级管理中心进行，并制订产后治疗和干预计划。现在有几种产前干预措施，从超声引导手术到开放式胎儿手术，已证明改善了新生儿结局[2-4]。与胎儿干预相关的主要并发症之一是 PPROM 和早产的风险[5,6]。因此，平衡产妇风险、新生儿风险和获益至关重要。即使存在上述风险，许多胎儿干预措施的益处往往

大于其复杂性,为各种产前诊断的疾病提供胎儿手术是有必要的[7]。在胎儿手术中正确识别和处理胎膜早破的并发症正成为产科医生越来越重要的方面。

胎儿干预后 PPROM 的发病机制和风险的特殊考虑

胎儿手术后的先天性 PPROM 通常表现为两种表型中的一种:"高漏"性 PPROM 或经典 PPROM。经典的胎膜早破与子宫颈处的胎膜破裂有关,常导致分娩,并增加绒毛膜羊膜炎的发生风险[8]。在最近的干预或手术中发生高漏性 PPROM,其中破裂发生在远离宫颈口的位置,并维持正常羊水量[9]。PPROM 的典型测试,如羊水齿状结晶实验、硝嗪测试或汇集测试等可能是阳性的,也可能不是阳性的。胎膜本身可以重新密封,功能上使膜恢复到未破裂状态[10,11]。高漏性 PPROM 也可能转变为更典型的 PPROM,随后出现破水、分娩和早产。有趣的是,当胎膜封闭时,实际上并不代表胎膜本身正在愈合。因为胎盘研究表明,甚至没有发现胎膜破裂的患者仍存在胎膜缺陷[12,13]。此外,在进行胎儿镜检查后对胎盘进行组织学评估时,绒毛膜增生最小,羊膜无增生,而是胶原增生[12,13]。

这可能有两个原因,胎膜既缺乏血管,也没有神经支配。因此,典型的伤口愈合反应是炎症、纤维化和最终的组织再生,不会像在其他人体组织中正常发生的那样生长[14]。体外对人羊膜细胞的研究表明,羊膜细胞可能具有修复能力[15];但是,胎膜的体内研究还没有证据证明这一点[16]。胎儿手术后预防胎膜早破的最有效保护机制可能不是胎膜自身的愈合,而是绒毛膜和羊膜之间的密封性增强。

如上所述,胎儿手术后医源性胎膜早破最终可能发展为自发性胎膜早破。但是,在细胞水平上,医源性胎膜破裂与自发性胎膜早破有显著不同。已观察到,医源性 PPROM 的基质金属蛋白酶水平升高,乳酸脱氢酶水平降低[17-19]。相反,IL-6 和肿瘤坏死因子 α(已知的炎症反应标志物)[20,21]与经典 PPROM 相关,但尚未被确定与医源性胎膜破裂相关[11]。这与医源性 PPROM 是由于机械机制而不是破裂前的炎症过程相一致。

　　胎儿干预后羊膜囊的缺陷持续存在，但不一定会导致胎膜破裂，有一些现象预示在随后几天中胎膜破裂的风险增加。妊娠 16 周后，可以在胎儿手术后看到绒毛膜-羊膜分离[22,23]，这是一个异常征象。绒毛膜-羊膜分离与早产、胎膜早破和极少死产的风险增加有关。因此，当患者被确定患有绒毛膜-羊膜分离时，即使在没有胎儿干预的情况下，也需要进行更密切的监测[24,25]（图 10-1）。还有一些特定的导致胎膜破裂的风险因素，将在后面详细讨论。

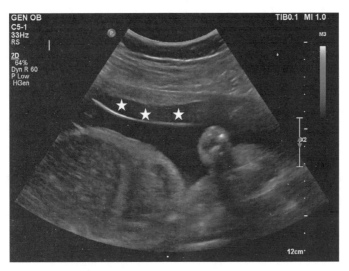

图 10-1　绒毛膜-羊膜分离。在胎儿干预的情况下，发生 PPROM 的风险很高。绒毛膜-羊膜分离用星号标记。

　　在胎儿干预情况下，医源性胎膜早破的最大风险是羊膜囊中缺陷的大小。正如预期，缺陷直径与绒毛膜-羊膜密封的完整性以及胎膜破裂的风险相关。因此，羊膜囊缺陷越大，胎膜破裂的风险越高。胎儿镜领域的重要研究集中于胎膜早破。彼得森和同事在一项评估接受胎儿镜激光检查的患者队列并比较不同鞘管直径（2.3、3.3、2.5 和 3.8 mm）的初始研究时，并未发现关联性。然而，对多个研究的数据进行系统的荟萃分析确实发现了与直径相关的风险[26,27]。贝克和同事[26]发现放置端口的数量,放置最大端口的最大直径显著影响医源性胎膜早破的发生率和分娩时的胎龄。为证实这一点,柴里科夫和同事[28]注意到,使用 1.2 mm 光纤镜通过 2.65 mm 管与较大的镜管和鞘管相比,医源性胎膜早破率显著降低,妊娠显著延长。胎儿手术导致胎膜破裂的具体风险也受手术类型的影响,这将在后面讨论。

胎儿体腔-羊膜腔分流术中的 PPROM

与胎儿水肿相关的下尿路梗阻或胸腔积液的胎儿干预是胎儿体腔-羊膜腔分流术[29,30]。用于羊水分流的鞘直径约为 13 号(1.8 mm)。在对 32 例下尿路梗阻患者的回顾性队列研究中,分流术后 28 天内医源性 PPROM 的风险为 6%[31]。在 54 例因为胎儿胸腔积液和胎儿水肿的胸腔-羊膜腔分流术中,PPROM 发生率为 15%,尽管其原因被认为是多因素的[32]。鉴于该队列中羊水过多、胎儿受损和需要一次以上分流术的比率较高,这 3 个因素可能会增加 PPROM 风险。其他较小的研究也发现了类似的 PPROM 发病率[33,34]。最近一篇综述报道,65 例胎儿进行胸腔-羊膜腔分流术后 1周内发生 PPROM 的风险为 5%,表明真实的 PPROM 相关风险可能更低[31],与下尿路梗阻报告的风险更相似。还需要更高级别的证据来真正评估与胎儿体腔-羊膜腔分流术相关的结果。在英国进行了一项随机对照试验,但因招募困难而提前终止[30-35]。分流术后PPROM 的结果如表 10-1 所示。

表 10-1　胎儿体腔-羊膜腔分流术中 PPROM 的发生率[30-32,34,36]

研究[a]	分　组	例数	手术胎龄(周)	分娩时的胎龄(周)	到 PPROM 的潜伏期中位数(天)	由 PPROM 复杂化的病例(%)
金正旭	下尿路梗阻	32	17.1	35.5	6	6.3
皮科内	胸腔积液	54	30	36[b]		15

续　表

研究	分　组	例数	手术胎龄（周）	分娩时的胎龄（周）	到 PPROM 的潜伏期中位数（天）	由 PPROM 复杂化的病例（％）
怀特	胸腔积液	5	27.4	32.1	5	20
金正旭	胸腔积液	68	28.3	33.6	<7	4.6
毛礼斯	下尿路梗阻	15	20	35.4		20

　　ª 报告了 PPROM 的可变率，因为各种研究使用不同的参数来考虑围术期的 PPROM 时间。金正旭，28 天；皮科内，7 天；毛礼斯（PPROM＜22 周）。
　　ᵇ在幸存的胎儿中。

胎儿镜下胎盘血管激光消融

　　最常见的侵入性胎儿手术是胎儿镜下胎盘血管激光消融术，用于治疗双胎输血综合征（TTTS）、双胎贫血-红细胞增多序列征和罕见的严重选择性胎儿生长受限。胎儿镜下胎盘血管激光消融包括通过放置套管针进入子宫[37]。套管针的尺寸（2.3～4 mm）与胎膜破裂风险之间似乎存在显著关系。

　　TTTS 本身与双胎中出现的羊水过多相关的胎膜破裂风险增加有关。斯诺维斯和同事[6]对 154 名接受胎儿镜下胎盘血管激光消融的患者进行了一项前瞻性队列研究，发现平均胎龄为 27 周时，PPROM 总发生率为 39％。激光治疗后发生的 PPROM 导致了分娩胎龄（29 周比 32 周）显著降低，从胎膜早破到分娩的平均潜伏期缩短了 2 周。从干预到胎膜早破的时间平均为 46 天。50％的胎膜破裂患者在 24 h 内分娩。在分析中，斯诺维斯发现，在手术结束时使用胶原塞，PPROM 的风险显著增加。帕帕娜和同事[38]进行的一项更大的队列研究发现，手术后胎膜早破率为 28％，在胎膜早破的情况下，32 周前分娩的风险显著。有人发现术前宫颈长度＜25 mm 与激光治疗的 PPROM 之间存在关联[39,40]。有人报告了胎盘吻合术治疗次数与 PPROM 风险增加之间的关联[39]。胎儿镜激光术后医源性

PPROM 的发生率和风险因素是未来研究的一个热点领域。最近的一项研究表明,新生儿术后存活的一个强有力的预测因素是手术与胎膜破裂之间的潜伏期为 28 天或更长(当膜破裂发生在 28 天之后时,至少 93% 的双胞胎存活率为 1%,而在 28 天之前为 43%)[40]。进一步调查医源性胎膜早破历史和预防策略,以预防胎儿镜下胎盘血管激光消融导致的医源性 PPROM。表 10 - 2 显示了胎儿镜激光消融胎盘血管时 PPROM 的结果。

表 10 - 2　胎儿镜下激光消融胎盘吻合术中 PPROM 的发生率[6,38-42]

研　究	人群	N	手术时胎龄(周)	分娩时的胎龄(周)	到 PPROM 的潜伏期中位数(天)	PPROM <34 周	从 PPROM 到分娩的潜伏期中位数(天)	由 PPROM 复杂化的病例(%)
斯诺维斯	TTTS	154	20.7	31.2	46	NS	1	39
帕帕娜	TTTS	487	20.8	31.2	NS	NS	NS	28
马尔舍[a]	TTTS	203	20.6	30.9	NS	80	NS	39
吕格	TTTS	39	20.3	31.5	57	NS	3	43
哈比	TTTS	154	21	31	41	NS	NS	27

缩写:NS,无统计学意义。
[a] 包括斯诺维斯队列。

射频消融

双胎反向动脉灌注(TRAP)是一种罕见但潜在致命的疾病,35 000 例妊娠中有 1 例和 100 例单卵双胎妊娠中有 1 例发生[43]。全面综述超出了本文的范围,但其特征是双胎的正常胎儿通过胎盘吻合维持无心脏胎儿(由心脏双胎灌注)。因此,心脏或双"泵"因高输出量心力衰竭而有发生水肿和其他并发症的风险[44]。如果需要干预以保护双泵,有几种治疗方法;然而,最常见的干预措施是射频消融。射频消融也可用于选择性减少晚期双胎输血或其他高阶妊娠的异常[45]。射频消融涉及在消融针和接地垫之间使用频率为 200～1 200 kHz 的交流电来产生热量。高温使目标血管凝固[46]。

只有少数几个系列回顾了选择性胎儿减胎的射频消融。但是，现存的数据有预见性。利文斯顿和同事[47]发现，在平均胎龄为 21 周的情况下，射频消融用于 TRAP 时，未足月胎膜早破率为 6%。李和同事[48]报道了一个更大的 TRAP 序列双胞胎队列(29)，发现较高的 PPROM 发生率，但在分娩时胎龄相似，大于或等于 35 周。李还回顾了北美胎儿治疗网络的注册数据，再次发现中位胎龄为 37 周的成功率很高[49]。帕拉马西瓦姆和同事[45]统计了射频消融用于 TTTS 选择性减胎，发现了类似的结果。他们报告 PPROM 发生率为 14%，分娩时的胎龄为 36 周[4,5]。射频消融，即使存在高组织温度的风险，已被证明是一种有效的胎儿干预措施，在分娩时具有良好的胎龄结局和早产率。总体成功被认为是由于消融装置的直径小和单端口进入子宫。射频消融设置中的 PPROM 结果如表 10-3 所示。

表 10-3 在双胎反向动脉灌注序列征或双胎输血综合征的情况下，选择性减胎射频消融术中 PPROM 的发生率[45,47,48]

研 究	分组	例数	手术时胎龄（周）	分娩时胎龄（周）	到 PPROM 的潜伏期中位数（天）	从 PPROM 到分娩的潜伏期中位数（天）	由 PPROM 复杂化的病例(%)
利文斯顿	TRAP	17	21	37	35	NS	6
帕拉马西瓦姆	TTTS	35	17.6	36	56	NS	14
李	TRAP	29	18～24	35	NS	NS	17

缩写：NS，无统计学意义。

胎儿镜下脊髓脊膜膨出修补术

由于与开放式胎儿手术相关的严重产科和产妇并发症，一种新

兴的修复胎儿脊髓脊膜膨出（MMC）的技术发展为胎儿镜下 MMC
修复[50-53]。初次尝试在入路、经皮与剖腹手术以及子宫入路端口数
量方面存在显著差异，有 2 个端口和 3 个端口。卡巴甘贝和同事[54]
最近的一项荟萃分析表明，胎儿镜和开放式修补术的胎儿和产后死
亡率无显著差异，产后心室分流术放置无显著差异。这导致了胎儿
镜修复手术的增加，并可能会变得更加普遍。

影响 PPROM 的最重要的技术变化是有无通过母体剖宫手术进
入子宫。经皮 MMC 修复几乎都会发生胎膜破裂（96％）。但是，与
开腹手术相比，采用腹腔镜子宫入路的剖宫手术降低了 PPROM 的
发生率[55]。由于胎儿镜 MMC 修复病例的总数仍然有限，因此真正
的未足月胎膜早破风险仍然不确定。然而，贝尔福和同事[56]报告，
胎儿镜修复的 PPROM 发生率为 1/10，而开放修复的胎膜早破发生
率为 4/12。宫腔镜 MMC 修补术后，由于出血风险较低，子宫缺损较
小，因此母体发病率显著降低。较小的子宫缺陷可能在未来妊娠中
颇具意义。除非产妇或新生儿状况需要剖宫产，否则在胎儿镜检查
后推荐阴道分娩。表 10-4 显示了在各种胎镜 MMC 修复研究中关
于 PPROM 的结果。

表 10-4　经皮胎儿镜或开放下脊髓脊膜膨出修复术中
早产胎膜早破的发生率[53,56-60]

研　　究	分组	例数	手术时胎龄（周）	分娩时的胎龄（周）	到 PPROM的潜伏期中位数（天）	由 PPROM复杂化的病例百分比
格拉夫	MMC经皮	71	22.5	32.2	NS	NS
佩德雷拉	MMC经皮	32	26.7	32.4	29	84
佩德雷拉	MMC经皮	13	26.9	33.7	25	69

续　表

研　　究	分组	例数	手术时胎龄（周）	分娩时的胎龄（周）	到 PPROM 的潜伏期中位数（天）	由 PPROM 复杂化的病例百分比
德格布哈特	MMC 经皮	51	24	33	40	84
维尔贝克	MMC 经皮	19	23	32	NS	85
贝尔福	MMC 剖腹探查	28	25	36	NS	36
科尔特斯	MMC 剖腹探查	32	25	38	NS	NS

缩写：NS，无统计学意义。

胎儿镜下气管内球囊封堵术治疗先天性膈疝

先天性膈疝的宫内治疗干预措施正在被评估中。先天性膈疝的疾病自然史和出生后治疗已经超出了本综述的范围。然而，人人都知道先天性膈疝是新生儿病情危重或死亡的原因之一[61,62]。产前测量观察显示，肺头比小于 25% 和胸内肝疝可确定围产期死亡率高[63]。即使使用体外膜氧，死亡率仍然很高。降低严重先天性肺动脉高压发生率的一种新兴而又热门的治疗方法是胎儿镜下气管内封堵术（FETO）[64,65]。该手术通常在妊娠晚期进行，操作套管针的尺寸为 3 mm。

正如人们所预期的，胎儿宫内发育不良与 PPROM 风险增加有关。迄今为止，最大的研究是一项多中心试验，PPROM 发生率为 47%，胎膜破裂中位数时间为 30 天[66]。随后的试验显示，PPROM 的发生率相似[67]。手术时间已被证明与胎儿宫内发育不良风险相关，手术时间越长，PPROM 间隔越短[66]。胎儿期[6] PPROM 显著增加早产的风险。然而，令人感兴趣的是，这些在 32~34 周前分娩的新生儿的发病率仍然低于非干预新生儿。值得注意的是，在诊断PPROM时，评估球囊状态非常重要。球囊通常在 34 周时放气。如果球囊仍在原位，则必须在通过超声引导分娩前减压，或者如果即将分娩，则应进行胎儿气道管理的体外产时治疗（EXIT）程序，以便取出球囊进行新生儿通气。如果患者已按压或移除球囊，随后出现未足月胎膜早破，则应选择阴道分娩。PPROM 和胎儿镜气管内封堵的结果如表 10 - 5 所示。

表 10 - 5　胎儿重度先天性膈疝在胎儿镜气管内封堵的
情况下 PPROM 的发生率[66,67]

研究	分组	例数	手术胎龄（周）	分娩时的胎龄(周)	到 PPROM的潜伏期中位数(天)	由 PPROM复杂化的病例(%)
亚尼	FETO	210	27.1	35.3	30	47
巴施	FETO	21	28.5	36.1	NS	24

缩写：NS,无统计学意义。

开放式胎儿手术中的 PPROM

开放式胎儿手术已用于治疗几种胎儿畸形。由于母体和胎儿的高风险，许多治疗不再进行。开放式胎儿手术的主要风险之一是导致 PPROM 风险。高胎膜破裂率的总原因可能是多因素的，但膜破裂的主要风险可能是由于子宫切开的大小（6～8 cm）以及手术后收缩的倾向[68,69]。

开放式胎儿手术修复（MMC）是所有这些产前干预措施中研究最多的。在一项比较产前和产后 MMC 修复的多中心、随机对照试验（骨髓硬化症管理- cele 研究）中，78 名胎儿接受了 MMC 的产前修复，PPROM 为 46%，而 8%接受了产后修复[68]。随后在巴西进行的一项大型回顾性队列研究发现，PPROM 发生率较低（27%）。这可能与选择偏差有关，但也可能与手术技术有关。巴西组无法使用子宫吻合器并对子宫采用了不同的技术[70,71]。此外，他们的手术标准包括晚期妊娠，这可能会影响 PPROM 发病率。需要对他们的手术技术进行进一步研究，以确定是否可以降低 PPROM 发病率。尽量减少开放式胎儿手术后医源性胎膜早破，可能会重新开展开放式胎儿外科手术，作为各种产前干预的一种更可行的手术技术。

　　开放性胎儿手术后医源性 PPROM 的处理和自然过程通常遵循标准 PPROM 处理。关于 PPROM 和后续分娩延迟的数据有限。在开放式胎儿手术的环境中，患者的管理往往由于子宫切口情况而变得复杂，其具有较高的裂开率，因此在确定子宫收缩时可能导致提前剖宫产（与胎儿镜手术中的 PPROM 相反）。关于开放式胎儿手术后 PPROM 的风险，已知的是，术后确定的绒毛膜-羊膜分离导致了后续 PPROM 的高风险（59％与 21％无绒毛膜-羊膜分离的患者比较）[23]。

胎儿手术中治疗或预防 PPROM 的干预措施

　　已经研究了多种技术，以在动物模型的胎儿手术中诱导膜封闭或防止膜破裂；然而，临床上唯一可应用的技术是插入胶原栓。常和同事[72]进行的一项小型非对照研究报告了一种非常精细的胶原塞和端口插入技术，在接受胎儿镜激光 TTTS 的双胎中，PPROM 发生率非常低（4.2％）。然而，这一点尚未得到复制。在帕帕娜及其同事[41]进行的一项更大的研究中，研究人员发现，在接受手术治疗的TTTS 患者中，使用或不使用胶原栓的患者的 PPROM 发生率没有差异。如前所述，斯诺维斯发现，当使用胶原塞时，在胎儿镜激光中，PPROM 的风险增加[6]。在同一类最大的研究中，恩格斯和同事发现，当使用或不使用胶原塞（分别为 48％和 39％）时，因先天性膈疝（CDH）而接受胎儿移植的患者的 PPROM 发生率无统计学显著差异，且无明显的胎膜破裂趋势。[73]鉴于这些研究的结果，不建议在胎儿镜检查中使用胶原塞预防胎膜早破。

　　另一种膜修复技术是金特罗及其同事[74]于 1996 年首次描述的

羊膜修补术,它包括将血小板浓缩物和冷冻沉淀物注入羊膜腔。血小板活化和纤维蛋白沉积导致形成堵塞以密封缺陷部位。据报道,羊膜贴片的成功率差异很大,从 10% 到 60%[75-77],在医源性膜破裂的情况下,具有高得多的膜密封率。100 名患者的随机对照试验中,自发性膜破裂患者随机选择接受抗生素/皮质类固醇标准治疗的患者使用羊膜贴片。本研究发现,12% 的干预组患者的羊膜修补成功封堵了膜缺损,对照组中无一患者成功封堵。此外,在羊膜贴片组中,24% 的患者羊水指数恢复正常(虽然这些患者中有一半的正常化是暂时的,但只有 12% 的患者有膜缺损的封闭)[78]。然而,鉴于重新封闭的次数较少,尚不清楚是否会给新生儿带来益处。关于使用羊膜贴片治疗医源性胎膜早破的信息有限。迈特及其同事最近的一项研究专门针对在胎儿镜激光双胎输血 15 天内接受未足月胎膜早破的患者。羊膜补片在 12/19 名患者中获得成功,分娩时的胎龄(35 周 vs 28 周)得到改善,双胎中的 30 天存活率得到改善(100% vs 57%)[79-84]。

其他特殊的考虑因素:多胎妊娠中的 PPROM

在没有干预措施的情况下,了解多胎妊娠中的 PPROM 对于理解与手术相关的风险尤为重要。在多胎妊娠中,PPROM 发生率较高[85,86]。帕克拉希及其同事的一项大型人群研究报告称,11% 的双胞胎、19% 的三胞胎和 20% 的四胞胎出现 PPROM 并发症[86]。默瑟和同事[85]发现,双胞胎的胎膜早破率约为 7%~8%,这仍然是单胎妊娠的 2 倍。这些研究还进一步强调了多胎妊娠中早产的时机,36% 的双胎早产、28% 的三胎早产和 50% 的四胎早产发生在 28 周以内。

关于多胎妊娠的 PPROM 的自然病程和病史的数据有限。然而,一些回顾性研究表明了这一趋势。特伦塔科斯特及其同事的一项研究评估了在双绒毛膜羊膜囊双胎妊娠 34 周前的胎膜破裂情况。本研究表明,胎膜破裂时的中位胎龄为 31 周,潜伏期中位数小于 1 天。只有 22.4% 的患者潜伏期为 7 天或更长[87]。有趣的是,与胎龄

30 周后的 PPROM 相比，小于 30 周的 PPROM 与 7 天或更长时间的潜伏期发生率显著较高(47.1% vs 9.4%)。早期研究也有类似的发现，分娩时的平均胎龄约为 30～32 周[88,89]。这些早期研究还发现潜伏期更短，7%～22% 的双胞胎潜伏期为 7 天或更长。表 10-6 显示了多胎妊娠情况下 PPROM 的结果。

表 10-6　多胎妊娠情况下未足月胎膜早破的发生率[86-90,100,101]

研　　究	分组	例数	PPROM 的胎龄(周)	潜伏期中位数(天)	潜伏期>7 天	
					%	P
默瑟	双胎	99	30.1	3.6	9%	NS
	对照组	99	30.6	4.1	10%	
比安科	双胎	116	32.4	0.1	7%	NS
	对照组	116	32.2	0.8	6%	
迈尔斯谢	双胎	28	29.5	4.3	n/a	
	对照组	119	30.0	8.6	n/a	
谢长廷	双胎	48	29.7	3.4	8%	n/a
	对照组	131	30.8	4.4	15%	
杰奎明	双胎	33		0.8	11%	0.06
	对照组	66		2.0	23%	
特伦塔科斯特	双胎	49	31	0	22%	n/a
	对照组					

缩写：NS，无统计学意义。

临床诊疗要点

- 由于缺乏神经支配和血液供应，羊膜囊不能以与正常组织相同的方式愈合。

· 在胎儿干预后发现,16 周后的绒毛膜-羊膜分离是一种异常征象,其与胎膜破裂的高风险相关。

· 胎儿-腹腔分流术中的 PPROM 与手术次数和适应证有关。胸羊水分流与较高的 PPROM 发生率相关。

· 在胎儿镜激光手术结束时插入的胶原栓与 PPROM 发生率增加有关。

· 射频消融术是一种耐受性很好的选择性复位手术,与先前进行的手术(如双极性脊髓凝固)相比,未足月胎膜早破风险较低。

· 胎儿镜下 MMC 修复是一种新兴技术,由于新生儿结局相似但母体结局改善,正在取代开放式胎儿 MMC 修复。阴道分娩是接受胎儿镜检查的个体的一种选择。

· 胎儿镜下气管内封堵术似乎可以改善严重先天性膈疝的预后。然而,它携带高风险的胎膜早破和早产发生率。

· 由于胎儿镜手术的改进,开放式胎儿手术越来越不常见;然而,新的技术可能会降低未足月胎膜早破发病率,并将继续使开放式胎儿手术成为相关的手术技术。

· 羊膜贴片成功后,可显著延长医源性 PPROM 后的潜伏期,但总体成功率相对较低。

· 与单胎妊娠相比,多胎妊娠的 PPROM 风险至少是单胎妊娠的 2 倍。

参·考·文·献

[1] Hoyert DL, Xu J. Deaths: preliminary data for 2011. Natl Vital Stat Rep 2012; 61(6): 1 - 51. Available at: http://www.cdc.gov/nchs/data/nvsr/nvsr61/nvsr61_06. pdf (PDF-891 KB. Accessed July 23, 2013.

[2] Maselli KM, Badillo A. Advances in fetal surgery. Ann Transl Med 2016; 4(20): 394.

［3］ Garabedian C, Jouannic JM, Benachi A, et al. Fetal therapy and fetoscopy: A reality in clinical practice in 2015. J Gynecol Obstet Biol Reprod 2015; 44(7): 597 - 604.

［4］ Deprest JA, Devlieger R, Srisupundit K, et al. Fetal surgery is a clinical reality. Semin Fetal Neonatal Med 2010; 16(1): 58 - 67.

［5］ Farmer D. Fetal surgery. BMJ 2003; 326(7387): 461 - 462.

［6］ Snowise S, Mann LK, Moise KJ, et al. Preterm prelabor rupture of membranes after fetoscopic laser surgery for twin-twin transfusion syndrome. Ultrasound Obstet Gynecol 2017; 49(5): 607 - 611.

［7］ Committee on Obstetric Practice, Society for Maternal-Fetal Medicine. Committee Opinion No. 720: Maternal-Fetal Surgery for Myelomeningocele. Obstet Gynecol 2017; 130(3): 164 - 167.

［8］ Committee on Practice Bulletins-Obstetrics. ACOG Practice Bulletin No 188. Prelabor Rupture of Membranes. Obstet Gynecol 2018; 131(1): 1 - 14.

［9］ Tchirikov M, Schlabritz-Loutsevitch N, Maher J, et al. Mid-trimester preterm premature rupture of membranes (PPROM): etiology, diagnosis, classification, international recommendations of treatment options and outcome. J Perinatal Med 2017; 46(5): 465 - 488.

［10］ Kishida T, Negishi H, Sagawa T, et al. Spontaneous reseal of the fetal membranes in patients with high-leak PROM, confirmed by intra-amniotic injection of a dye (phenol-sulfonphthalein). Eur J Obstet Gynecol Reprod Biol 1996; 68(1): 219 - 221.

［11］ Devlieger R, Millar LK, Bryant-Greenwood G, et al. Fetal membrane healing after spontaneous and iatrogenic membrane rupture: a review of current evidence. Am J Obstet Gynecol 2006; 195(6): 1512 - 1520.

［12］ Gratacos E, Sanin-Blair J, Lewi L, et al. A histological study of fetoscopic membrane defects to document membrane healing. Placenta 2006; 27: 452 - 456.

［13］ Carvalho NS, Moron AF, Menon R, et al. Histological evidence of reparative activity in chorioamniotic membrane following open fetal surgery for myelomeningocele. Exp Ther Med 2017; 14(4): 3732 – 3736.

[14] Singer AJ, Clark RA. Cutaneous wound healing. N Engl J Med 1999; 341(10): 738 – 746.

[15] Quintero RA, Carreno CA, Yelian F, et al. kinetics of amnion cells after microsurgical injury. Fetal Diagn Ther 1996; 11: 348 – 356.

[16] Devlieger R, Grataco's E, Wu J, et al. J. A. DeprestAn organ-culture for in vitro evaluation of fetal membrane healing capacity. Eur J Obstet Gynecol Reprod Biol 2000; 92: 145 – 150.

[17] Devlieger R, Riley SC, Verbist L, et al. Matrix metalloproteinases-2 and 9 and their endogenous tissue inhibitors in tissue remodeling after sealing of the fetal membranes in a sheep model of fetoscopic surgery. J Soc Gynecol Investig 2002; 9: 137 – 145.

[18] Devlieger R, Deprest JA, Grataco's E, et al. Matrix metalloproteinases-2 and 9 and their endogenous tissue inhibitors in fetal membrane repair following fetoscopy in a rabbit model. Mol Hum Reprod 2000; 6: 479 – 485.

[19] Papanna R, Mann LK, Moise KJ Jr, et al. Histologic changes of the fetal membranes after fetoscopic laser surgery for twin-twin transfusion syndrome. Pediatr Res 2015; 78: 247 – 255.

[20] Wang XJ, Li L, Cui SH. Role of collagen III, CTGF and TNF-alpha in premature rupture of human fetal membranes (original in Chinese). Sichuan Da Xue Xue Bao Yi Xue Ban 2009; 40(4): 658 – 661.

[21] Hatzidaki E, Gourguitis D, Manoura A, et al. Interleukin – 6 in preterm premature rupture of membranes as an indicator of neonatal outcome. Acta Obstet Gynecol Scand 2005; 84(7): 632 – 638.

[22] Sydorak R, Hirose S, Sandberg P, et al. Chorioamniotic membrane separation following fetal surgery. J Perinatol 2002; 22: 407 – 410.

[23] Soni S, Moldenhaur JS, Spinner SS, et al. Chorioamniotic membrane separation and preterm premature rupture of membranes complicating in utero myelomeningocele repair. Am J Obstet Gynecol 2016; 214(5):

647. e1 - 7.

[24] Bibbo C, Little SE, Bsat J, et al. Chorioamniotic separation found on obstetric ultrasound and perinatal outcome. AJP Rep 2016; 6(3): e337 - 343.

[25] Ortiz JU, Eixarch E, Peguero A, et al. Chorioamniotic membrane separation after fetoscopy in monochorionic twin pregnancy: incidence and impact on perinatal outcome. Ultrasound Obstet Gynecol 2016; 47(3): 345 - 349.

[26] Beck V, Lewi P, Gucciardo L, et al. Preterm prelabor rupture of membranes and fetal survival after minimally invasive fetal surgery: a systematic review of the literature. Fetal Diagn Ther 2012; 31: 1 - 9.

[27] Petersen S, Done'E, Gardener G, et al: Rate of amniorrhexis is not influenced by fetoscopic cannula diameter: 19th World Congress on Ultrasound in Obstetrics and Gynecology, Hamburg 2009.

[28] Tchirikov M, Oshovskyy V, Steetskamp J, et al. Neonatal outcome using ultrathin fetoscope for laser coagulation in twin-to-twin-transfusion syndrome. J Perinat Med 2001; 39(6): 725 - 730.

[29] Gregory C, Wright J, Schwartz RL. A review of Fetal thoracoamniotic and vesicoamniotic shunt procedures. J Obstet Gynecol Neonatal Nurs 2012; 41(3): 426 - 433.

[30] Morris RK, Khan KS, Kilby MD. Vesicoamniotic shunting for fetal lower urinary tract obstruction: an overview. Arch Dis Child Fetal Neonatal Ed 2007; 92(3): F166 - 168.

[31] Jeong BD, Won HS, Lee MY. Perinatal outcomes of fetal lower urinary tract obstruction after vesicoamniotic shunting using a double-basket catheter. J Ultrasound Med 2018; 37(9): 2147 - 2156.

[32] Picone O, Benachi A, Mandelbrot L, et al. Thoracoamniotic shunting for fetal pleural effusions with hydrops. Am J Obstet Gynecol 2004; 191(6): 2047 - 2050.

[33] Mussat P, Dommergues M, Parat S, et al. Congenital chylothorax with hydrops: postnatal care and outcome folloing antenatal diagnosis. Acta

Paediatr 1995; 84(7): 749 - 755.

[34] White SB, Tutton SM, Rilling WS, et al. Percutaneous in utero thoracoamniotic shunt creation for fetal thoracic abnormalities leading to nonimmune hydrops. J Vasc Interv Radiol 2014; 25(6): 889 - 894.

[35] Morris R, Malin G, Quinlan-Jones E, et al. The Percutaneous shunting in Lower Urinary Tract Obstruction (PLUTO) study and randomised controlled trial: evaluation of the effectiveness, cost-effectiveness and acceptability of percutaneous vesicoamniotic shunting for lower urinary tract obstruction. Health Technol Assess 2013; 17(59): 1 - 232.

[36] Jeong BD, Won HS, Lee MY, et al. Perinatal outcomes of fetal pleural effusion following thoracoamniotic shunting. Prenat Diagn 2015; 35(13): 1365 - 1370.

[37] Petersen SG, Gibbons KS, Luks FI, Lewi L, Diement A, Hecher K, Dickinson JE, Stirnemann JJ, Vile Y, Devlieger R, Gardener G, Deprest JA.

[38] Papanna R, Block-Abraham D, Mann LK, et al. Risk factors associated with preterm delivery after fetoscopic laser ablation for twin-twin transfusion syndrome. Ultrasound Obstet Gynecol 2014; 433: 48 - 53.

[39] Malshe A, Snowise S, Mann LK, et al. Preterm delivery after fetoscopic laser surgery for twin-twin transfusion syndrome: etiology and risk factors. Ultrasound Obstet Gynecol 2017; 49(5): 612 - 616.

[40] Ruegg L, Husler M, Krahenmann F, et al. Outcome after fetoscopic laser coagulation in twin-twin transfusion syndrome- is the survival rate of at least one child at 6 months of age dependent on the preoperative cervical length and preterm prelabor rupture of fetal membranes? J Matern Fetal Neonatal Med 2020; 33(5): 852 - 860.

[41] Papanna R, Molina S, Moise KY, et al. Chorioamnioplugging and the risk of preterm premature rupture of membranes after laser surgery in twin-twin transfusion syndrome. Ultrasound Obstet Gynecol 2010; 35: 337 - 343.

[42] Habli M, Bombrys A, Lewis D, et al. Incidence of complications in

twin-twin transfusion syndrome after selective fetoscopic laser photocoagulation: a single center experience. Am J Obstet Gynecol 2009; 201(4): 417. e1 - 7.

[43] Hecher K, Lewi L, Gratacos E, et al. Twin reversed arterial perfusion: fetoscopic laser coagulation of placental anastomoses or the umbilical cord. Ultrasound Obstet Gynecol 2006; 28: 688 - 691.

[44] Buyukkaya A, Tekbas G, Buyukkaya R. Twin Reversed Arterial Perfusion (TRAP) sequence: characteristic gray-scale and doppler ultrasonography findings. Iranian J Radiol 2015; 12(3): e14979.

[45] Paramasivam G, Wimalasundera R, Wiechec M, et al. Radiofrequency ablation for selective reduction in complex monochorionic pregnancies. BJOG 2010; 117: 1294 - 1298.

[46] Moise KJ Jr, Johnson A, Moise KY, et al. Radiofrequency ablation for selective reduction in the complicated monochorionic gestation. Am J Obstet Gynecol 2008; 198: 198. e1 - 5.

[47] Livingston JC, Lim FY, Polzin W, et al. Intrafetal radiofrequency ablation for twin reversed arterial perfusion (TRAP): a single center experience. Am J Obstet Gynecol 2007; 197(4): 399. e1 - 3.

[48] Lee H, Wagner AJ, Sy E, et al. Efficacy of radiofrequency ablation for twinreversed arterial perfusion sequence. Am J Obstet Gynecol 2007; 196(5): 459. e1 - 4.

[49] Lee H, Bebbington M, Crombleholm TM. The North American fetal therapy network registry data on outcomes of radiofrequency ablation for twinreversed arterial perfusion sequence. Fetal Diagn Ther 2013; 33: 224 - 229.

[50] Kohl T, Tchatcheva K, Merz W, et al. Percutaneous fetoscopic patch closure of human spina bifida aperta: advances in fetal surgical techniques may obviate the need for early postnatal neurosurgical intervention. Surg Endosc 2009; 23(4): 890 - 895.

[51] Kohl T, Tchatcheva K, Weinbach J, et al. Partial amniotic carbon dioxide insufflation (PACI) during minimally invasive fetoscopic surgery:

early clinical experience in humans. Surg Endosc 2010; 24(2): 432 -
444.

[52] Kohl T. Percutaneous minimally invasive fetoscopic surgery for spina
bifida aperta. Part I: surgical technique and perioperative outcome.
Ultrasound Obstet Gynecol 2014; 44: 515 - 524.

[53] Pedreira DA, Zanon N, de Sa'RA, et al. Fetoscopic single-layer repair of
open spina bifida using a cellulose patch: preliminary clinical experience.
J Matern Fetal Neonatal Med 2014; 27: 1613 - 1619.

[54] Kabagambe SK, Jensen GW, Chen YJ, et al. Fetal surgery for
myelomeningocele: a systematic review and meta-anaylsis of outcomes in
fetoscopic versus open repair. Fetal Diagn Ther 2018; 43: 161 - 174.

[55] Belfort MA, Whitehead WE, Shamshirsaz AA, et al. Fetoscopic repair
of meningomyelocele. Obstet Gynecol 2015; 126: 881 - 884.

[56] Belfort MA, Whitehead WE, Shamshirsaz AA, et al. Fetoscopic open
neural tube defect repair: development and refinement of a two-port,
carbon dioxide insufflation technique. Obstet Gynecol 2017; 129(4):
734 - 743.

[57] Graf K, Kohl T, Neubauer BA, et al. Percutaneous minimally invasive
fetoscopic surgery for spina bifida aperta. Part III: neurosurgical
intervention in the first postnatal year. Ultrasound Obstet Gynecol 2016;
47: 158 - 161.

[58] Verbeek RJ, Heep A, Maurits NM, et al. Fetal endoscopic myelomeningocele
closure preserved segmental neurological function. Dev Med Child Neurol
2012; 54(1): 15 - 22.

[59] Sanz Cortes M, Davila I, Torres P, et al. Does fetoscopic or open repair
for spina bifida affect fetal and postnatal growth? Ultrasound Obstet
Gynecol 2019; 53(3): 314 - 323.

[60] Degenhardt J, Schurg R, Winarno A, et al. Percutaneous minimal-access
fetoscopic surgery for spina bifida aperta. Part II: maternal management
and outcome. Ultrasound Obstet Gynecol 2014; 44(5): 525 - 531.

[61] Sola JE, Bronson SN, Cheung MC, et al. Survival disparities in

newborns with congenital diaphragmatic hernia：a national perspective. J Pediatr Surg 2010；45：1336－1342.

[62] Snoek KG，Greenough A，van Rosmalen J，et al. Congenital diaphragmatic hernia：10-year evaluation of survival，extracorporeal membrane oxygenation，and foetoscopic endotracheal occlusion in four high-volume centres. Neonatology 2018；113：63－68.

[63] Jani JC，Cordier AG，Martinovic J，et al. Antenatal ultrasound prediction of pulmonary hypoplasia in congenital diaphragmatic hernia：correlation with pathology. Ultrasound Obstet Gynecol 2011；38：344－349.

[64] Deprest J，Gratacos E，Nicolaides KH. Fetoscopic tracheal occlusion (FETO) for severe congenital diaphragmatic hernia：evolution of a technique and preliminary results. Ultrasound Obstet Gynecol 2004；24(2)：121－126.

[65] Ruano R，Peiro JL，da Silva MM，et al. Early fetoscopic tracheal occlusion for extremely severe pulmonary hypoplasia in solated congenital diaphragmatic hernia：preliminary results. Ultrasound Obstet Gynecol 2013；42(1)：70－76.

[66] Jani JC，Nicolaides KH，Gratacos E，et al. Severe diaphragmatic hernia treated by fetal endoscopic tracheal occlusion. Ultrasound Obstet Gynecol 2009；34：304－310.

[67] Baschat AA，Rosner M，Millard SE，et al. Single-center outcome of fetoscopic tracheal balloon occlusion for severe congenital diaphragmatic hernia. Obstet Gynecol 2020；135(3)：511－521.

[68] Adzick NS，Thom EA，Spong CY，et al. A randomized trial of prenatal versus postnatal repair of myelomeningocele. N Engl J Med 2011；364：993－1004.

[69] Sacco A，van der Veeken L，Bagshaw E，et al. Maternal complications following open and fetoscopic fetal surgery：a systematic review and meta-analysis. Prenat Diagn 2019；39(4)：251－268.

[70] Moron AF，Barbosa M，Milani H，et al. 771：short-term surgical and

clinical outcomes with a novel method for open fetal surgery of myelomeningocele. Am J Obstet Gynecol 2015；212：S374.

[71]　Moron AF, Barbosa MM, Milani HJF, et al. Perinatal outcomes after open fetal surgery for myelomeningocele repair：a retrospective cohort study. BJOG 2018；125(10)：1280 – 1286.

[72]　Chang J, Tracy TF, Carr SR, et al. Port insertion and removal techniquies to minimize premature rupture of the membranes in endoscopic fetal surgery. J Pediatr Surg 2006；41(5)：905 – 909.

[73]　Engels AC, Van Calster B, Richter J, et al. Collagen plug sealing of iatrogenic fetal membrane defects after fetoscopic surgery for congenital diaphragmatic hernia. Ultrasound Obstet Gynecol 2014；43：54 – 59.

[74]　Quintero RA, Romero R, Dzieczkowski J, et al. Sealing of ruptured amniotic membranes with intra-amniotic platelet-cryoprecipitate plug. Lancet 1996；347(9008)：1117.

[75]　Mann LK, Papanna R, Moise KJ, et al. Fetal membrane path and biomimetic adhesive coacervates as a sealant for fetoscopic defects. Acta Biomater 2012；8(6)：2160 – 2165.

[76]　Kwak HM, Choi HJ, Cha HH, et al. Amniopatch treatment for spontaneous previable, preterm premature rupture of membranes associated or not with incompetent cervix. Fetal Diagn Ther 2013；33(1)：47 – 54.

[77]　Deprest J, Emonds MP, Richter J, et al. Amniopatch for iatrogenic rupture of the fetal membranes. Prenat Diagn 2011；31(7)：661 – 666.

[78]　Maged AM, Kamel HH, Sanad AS, et al. The value of amniopatch in pregnancies associated with spontaneous preterm premature rupture of fetal membranes：a randomized controlled trial. J Matern Fetal Neonatal Med 2019. https：//doi. org/10. 1080/14767058. 2019. 1605348. e1 – 7.

[79]　Chmait RH, Kontopoulos EV, Chon AH, et al. Amniopatch treatment of iatrogenic preterm premature rupture of membranes (iPPROM) after fetoscopic laser surgery for twin-twin transfusion syndrome. J Matern Fetal Neonatal Med 2017；30(11)：1349 – 1354.

[80] Simhan HN, Canavan TP. Preterm premature rupture of membranes: diagnosis, evaluation, and management strategies. BJOG 2005; 112(1): 32 - 37.

[81] Friedman ML, McElin TW. Diagnosis of ruptured fetal membranes. Clinical study and review of the literature. Am J Obstet Gynecol 1969; 104: 544 - 550.

[82] Bennett SL, Cullen JB, Sherer DM, et al. The ferning and nitrazine tests of amniotic fluid between 12 and 41 weeks gestation. Am J Perinatol 1993; 10: 101 - 104.

[83] Adekola H, Gill N, Sakr S, et al. Outcomes following intra-amniotic instillation with indigo carmine to diagnose prelabor rupture of membranes in singleton pregnancies: a single center experience. J Matern Fetal Neonatal Med 2016; 29: 544 - 549.

[84] Beckmann MW, Wiegratz I, Dereser MM, et al. Diagnostik des Blasensprungs: Vergleich des vaginalen Nachweises von fetalem Fibronectin und der intraamnialen Injektion von Indigo Carmine. Geburtshilfe Frauenheilkd 1993; 53: 86.

[85] Pakrashi T, Defranco EA. The relative proportion of preterm births complicated by premature rupture of membranes in multifetal gestations: a population-based study. Am J Perinatol 2013; 30(1): 69 - 74.

[86] Mercer BM, Crocker LG, Pierce WF, et al. Clinical characteristics and outcome of twin gestation complicated by preterm premature rupture of membranes. Am J Obstet Gynecol 1993; 168(5): 1467 - 1473.

[87] Trentacoste SV, Jean-Pierre C, Baergen R, et al. Outcomes of preterm premature rupture of membranes in twin pregnancies. J Matern Fetal Neonatal Med 2008; 21: 555 - 557.

[88] Myles TD, Espinoza R, Meyer W, et al. Preterm premature rupture of membranes: comparison between twin and singleton gestations. J Matern Fetal Med 1997; 6: 159 - 163.

[89] Hsieh YY, Chang CC, Tsai HD, et al. Twin versus singleton pregnancy. Clinical characteristics and latency periods in preterm

premature rupture of membranes. J Reprod Med 1999; 44: 616 – 620.

[90] Jacquemyn Y, Noelmans L, Mahieu L, et al. Twin versus singleton pregnancy and preterm prelabour rupture of the membranes. Clin Exp Obstet Gynecol 2003; 30: 99 – 102.

[91] Ural S, Deren O, Onderoglu L, et al. Does preterm premature rupture of membranes of one twin affect outcomes within twin gestations? Am J Obstet Gynecol 2006; 195(6): S115.

[92] Wagner P, Sonek J, Mayr S, et al. Outcome of dichorionic diamniotic twin pregnancies with spontaneous PPROM before 24 weeks' gestation. J Matern Fetal Med 2017; 30(14): 1750 – 1754.

[93] Wong LF, Holmgren CM, Silver RM, et al. Outcomes of expectantly managed pregnancies with multiple gestations and preterm premature rupture of membranes prior to 26 weeks. Am J Obstet Gynecol 2015; 212(2): 215. e1 – 9.

[94] Committee on Practice Bulletins-Obstetrics. ACOG practice bulletin no. 188: prelabor rupture of membranes. Obstet Gynecol 2018; 131(1): e1 – 14.

[95] Kenyon SL, Taylor DJ, Tarnow-Mordi W, ORACLE Collaborative Group. Broadspectrum antibiotics for preterm, prelabour rupture of fetal membranes: the ORACLE I randomised trial. Lancet 2001; 357: 979 – 988.

[96] Ballabh P, Lo ES, Kumari J, et al. pharmacokinetics of betamethasone in twin and singleton pregnancy. Clin Pharmacol Ther 2002; 71: 39 – 45.

[97] Blickstein I, Reichman B, Lusky A, et al. Plurality-dependent risk of severe intra ventricular hemorrhage among very low birth weight infants and antepartum corticosteroid treatment. Am J Obstet Gynecol 2006; 194: 1329 – 1333.

[98] Battista L, Winovitch KC, Rumney PJ, et al. A case-control comparison of the effectiveness of betamethasone to prevent neonatal morbidity and mortality in preterm twin and singleton pregnancies. Am J Perinatol 2008; 25: 449 – 453.

[99] Doyle LW, Crowther CA, Middleton P, et al. Magnesium sulphate for women at risk of preterm birth for neuroprotection of the fetus. Cochrane Database Syst Rev 2009; (21): CD004661.

[100] Bianco AT, Stone J, Lapinski R, et al. The clinical outcome of preterm premature rupture of membranes in twin versus singleton pregnancies. Am J Perinatol 1996; 13(3): 135 - 138.

[101] Von Dadelszen P, Kives S, Delisle MF, et al. The association between early membrane rupture, latency, clinical chorioamnionitis, neonatal infection, and adverse perinatal outcomes in twin pregnancies complicated by preterm prelabour rupture of membranes. Twin Res 2003; 6(4): 257 - 262.

11 | 未足月胎膜早破后的新生儿和儿童结局

莉莲·B.博彻,医学博士;艾琳·A.S.克拉克,医学博士

关键词

• 绒毛膜羊膜炎 • 脑瘫 • 胎儿炎症反应综合征 • 子宫内炎症 • 神经发育迟缓 • 神经发育结果 • 早产 • 未足月胎膜早破(PPROM)

摘要

• 未足月胎膜早破使大约 1/3 的早产问题复杂化,并与新生儿和儿童发病率有显著的、独特的相关性。

• 胎膜破裂和出生时的未足月胎膜早破患者的胎龄是胎儿近期和远期预后的主要预测因素。

• 与其他早产表型相比,通常伴随未足月胎膜早破而来的子宫内炎症/感染和羊水过少可能会带来不同的风险。

引言

早产及其围产期后遗症使美国约 10% 的妊娠复杂化[1,2]。未足月胎膜早破使大约 1/3 的早产复杂化,并与新生儿发病率和死亡率有显著且独特的相关性[3,4]。未足月胎膜早破几乎都与早产有关,因此与早产相关的并发症解释了与这种情况相关的大部分发病率。妊娠 37 周前胎膜早破和随之发生的早产对新生儿影响已得到充分证实,可能包括脑室周围白质软化(PVL)、支气管肺发育不良(BPD)、坏死性小肠结肠炎(NEC)和早产儿视网膜病变(ROP)。在现代医学时代,广泛实施孕产妇皮质类固醇等产前风险降低策略,改善围产期

危重症处理,降低了这些发病率,提高了生存率。因此,关于胎膜早破及其相关宫内环境下的早产研究值得长期研讨。本文回顾了PPROM可能单独影响新生儿发病率的机制,并更新了目前对PPROM后出生的儿童的长期影响的理解,重点是神经系统的影响。

发病的病理生理学

未足月胎膜早破可能同时造成一些不利条件,包括早产、子宫内炎症和感染以及羊水过少(图 11 - 1)。这种独特环境中的风险因素可能通过这里讨论的各种途径和机制导致胎儿和新生儿损伤。

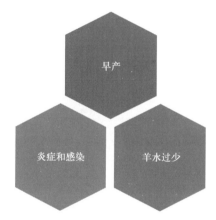

图 11 - 1　与 PPROM 相关的新生儿发病率和死亡率的因果关系

早产

大多数由未足月胎膜早破引起的妊娠都会导致早产,而早产的严重程度会导致一系列已知且可预测的不良新生儿和儿童结局。大量文献表明,出生时的胎龄似乎是 PPROM 后出生婴儿发病率和死亡率的最强单一预测因子[3]。PPROM 事件之后是一段潜伏期,或分娩前的破裂持续时间,从数小时到数周[5]。潜伏期会带来特殊的风险,包括感染、胎盘早剥和脐带意外,但也可能为分娩前实施降低风险的干预提供机会,如本期其他部分所述。由于早产是 PPROM 中胎儿和新生儿风险的最大来源,因此在没有禁忌证的情况下进行预期管理仍然是最关键的风险降低策略[3]。早产程度及其直接和间接后果是胎膜早破后观察到的新生儿和儿童广泛结局的主要原因。

分娩时的胎龄

分娩时的胎龄是 PPROM 新生儿短期结局的最重要决定因素,超过了羊膜腔内感染所带来的相关危险[6]。现代队列研究比较了 PPROM 早产后胎龄相似的婴儿与其他原因早产的婴儿,结果显示死亡率、重复住院和发育结果的风险基本相似[7]。在 ORACLE Ⅰ期和Ⅱ期抗生素试验的 7 年随访中,分别针对未足月胎膜早破和胎膜完整的自然分娩妇女,无论试验登记时胎膜状态如何,婴儿父母报告的功能损害和认知能力两组是相似的[8,9]。较小的单中心研究表明,PPROM 具有更高的神经发育不良后果风险[10-12],PPROM 是否带来不同风险仍存在争议,稍后将进行更详细的讨论。然而,大量证据强烈表明,出生时的胎龄,而不是早产的途径,是早产儿短期和长期结局的主要影响因素。

胎膜破裂时的胎龄

虽然出生时的胎龄最能预测结局,但胎膜破裂时的胎龄和相关的潜伏期仍然是非常重要的影响因素。在剔除分娩时的胎龄和其他干扰因素时,胎膜破裂时的胎龄与新生儿死亡以及新生儿和儿童发病率显著相关[13,14]。

在本系列的另一篇文章中有更详细论述围存活期胎膜破裂的内容,值得特别考虑,因为它与最高的新生儿和儿童发病率及死亡率有关。在过去,这种情况下的新生儿结局一直不好。然而,更新的数据表明,胎膜早破新生儿的结局比以前估计的要好。在前瞻性 EPIPAGE - 2(小于胎龄儿童流行病学研究)队列研究中,包括 379 例妊娠 22～25 周的 PPROM 患者,52%的胎儿成功活产,39%存活出院无严重并发症,46%存活至 2 年无脑瘫(CP)[15]。在一项回顾性队列研究中,87 例 14～24 周的 PPROM 孕妇中,23%的婴儿成功活产,其中一半在 2 岁时神经发育正常[16]。在另一个回顾性队列研究中,140 例 20～23 周的 PPROM 妊娠中,49%成功活娩,53%存活出院无严重并发症,77%的幸存者在 18～21 个月时无明显的长期并发症[17]。考虑到这些研究中的选择偏倚,这些研究主要报告了期待治疗的妊娠结果,现在很明显,在出院时和儿童后期评估时,围产期胎膜破裂存活的相当一部分儿童中没有严重的发病率。因此,采取期待治疗的围存活期 PPROM 新生儿和儿童的结局的咨询应尽可能全面。鉴于新生儿结局的地区差异,该咨询还应尽可能纳入当地/机构的结局数据。

胎膜破裂后的潜伏期

　　未足月胎膜早破发生时的胎龄与随后的潜伏期呈负相关。未足月胎膜早破后的潜伏期是可变的,为数小时到数周,大多数女性在未足月胎膜早破后 1 周内分娩[5]。在对使用抗生素延长妊娠期的 32 周前未足月胎膜早破的分析中,未足月胎膜早破在 24～28 周的平均潜伏期为 9 天,而在 29 周及以后,潜伏期逐渐缩短[18]。胎膜破裂发生后,分娩前的潜伏期代表了胎儿的易感期,用来实施降低风险的干预措施。考虑到潜伏期必须达到一定的最小持续时间,来实施产前干预措施,如孕产妇糖皮质激素和抗生素的使用等,进而降低风险,这一系列文章中的其他文章对此进行了详细讨论。

　　胎儿和新生儿的发病率似乎随潜伏期的长短而变化,常常不一致。在一项对 24～34 周的未足月胎膜早破病例进行的前瞻性队列研究中,37%的患者在分娩前的潜伏期短于 48 h[19]。妊娠 30 周前,胎膜破裂持续时间少于 48 h 与较高的婴儿死亡率相关;这时肺部相关疾病被确定为主要死亡原因。据推测,这种结果与产前接触皮质类固醇程度不同有关。相比之下,30 周后较短的潜伏期与其较低的死亡率相关。在存活的婴儿中,2 年随访中没有发现神经系统影响与潜伏期持续时间的相关性。

在一项大型回顾性研究中,沃克及其同事[20]发现,在分析的所有胎龄亚组中,大于或等于 3 周的未足月胎膜早破潜伏期与死亡率增加和无发病生存的可能性降低有关。在对另一项 BEAM(产前硫酸镁的有益作用)随机对照试验的二次分析中,超过 3 周的未足月胎膜早破是运动和智力发育迟缓的独立风险因素,如 2 岁时的贝利(Bayley)智力评分低于 70,但不是脑瘫[21,22]。这些发现表明,暴露于未足月胎膜早破宫内环境的时间长度可能是神经发育延迟的独立预测因子。

重要的是,尽管这些发现强调,在给定的胎龄下,潜伏期延长可能是神经发育不良结果的风险因素,但重要的是要记住,胎龄是发病率和死亡率的主要决定因素。因此,尽管未足月胎膜早破环境可能会造成不利条件,但适当延长分娩前的潜伏期是改善总体结局的最关键的可调节因素。

出生体重

与之前几项显示宫内胎儿生长受限与儿童神经发育相关的研究一致[23],小于胎龄儿(SGA)与未足月胎膜早破患者不良结局风险增加相关。对产前硫酸镁用于早产儿神经保护的 BEAM(产前硫酸镁的有益作用)试验进行了二次分析,格蕾丝和同事[24]评估了出生体重对未足月胎膜早破后新生儿综合不良结局的独立影响。SGA 婴儿在出院前更有可能出现重大新生儿发病率,包括死亡。SGA 可能导致这些不良后果的机制尚不清楚,但可能统一归结于胎盘因素。

炎症和感染

未足月胎膜早破的病因是多因素的,可能包括临床或亚临床的宫内感染或炎症[4,25]。未足月胎膜早破时胎龄越早,合并感染的发生率越高[26,27]。与其他早产的孕妇相比,未足月胎膜早破新生儿败血症的发生率明显高于人工诱发或自发性早产[28]。

神经发育

早产儿的神经发育后遗症已经被详细地描述[29]。除早产本身外,通常与未足月胎膜早破相关的炎症环境可能是导致不良神经发育结果的独立因素[30]。未足月胎膜早破是发生绒毛膜羊膜炎的独立风险因素,这种情况反过来会增加发生脑白质软化(PVL)和脑瘫(CP)的风险[31-33]。脑瘫的原因是多方面的,包括围产期缺氧缺血、缺血性卒中、脑白质疾病、先天性畸形、宫内炎症和感染[34,35]。随着时间的推移,对炎症作为脑瘫等神经发育不良结果的一个关键原因的关注有所增加,这可能是因为分子和细胞研究的增加,这使得人们能够更细致地理解神经影像学和临床研究所无法表达的[36]。因此,炎症现在通常被认为是胎儿脑损伤病理生理学的一个重要组成部分,而不仅仅是早产,小鼠模型研究也表明炎症是改变神经元形态所必需的[37]。

通常在暴露于炎症的早产儿中观察到,脑白质软化描述了邻近脑室的皮质下轴突白质受损,导致细胞死亡和囊性变,这种情况称为囊性脑白质软化。由于关键运动束穿过脑室周围区域,脑白质软化是脑瘫的一个强有力的独立危险因素[38]。白质损伤最显著的危险因素是暴露于炎症细胞因子和炎性环境[39]。胎儿炎症反应综合征(FIRS)是指胎儿对宫内感染的先天性免疫反应,其特征是炎症细胞因子和趋化因子水平的系统性升高,其中许多已在早产及其后遗症的病理生理学中得到确认[40,41]。宫内感染/炎症在未足月胎膜早破中表现突出,导致促炎细胞因子释放到胎儿循环中。发生白质损伤和脑白质软化的新生儿脐带血浆中细胞因子 IL‑6 水平升高;在最终发展为脑瘫的胎儿羊水中,TNF‑α、IL‑6 和 IL‑1β 等细胞因子的水平升高[42]。

继发于炎症的胎儿脑损伤的证据与未足月胎膜早破尤其相关,因为可能存在炎症过程,其本身可能会引发胎膜破裂或随后加重炎症。由此产生的脑损伤可能表现为脑瘫,以及未足月胎膜早破后出生的儿童的一系列认知和行为障碍。

肺部发育

胎儿暴露于炎症也可能改变胎儿肺免疫细胞并改变肺发育[43]。临床观察一致表明,暴露于炎症(包括破膜和组织学绒毛膜羊膜炎)的早产儿患呼吸窘迫综合征(RDS)的可能性较小[44,45]。胎儿炎症可能诱导肺成熟并增加对母体皮质类固醇的反应性,这一概念已在动物模型中得到证实[43]。相比之下,绒毛膜羊膜炎可能会增加早产儿支气管肺发育不良(BPD)的发病率[44,45,47]。动物模型表明,胎儿炎症暴露可能会调节出生后的肺功能和肺发育[43]。通过这种方式,宫内炎症环境可能会影响早产儿短期和长期肺部疾病的风险。这种可能性也可以解释了为什么 RDS 和 BPD 的诊断并不总是相关和可预测的;它们不仅是胎龄也是宫内环境特征的一种反映。

其他新生儿结局:坏死性小肠结肠炎(NEC)和早产儿视网膜病变(ROP)

通常与 PPROM 相关的炎症环境也可能导致其他器官系统的不良后果。NEC 有多种原因,主要发生在早产儿。胎龄、出生体重和喂养方式(奶瓶与母乳喂养)是高度公认的风险因素[48]。观察性研究也表明,通常与 PPROM 相关的绒毛膜羊膜炎和胎膜长时间破裂也是很强的风险因素[49,50]。

最近的数据表明,暴露于围产期感染/炎症也可能与 ROP 风险增加有关。尽管小胎龄、低出生体重和出生后补充氧气是与 ROP 持续相关的围产期风险因素,但宫内感染/炎症和随后的炎症应答反应可能会增加对导致 ROP 发展的产后损伤的敏感性[51-53]。

炎症:分子水平

炎症造成胎儿和新生儿损伤的病理生理是复杂和不完整的。此外,免疫反应可能来自母体宿主和(或)新生儿。脐带炎在组织学上相当于胎儿的炎症反应,而绒毛膜羊膜炎则代表母体的炎症反应。在绒毛膜羊膜炎中,中性粒细胞从母体蜕膜浸润[54]。在模拟新生儿暴露于宫内炎症的小鼠模型中,即使暴露于低剂量脂多糖也会导致TNF-α、IL-6和IL-1β的信使RNA表达显著增加[55]。

IL-17A是一种促炎症细胞因子,由先天免疫系统的淋巴细胞产生,存在于屏障组织中,是清除细胞外病原体所必需的。IL-17A是先天免疫的关键启动因子和炎症反应综合征的调节因子[36,41]。在小鼠模型中,IL-17A在IL-18刺激的炎症性脓毒症中大量产生[56]。IL-17A诱导的皮质脑损伤的具体机制可能包括未成熟的有丝分裂后神经元从脑室区向新皮质的迁移受损[36]。此外,IL-17A触发脑血管中的中性粒细胞募集,这可能导致微血管阻塞,并通过炎症反应的放大和活性氧的产生进一步加剧神经损伤[36]。IL-18水平升高与促炎分子的产生有关,如干扰素-γ、TNF-α和IL-1,它们与早产和新生儿脑损伤有关[40]。此外,TLR-4的系统性激活也与中枢神经系统白质损伤有关[40,57]。最近的一项关于宫内环境的动物研究显示了这一发现;在宫内炎症的情况下,TLR-4的缺失可预防胎儿脑损伤[58]。

临床上,胎儿炎症的分子标记物,包括IL-1β、IL-6、IL-8、TNF-α与PPROM后的不良神经系统预后相关,与出生时的胎龄或头颅超声检查结果无关[59]。对胎儿炎症反应起作用的分子标记物及因早产和PPROM导致的围产期脑损伤之间关系的认识仍在不断探讨、研究中。

羊水过少

当PPROM发生时,通常与羊水水平严重降低有关。长期羊水过少可导致胎儿肌肉骨骼和软组织变形,其中一些变形可能在出生后消失[3]。更重要的是,尤其是在妊娠中期发生PPROM时,它可能会导致新生儿肺发育不良和缺氧性呼吸衰竭。循环羊水不足,尤其是在关键的孕中期,可能会导致胎儿的潜在气道和肺泡扩张减少,这种情况可能会导致肺重量和体积降低、肺实质成熟受损、肺泡减少、弹性蛋白减少、细胞大小减小以及胸壁顺应性降低[60,61]。临床上,这会导致严重的呼吸系统疾病和高新生儿死亡率,尤其是在妊娠24周前发生PPROM时,此时关键的早期肺发育仍在进行中[62]。回顾性和前瞻性队列数据均表明,与PPROM后正常羊水量相比,持续性羊水过少会对生存和发育结局产生不利影响[63,64]。

总结

PPROM导致的早产仍然是一个严重的公共卫生问题,并与围产期发病率和死亡率显著相关。尽管早产及其相关并发症在很大程度上解释了与PPROM相关的发病率和死亡率,但我们仍需慎重考虑胎膜早破的特殊母婴环境。了解环境及其分子基础对于理解观察到的新生儿和儿童结局的发病机制是必要的,这可能与其他早产途径不同。最终,更好地理解这些机制,以及潜在的遗传和环境相互作用,是制订新的产前和产后风险降低策略的关键。为了实施改善PPROM后长期发病率的新策略,资助将随访延伸至儿童期的研究至关重要。

参·考·文·献

[1] Martin JA, Hamilton BE, Osterman MJK, et al. Births: Final Data for 2018. Natl Vital Stat Rep 2019; 68(13): 1-47.

[2] Matthews TJ, MacDorman MF, Thoma ME. Infant Mortality Statistics From the 2013 Period Linked Birth/Infant Death Data Set. Natl Vital Stat Rep 2015; 64(9): 1-30.

[3] Prelabor Rupture of Membranes: ACOG Practice Bulletin Summary, Number 217. Obstet Gynecol 2020; 135(3): 739-743.

[4] Goldenberg RL, Culhane JF, Iams JD, et al. Epidemiology and causes of preterm birth. Lancet 2008; 371(9606): 75-84.

[5] Mercer BM. Preterm premature rupture of the membranes. Obstet

Gynecol 2003；101(1)：178－193.

［6］ Rodríguez-Trujillo A，Cobo T，Vives I，et al. Gestational age is more important for short-term neonatal outcome than microbial invasion of the amniotic cavity or intra-amniotic inflammation in preterm prelabor rupture of membranes. Acta Obstet Gynecol Scand 2016；95(8)：926－933.

［7］ Roberts CL，Wagland P，Torvaldsen S，et al. Childhood outcomes following preterm prelabor rupture of the membranes（PPROM）：a population-based record linkage cohort study. J Perinatology 2017；37(11)：1230－1235.

［8］ Kenyon S，Pike K，Jones DR，et al. Childhood outcomes after prescription of antibiotics to pregnant women with preterm rupture of the membranes：7-year follow-up of the ORACLE I trial. Lancet 2008；372(9646)：1310－1318.

［9］ Kenyon S，Pike K，Jones DR，et al. Childhood outcomes after prescription of antibiotics to pregnant women with spontaneous preterm labour：7-year follow-up of the ORACLE II trial. Lancet 2008；372(9646)：1319－1327.

［10］ Patkai J，Schmitz T，Anselem O，et al. Neonatal and two-year outcomes after rupture of membranes before 25 weeks of gestation. Eur J Obstet Gynecol Reprod Biol 2013；166(2)：145－150.

［11］ Spinillo A，Capuzzo E，Stronati M，et al. Effect of preterm premature rupture of membranes on neurodevelopmental outcome：follow up at two years of age. Br J Obstet Gynaecol 1995；102(11)：882－887.

［12］ Kieffer A，Pinto Cardoso G，Thill C，et al. Outcome at Two Years of Very Preterm Infants Born after Rupture of Membranes before Viability. PLoS One 2016；11(11)：e0166130.

［13］ Manuck TA，Varner MW. Neonatal and early childhood outcomes following early vs later preterm premature rupture of membranes. Am J Obstet Gynecol 2014；211(3)：308. e1－6.

［14］ Accordino F，Consonni S，Fedeli T，et al. Risk factors for cerebral palsy in PPROM and preterm delivery with intact membranes (.). J Matern Fetal Neonatal Med 2016; 29(23): 3854 - 3859.

[15] Lorthe E, Torchin H, Delorme P, et al. Preterm premature rupture of membranes at 22 - 25 weeks' gestation: perinatal and 2-year outcomes within a national population-based study (EPIPAGE - 2). Am J Obstet Gynecol 2018; 219(3): 298. e1 - 14.

[16] Pristauz G, Bauer M, Maurer-Fellbaum U, et al. Neonatal outcome and two-year follow-up after expectant management of second trimester rupture of membranes. Int J Gynecol Obstet 2008; 101(3): 264 - 268.

[17] Kibel M, Asztalos E, Barrett J, et al. Outcomes of Pregnancies Complicated by Preterm Premature Rupture of Membranes Between 20 and 24 Weeks of Gestation. Obstet Gynecol 2016; 128(2): 313 - 320.

[18] Peaceman AM, Lai Y, Rouse DJ, et al. Length of latency with preterm premature rupture of membranes before 32 weeks' gestation. Am J Perinatol 2015; 32(1): 57 - 62.

[19] Pasquier JC, Bujold E, Rabilloud M, et al. Effect of latency period after premature rupture of membranes on 2 years infant mortality (DOMINOS study). Eur J Obstet Gynecol Reprod Biol 2007; 135(1): 21 - 27.

[20] Walker MW, Picklesimer AH, Clark RH, et al. Impact of duration of rupture of membranes on outcomes of premature infants. J Perinatol 2014; 34(9): 669 - 672.

[21] Drassinower D, Friedman AM, Obican SG, et al. Prolonged latency of preterm prelabour rupture of membranes and neurodevelopmental outcomes: a secondary analysis. BJOG 2016; 123(10): 1629 - 1635.

[22] Drassinower D, Friedman AM, Obican SG, et al. Prolonged latency of preterm premature rupture of membranes and risk of cerebral palsy. J Matern Fetal Neonatal Med 2016; 29(17): 2748 - 2752.

[23] Levine TA, Grunau RE, McAuliffe FM, et al. Early childhood neurodevelopment after intrauterine growth restriction: a systematic review. Pediatrics 2015; 135(1): 126 - 141.

[24] Grace MR, Dotters-Katz S, Varner MW, et al. Birthweight Extremes

and Neonatal and Childhood Outcomes after Preterm Premature Rupture of Membranes. Am J Perinatol 2016; 33(12): 1138 - 1144.

[25] Goldenberg RL, Hauth JC, Andrews WW. Intrauterine infection and preterm delivery. N Engl J Med 2000; 342(20): 1500 - 1507.

[26] Garite TJ, Freeman RK. Chorioamnionitis in the preterm gestation. Obstet Gynecol 1982; 59(5): 539 - 545.

[27] Ramsey PS, Lieman JM, Brumfield CG, et al. Chorioamnionitis increases neonatal morbidity in pregnancies complicated by preterm premature rupture of membranes. Am J Obstet Gynecol 2005; 192(4): 1162 - 1166.

[28] Pinto S, Malheiro MF, Vaz A, et al. Neonatal outcome in preterm deliveries before 34-week gestation—the influence of the mechanism of labor onset. J Matern Fetal Neonatal Med 2019; 32(21): 3655 - 3661.

[29] Saigal S, Doyle LW. An overview of mortality and sequelae of preterm birth from infancy to adulthood. Lancet 2008; 371(9608): 261 - 269.

[30] Clark EA, Varner M. Impact of preterm PROM and its complications on long-term infant outcomes. Clin Obstet Gynecol 2011; 54(2): 358 - 369.

[31] Yoon BH, Park CW, Chaiworapongsa T. Intrauterine infection and the development of cerebral palsy. BJOG 2003; 110(Suppl 20): 124 - 127.

[32] Wu YW, Colford JM Jr. Chorioamnionitis as a risk factor for cerebral palsy: A metaanalysis. JAMA 2000; 284(11): 1417 - 1424.

[33] Yoon BH, Romero R, Park JS, et al. Fetal exposure to an intra-amniotic inflammation and the development of cerebral palsy at the age of three years. Am J Obstet Gynecol 2000; 182(3): 675 - 681.

[34] Nelson KB. Causative factors in cerebral palsy. Clin Obstet Gynecol 2008; 51(4): 749 - 762.

[35] van Lieshout P, Candundo H, Martino R, et al. Onset factors in cerebral palsy: A systematic review. Neurotoxicology 2017; 61: 47 - 53.

[36] Lawrence SM, Wynn JL. Chorioamnionitis, IL-17A, and fetal origins of neurologic disease. Am J Reprod Immunol 2018; 79(5): e12803.

[37] Burd I, Bentz AI, Chai J, et al. Inflammation-induced preterm birth

alters neuronal morphology in the mouse fetal brain. J Neurosci Res 2010; 88(9): 1872 - 1881.

[38] Deng W, Pleasure J, Pleasure D. Progress in periventricular leukomalacia. Arch Neurol 2008; 65(10): 1291 - 1295.

[39] Leviton A, Paneth N, Reuss ML, et al. Maternal infection, fetal inflammatory response, and brain damage in very low birth weight infants. Developmental Epidemiology Network Investigators. Pediatr Res 1999; 46(5): 566 - 575.

[40] Hagberg H, Mallard C, Jacobsson B. Role of cytokines in preterm labour and brain injury. BJOG 2005; 112(Suppl 1): 16 - 18.

[41] Gotsch F, Romero R, Kusanovic JP, et al. The fetal inflammatory response syndrome. Clin Obstet Gynecol 2007; 50(3): 652 - 683.

[42] Yoon BH, Jun JK, Romero R, et al. Amniotic fluid inflammatory cytokines (interleukin-6, interleukin-1beta, and tumor necrosis factor-alpha), neonatal brain white matter lesions, and cerebral palsy. Am J Obstet Gynecol 1997; 177(1): 19 - 26.

[43] Kramer BW, Kallapur S, Newnham J, et al. Prenatal inflammation and lung development. Semin Fetal Neonatal Med 2009; 14(1): 2 - 7.

[44] Watterberg KL, Demers LM, Scott SM, et al. Chorioamnionitis and early lung inflammation in infants in whom bronchopulmonary dysplasia develops. Pediatrics 1996; 97(2): 210 - 215.

[45] Andrews WW, Goldenberg RL, Faye-Petersen O, et al. The Alabama Preterm Birth study: polymorphonuclear and mononuclear cell placental infiltrations, other markers of inflammation, and outcomes in 23-to 32-week preterm newborn infants. Am J Obstet Gynecol 2006; 195 (3): 803 - 808.

[46] Van Marter LJ, Dammann O, Allred EN, et al. Chorioamnionitis, mechanical ventilation, and postnatal sepsis as modulators of chronic lung disease in preterm infants. J Pediatr 2002; 140(2): 171 - 176.

[47] Viscardi RM, Muhumuza CK, Rodriguez A, et al. Inflammatory markers in intrauterine and fetal blood and cerebrospinal fluid

compartments are associated Neonatal and Childhood Outcomes Following PPROM 679 with adverse pulmonary and neurologic outcomes in preterm infants. Pediatr Res 2004; 55(6): 1009 - 1017.

[48] Rose AT, Patel RM. A critical analysis of risk factors for necrotizing enterocolitis. Semin Fetal Neonatal Med 2018; 23(6): 374 - 379.

[49] Been JV, Lievense S, Zimmermann LJ, et al. Chorioamnionitis as a risk factor for necrotizing enterocolitis: a systematic review and meta-analysis. J Pediatr 2013; 162(2): 236 - 242. e2.

[50] Ahle M, Drott P, Elfvin A, et al. Maternal, fetal and perinatal factors associated with necrotizing enterocolitis in Sweden. A national case-control study. PLoS One 2018; 13(3): e0194352.

[51] Lee J, Dammann O. Perinatal infection, inflammation, and retinopathy of prematurity. Semin Fetal Neonatal Med 2012; 17(1): 26 - 29.

[52] Chen M, Citil A, McCabe F, et al. Infection, oxygen, and immaturity: interacting risk factors for retinopathy of prematurity. Neonatology 2011; 99(2): 125 - 132.

[53] Chen ML, Allred EN, Hecht JL, et al. Placenta microbiology and histology and the risk for severe retinopathy of prematurity. Invest Ophthalmol Vis Sci 2011; 52(10): 7052 - 7058.

[54] Kim CJ, Romero R, Chaemsaithong P, et al. Acute chorioamnionitis and funisitis: definition, pathologic features, and clinical significance. Am J Obstet Gynecol 2015; 213(4 Suppl): S29 - 52.

[55] Elovitz MA, Brown AG, Breen K, et al. Intrauterine inflammation, insufficient to induce parturition, still evokes fetal and neonatal brain injury. Int J Dev Neurosci 2011; 29(6): 663 - 671.

[56] Wynn JL, Wilson CS, Hawiger J, et al. Targeting IL-17A attenuates neonatal sepsis mortality induced by IL-18. Proc Natl Acad Sci U S A 2016; 113(19): E2627 - 2635.

[57] Breen K, Brown A, Burd I, et al. TLR-4-dependent and -independent mechanisms of fetal brain injury in the setting of preterm birth. Reprod Sci 2012; 19(8): 839 - 850.

[58] Tulina NM, Brown AG, Barila GO, et al. The Absence of TLR4 Prevents Fetal Brain Injury in the Setting of Intrauterine Inflammation. Reprod Sci 2019; 26(8): 1082 - 1093.

[59] Armstrong-Wells J, Donnelly M, Post MD, et al. Inflammatory predictors of neurologic disability after preterm premature rupture of membranes. Am J Obstet Gynecol 2015; 212(2): 212. e1 - 9.

[60] de Waal K, Kluckow M. Prolonged rupture of membranes and pulmonary hypoplasia in very preterm infants: pathophysiology and guided treatment. J Pediatr 2015; 166(5): 1113 - 1120.

[61] Najrana T, Ramos LM, Abu Eid R, et al. Oligohydramnios compromises lung cells size and interferes with epithelial-endothelial development. Pediatr Pulmonol 2017; 52(6): 746 - 756.

[62] Waters TP, Mercer BM. The management of preterm premature rupture of the membranes near the limit of fetal viability. Am J Obstet Gynecol 2009; 201(3): 230 - 240.

[63] Lee JY, Ahn TG, Jun JK. Short-Term and Long-Term Postnatal Outcomes of Expectant Management After Previable Preterm Premature Rupture of Membranes With and Without Persistent Oligohydramnios. Obstet Gynecol 2015; 126(5): 947 - 953.

[64] Pergialiotis V, Bellos I, Fanaki M, et al. The impact of residual oligohydramnios following preterm premature rupture of membranes on adverse pregnancy outcomes: a meta-analysis. Am J Obstet Gynecol 2020; 222(6): 628 - 630.